神经外科新进展
Editor：L. D. Lunsford
Vol. 26

内镜颅底外科手术入路

Endoscopic Approaches to the Skull Base

主　编　Amin B. Kassam　Paul A. Gardner

主　译　刘卫平　张亚卓

副主译　高大宽　桂松柏　张晓彪
　　　　鲁晓杰　洪　涛　费　舟

人民卫生出版社

Amin B. Kassam, MD
Chief, Division of Neurosurgery, The Ottawa Hospital-Civic Campus1053 Carling Avenue, Box 615, Ottawa, ON K1Y 4E9 (Canada)

Paul A. Gardner, MD
Assistant Professor, Department of Neurological Surgery, University of Pittsburgh School of Medicine, Co-Director Center for Cranial Base Surgery, University of Pittsburgh Medical Center, 200 Lothrop Street, PUH B-400, Pittsburgh, PA 15213 (USA)

图书在版编目(CIP)数据

内镜颅底外科手术入路/(加)阿明·B.·卡萨姆
(Amin B. Kassam)主编;刘卫平,张亚卓译. —北京:
人民卫生出版社,2016
　　ISBN 978-7-117-23906-6

　　Ⅰ.①内… Ⅱ.①阿…②刘…③张… Ⅲ.①内窥镜-
应用-颅底-外科手术 Ⅳ.①R651.1

　　中国版本图书馆 CIP 数据核字(2016)第 323032 号

人卫智网　www.ipmph.com	医学教育、学术、考试、健康,	
	购书智慧智能综合服务平台	
人卫官网　www.pmph.com	人卫官方资讯发布平台	

版权所有,侵权必究!

图字:01-2015-3636

内镜颅底外科手术入路

主　　译:刘卫平　张亚卓
出版发行:人民卫生出版社(中继线 010-59780011)
地　　址:北京市朝阳区潘家园南里 19 号
邮　　编:100021
E - mail:pmph @ pmph.com
购书热线:010-59787592　010-59787584　010-65264830
印　　刷:北京盛通印刷股份有限公司
经　　销:新华书店
开　　本:787×1092　1/16　　印张:11
字　　数:261 千字
版　　次:2017 年 1 月第 1 版　2017 年 6 月第 1 版第 2 次印刷
标准书号:ISBN 978-7-117-23906-6/R·23907
定　　价:98.00 元

打击盗版举报电话:010-59787491　E-mail:WQ @ pmph.com
(凡属印装质量问题请与本社市场营销中心联系退换)

参译人员名单

主　译　刘卫平　张亚卓

副主译　高大宽　桂松柏　张晓彪　鲁晓杰　洪　涛　费　舟

译　者（按姓氏笔画排序）

马驰原　王义宝　王占祥　王　清　石照辉　伊西才
刘卫平　闫志强　杜　波　李旭琴　李维平　李储忠
吴　群　宋　明　张亚卓　张庆九　张晓彪　陈　革
金点石　周跃飞　胡世颉　洪　涛　费　舟　桂松柏
贾　亮　高大宽　黄国栋　彭玉平　程靖宁　鲁晓杰
魏宏权

3

编者的话

　　《神经外科进展》系列丛书第 26 卷介绍了现代颅底外科最具创新性和革新性的成果。虽然早在一百年前就提出了经蝶入路外科技术,但是由于当时手术视野照明差,使得这项技术停滞不前。直到上世纪七十到八十年代,传统的显微经蝶手术才逐渐兴盛。而到本世纪,扩大的内镜外科技术已经成为神经外科非常重要的技术之一。随着使用 CT、MRI 的影像导航技术的进步以及内镜相关设备的快速发展,使得扩大内镜外科技术也得到了显著提升。本卷全面介绍了扩大的经蝶入路手术在一系列颅底疾病中的应用。许多世界各地的颅底外科中心已经成为扩大内镜颅底外科技术的应用者和开拓者,对神经外科医生和学生产生了重要影响。参与本卷的作者正是来自于这些颅底外科中心。内镜技术已成为现代多学科诊治颅底肿瘤不可或缺的一部分。最后非常感谢组织编写本书的编者们,以及那些乐于与关注神经外科学进展的读者们分享他们宝贵经验的作者们。

L. DadeLunsford , MD

Pittsburgh , Pa

译者前言(一)

自上世纪 90 年代,Jankowski、Jho 等应用内镜经鼻腔-蝶窦入路切除垂体腺瘤以来,内镜颅底外科技术以其显示清晰、操作安全、创伤小、恢复快的优点,迅速被广大颅底外科医生接受。同时,伴随内镜器械、设备的快速更新,手术理念、技巧的不断成熟,内镜颅底外科获得了快速的发展,治疗病种和治疗范围不断扩展,基本覆盖了颅底外科的各个区域,成为微侵袭神经外科的重要组成部分。

Amin B. Kassam 和 Paul A. Gardner 先后作为匹兹堡大学医学中心神经外科主任,为内镜颅底外科的发展做了大量开拓性的工作,他们组织欧美多位神经内镜技术的学术骨干,编写了《内镜颅底外科手术入路》一书,本书以神经外科和耳鼻喉科的交叉合作为基础,以内镜经鼻颅底外科技术为重点,对内镜颅底外科的历史发展、手术原则、手术入路、手术技巧及关键技术、并发症管理和技术培训等不同方面都进行了较为系统的阐述。总结了内镜颅底外科几十年发展经验的同时,对颅底外科的新理论和新技术亦有推介。

我国内镜神经外科的发展与世界基本同步。近 20 年来,全国各地神经外科相继在颅底内镜技术的研发、应用与推广方面做了大量工作。第四军医大学西京医院刘卫平教授带领的学术团队在内镜神经外科的发展中做了很多有意义的创新性工作,同时为了内镜神经外科技术的普及花费了大量的心血。他组织国内本领域的专家、学者翻译《内镜颅底外科手术入路》,以飨广大从事颅底外科临床工作的医生,更是本着更好的促进学术交流、推动学科发展的目的,相信这部译著必将为提高我国内镜颅底外科整体水平做出贡献。

北京市神经外科研究所

2016.08

译者前言（二）

　　回想我 2010 年在匹兹堡大学医学中心学习时，跟 Gardner 教授说希望你们出的第一本书由我们来翻译，这个愿望终于实现了。回想我做内镜手术的历史，心里也是十分感慨！我是从 2001 年开始做脑室镜手术，2008 年张亚卓教授在我们科举办了第一个神经内镜学习班，并亲自授课和演示。并多次到我们科室做手术指导，毫无保留的把技术传授给我们。多年来为我们科室内镜技术的发展做出了不可磨灭的贡献。此后，Gardner 和 Snyderman 教授受聘为我校客座教授，于 2011、2013 年两次应邀来我校举办全国内镜学习班，进行学术讲座并演示手术，为国内同仁带来全新的手术理念，为内镜外科的发展起到了很大的促进作用。这些大师们的精湛手术、严谨的学风和无私的奉献精神也深深感染和激励着我。当接到这本译著任务后，我立即向内镜同仁们告知这一讯息并得到大家热情支持。桂松柏教授立即联系了人民卫生出版社并得到郝钜为主任的大力支持，使此书筹备工作得以顺利进行。在此书完成之际，我感觉此书像新生儿出生一样令人欣喜若狂。希望此书能达到我们所有译者的初衷，并给我们内镜同道带来收获。在此，我要感谢参加、支持和关心此书的所有人。

第四军医大学西京医院神经外科

2016.08

目录

第一章　历史回顾 ·· 鲁晓杰　王清　1

第二章　内镜的优势及经鼻入路从显微镜到内镜的转变 ·········· 马驰原　5

第三章　内镜神经外科的原则 ···································· 张晓彪　14

第四章　耳鼻喉头颈外科入路 ···················· 石照辉　刘卫平　伊西才　18

第五章　鞍区及鞍结节入路 ······································ 洪涛　28

第六章　内镜经鼻入路垂体瘤切除术 ······························ 陈革　42

第七章　嗅沟脑膜瘤内镜经鼻手术入路 ···················· 李旭琴　金点石　53

第八章　内镜下经鼻前颅底入路切除嗅神经母细胞瘤 ········ 张庆九　贾亮　60

第九章　颅底旁中央区内镜入路 ·················· 高大宽　胡世颉　周跃飞　72

第十章　海绵窦：内镜经鼻手术入路 ······························ 桂松柏　82

第十一章　内镜经鼻扩大入路治疗斜坡病变 ················ 黄国栋　李维平　99

第十二章　齿状突和头颈交界区内镜扩大经鼻入路 ········ 王义宝　魏宏权　108

第十三章　内镜下前颅底缺损的重建 ······························ 李储忠　122

第十四章　经鼻颅底外科并发症的处理 ···························· 程靖宁　131

第十五章　桥小脑角的内镜入路 ·································· 吴群　137

第十六章　内镜辅助颅底外科 ···························· 彭玉平　杜波　147

第十七章　经鼻颅底外科的学习曲线：系统化的培训 ·············· 宋明　161

第一章 历史回顾

Paolo Cappabianca・Felice Esposito・Oreste de Divitiis
Università degli Studi di Napoli Federico II, Division of Neurosurgery, Napoli, Italy

译者:南京医科大学附属无锡第二医院 鲁晓杰 王清

摘要

内镜神经外科虽然与显微神经外科及颅底外科同期起步、平行发展,但其后一段时期进展却显缓慢。直到最近的 25 年,内镜才被神经外科医生广泛运用,在经鼻蝶手术中显示出巨大优势,并代表其今后发展方向。本文将介绍内镜颅底手术入路早期的创新及内镜经蝶入路的先驱者。

内镜颅底外科

现代神经外科与外科其他专业一样,也经历了一个长久的发展过程。起初,由于缺乏有效的诊断方法,病变发现时已经很严重,而且手术视野照明不佳,导致手术创伤较大,多影响患者容貌。随着技术条件的改善,特别是引入微创神经外科理念后,神经外科手术才变得较前精准、微创和有效。近年来,随着对死亡率和致残率等各项医疗指标要求的进一步提高,"微侵袭"和"锁孔"手术被广泛应用到各种疾病的治疗中。微创概念的提出也极大地激发了人们寻找新的手术器械和照明工具的创新热情,这其中就包括神经内镜[1,2]。微创外科的概念包含:较小的皮肤切口,微骨孔或者较小骨窗,手术显露时较少的脑组织牵拉和简单关颅,手术死亡率和致残率的降低,病变预后良好、较好的患者,外科医生及社会满意度。

在过去 20 年中,尽管内镜在颅底外科中的应用真实反映了神经外科手术发展的时代轨迹,但不能将这种手术入路简单的分成内镜辅助颅底外科和内镜控制颅底外科这样两个独立又平行的手术入路。

虽然 Matula 等[3] 在 1995 年提出"内镜辅助显微神经外科"这一概念,但却是 Perneczky 和 Fries[4] 首先推广了这一技术发展。内镜辅助颅底外科就是应用不同角度的内镜扩大手术视野的显露,探查特定颅底区域的复杂解剖,识别由于病变占位引起的解剖标志的任何改变,观察手术显微镜光源下不能显示的手术盲区或手术死角。此外,内镜能够录像,同时对病变的各种入路都有特殊的帮助。当然手术显微镜仍然是各种手术方法中不可缺少的,但内镜也是各种常用手术器械中最主要的配合工具[4]。有许多内镜辅助颅底外科手术入路得到临床应用,如眶上、眉间、乙状窦后和经蝶入路等。

内镜控制颅底外科就是手术全程都在内镜视野下操作。换句话说,内镜是唯一可视化工具(视频手术)。其实这一概念很久前就提出了,可追溯到脑室内的内镜手术,即所熟知的神经内镜（neuroendoscopy）。但是在早期，很多神经外科医生并不满意它有限的手术操作空间。因此内镜控制外科，特别是颅底外科的发展得益于各种角度、长度和无硬通道限制的内镜的应用。最让我们感兴趣的是继脑室内镜之后，谁第一个开展内镜下经蝶手术[5]，又是谁第一个开展内镜颅底外科手术[6]。

经蝶手术的历史可能要追溯到古埃及的尸体防腐，在制作木乃伊时制作者为避免面部变形而运用该方法排空了脑组织[7]。

在现代神经外科时代，经鼻蝶窦手术入路治疗鞍区和周围颅底病变有了飞速发展。这得益于该手术入路可显著降低手术的死亡率和致残率，这种微创外科同时得到医生和患者的认可。19世纪末，意大利威尼斯医院外科主任Davide Giordano最先开展了经面部、蝶窦至蝶鞍区手术入路的解剖学研究[8]。后在20世纪初，许多欧洲和美国的开拓者又重新燃起了对该技术研究的浓厚兴趣，这其中首先是Kocher的学生Schloffer，随后Hirsch，Halstead和Cushing[9-12]提出了经唇下部或直接经鼻入路的蝶窦外科。作为开拓者之一的Harvey Cushing，大力推广了手术医生于仰卧位患者头端做唇下部入路手术新方法，但是之后他却放弃了该手术方法转而支持经颅手术。这再次延缓了经蝶手术的发展。只有Cushing的学生苏格兰的神经外科医生Norman Dott继续坚持该手术入路。后来在20世纪50年代后期，跟随Dott学习的法国神经外科医生Gerard Guiot通过使用术中透视完成该手术入路的标准化流程，从而恢复了经蝶入路颅底手术的重要性和核心地位，并且尝试进一步扩大应用于鞍上及鞍旁病变的治疗。蒙特利尔神经外科医生Jules Hardy在Guiot那里学习了经蝶入路技术后，增加了显微镜手术操作方法，并且提出微腺瘤的概念以及选择性切除的理念[13]。这确立了Hardy在经蝶入路外科手术史中奠基人的地位，并且明确了经蝶入路垂体瘤切除手术成功率高于经颅入路。此后Ed Laws通过个人连续5000多例经蝶手术的经验对该技术和垂体瘤疾病的各个方面进行了深入研究。

Guiot在1963年最先将内镜运用于经蝶垂体瘤手术，在手术结束时利用内镜更深更广阔的视野来察看鞍内情况[5]。但是直到1977年Apuzzo等[14]受Perneczky的微创神经外科理念的影响，在传统的经蝶垂体瘤手术中运用内镜辅助技术。他们认为在显微镜经蝶垂体瘤手术中运用角度内镜可发现一些手术盲区，但是那个时代内镜能提供的最佳图像根本无法和显微镜相比。此后不久，Bushe和Halves[15]受到Guiot的鼓舞，他们改良了经蝶垂体瘤切除术，初步实现了Apuzzo的微创技术理念，最重要的是他们强调了内镜的作用"非常有助于完全切除肿瘤，尤其是具有内分泌功能性肿瘤"。

另一方面，鼻科医生运用功能鼻窦内镜经蝶窦探查鞍区肿瘤的信心和经验也在不断增加[16,17]。就像Dandy将内镜运用到神经外科领域是从泌尿外科获得的启发一样，神经外科医师Jho在跟随匹兹堡大学医学中心具有丰富内镜经验的五官科专家Carrau[18]学习后，将内镜运用于垂体瘤手术[19]并建立了纯内镜经鼻蝶手术的标准。Cappabianca和de Divitiis[20-22]运用该方法治疗了不同的鞍区病变并且将内镜经蝶技术的步骤和原则进一步系统化，尤其是颅底重建策略[23,24]、手术并发症[25]及器械研发[26]，同时自2001年起每年举办该项技术的国际研讨会。现代最前沿的技术代表就是扩大经鼻颅底入路。继Weiss[27]最先报道了经鼻蝶入路，之后也有一些零星的技术及解剖学研究，来自匹兹堡的Kassam团队[28-32]引领一群富有朝气的外科医生促进了内镜颅底外科向更具有创新性与扎实解剖学基础的方向发展。连同世界其他团队，如：那不勒斯团队[33-36]、Frank和Pas-

内镜颅底外科手术入路

quini[37,38]、Castelnuovo 和 Locatelli[39,40]、Laws[41,42]、Schwartz 和 Anand[43] 和 Stamm[44] 的共同努力,正在运用内镜经鼻蝶技术治疗那些曾一度被认为只能通过开颅手术完成的复杂病变,如:海绵窦的病变、脑脊液漏、鞍结节或嗅沟脑膜瘤、脑室内颅咽管瘤和斜坡脊索瘤等。

经蝶入路的发展是日积月累的演变过程而非一蹴而就[10]。神经外科的最新进展得益于内镜及内镜颅底外科,也得益于患者的期待和多学科领域的合作。通过 20 年该手术入路的不断变化和新技术的发展进步,可以预见今后的发展将依靠理念的不断丰富和技术的不断进步[45]。

参考文献

1 Leonhard M, Cappabianca P, de Divitiis E: The endoscope, endoscopic equipment and instrumentation; in de Divitiis E, Cappabianca P (eds): Endoscopic Endonasal Transsphenoidal Surgery. Wien, Springer, 2003, pp 9–19.

2 Prevedello DM, Doglietto F, Jane JA Jr, Jagannathan J, Han J, Laws ER Jr: History of endoscopic skull base surgery: its evolution and current reality. J Neurosurg 2007;107:206–213.

3 Matula C, Tschabitscher M, Day JD, Reinprecht A, Koos WT: Endoscopically assisted microneurosurgery. Acta Neurochir (Wien) 1995;134:190–195.

4 Perneczky A, Fries G: Endoscope-assisted brain surgery. 1 Evolution, basic concept, and current technique. Neurosurgery 1998;42:219–24; discussion 224–225.

5 Guiot G, Rougerie J, Fourestier M, Fournier A, Comoy C, Voulmiere J, Groux R: Intracranial endoscopic explorations (in French). Presse Med 1963;71:1225–1228.

6 Jankowski R, Auque J, Simon C, Marchal JC, Hepner H, Wayoff M: Endoscopic pituitary tumor surgery. Laryngoscope 1992;102:198–202.

7 Cappabianca P, de Divitiis E: Back to the Egyptians: neurosurgery via the nose – a five-thousand year history and the recent contribution of the endoscope. Neurosurg Rev 2007;30:1–7; discussion 7.

8 Artico M, Pastore FS, Fraioli B, Giuffre R: The contribution of Davide Giordano (1864–1954) to pituitary surgery: the transglabellar-nasal approach. Neurosurgery 1998;42:909–11; discussion 911–912.

9 Cappabianca P, de Divitiis O, Maiuri F: Evolution of transsphenoidal surgery; in de Divitiis E, Cappabianca P (eds): Endoscopic Endonasal Transsphenoidal Surgery. Wien, Springer, 2003, pp 1–7.

10 Kanter AS, Dumont AS, Asthagiri AR, Oskouian RJ, Jane JA Jr, Laws ER Jr: The transsphenoidal approach: a historical perspective. Neurosurg Focus 2005;18:e6.

11 Lanzino G, Laws ER Jr: Pioneers in the development of transsphenoidal surgery: Theodor Kocher, Oskar Hirsch, and Norman Dott. J Neurosurg 2001;95:1097–1103.

12 Liu JK, Das K, Weiss MH, Laws ER Jr, Couldwell WT: The history and evolution of transsphenoidal surgery. J Neurosurg 2001;95:1083–1096.

13 Hardy J: Transsphenoidal hypophysectomy. J Neurosurg 1971;34:582–594.

14 Apuzzo ML, Heifetz MD, Weiss MH, Kurze T: Neurosurgical endoscopy using the side-viewing telescope. J Neurosurg 1977;46:398–400.

15 Bushe KA, Halves E: [Modified technique in transsphenoidal operations of pituitary adenomas. Technical note (author's transl)]. Acta Neurochir (Wien) 1978;41:163–175.

16 Kennedy DW: Functional endoscopic sinus surgery. Technique. Arch Otolaryngol 1985;111:643–649.

17 Stammberger H, Posawetz W: Functional endoscopic sinus surgery. Concept, indications and results of the Messerklinger technique. Eur Arch Otorhinolaryngol 1990;247:63–76.

18 Carrau RL, Jho HD, Ko Y: Transnasal-transsphenoidal endoscopic surgery of the pituitary gland. Laryngoscope 1996;106:914–918.

19 Jho HD, Carrau RL, Ko Y: Endoscopic pituitary surgery; in Wilkins H, Rengachary S (eds): Neurosurgical Operative Atlas. Park Ridge, American Association of Neurological Surgeons, 1996, vol 5, pp 1–12.

20 Cappabianca P, Alfieri A, de Divitiis E: Endoscopic endonasal transsphenoidal approach to the sella: towards functional endoscopic pituitary surgery (FEPS). Minim Invasive Neurosurg 1998;41:66–73.

21 Cappabianca P, Cavallo LM, de Divitiis E: Endoscopic endonasal transsphenoidal surgery. Neurosurgery 2004;55:933–40; discussion 940–941.

22 de Divitiis E, Cappabianca P, Cavallo LM: Endoscopic endonasal transsphenoidal approach to the sellar region; in de Divitiis E, Cappabianca P (ed): Endoscopic Endonasal Transsphenoidal Surgery. Wien, Springer, 2003, pp 91–130.

23 Cavallo LM, Messina A, Esposito F, de Divitiis O, Dal Fabbro M, de Divitiis E, Cappabianca P: Skull base reconstruction in the extended endoscopic transsphenoidal approach for suprasellar lesions. J Neurosurg 2007;107:713–20.

24 Cappabianca P, Cavallo LM, Esposito F, Valente V,

De Divitiis E: Sellar repair in endoscopic endonasal transsphenoidal surgery: results of 170 cases. Neurosurgery 2002;51:1365–1371; discussion 1371–1372.

25 Cappabianca P, Cavallo LM, Colao A, de Divitiis E: Surgical complications associated with the endoscopic endonasal transsphenoidal approach for pituitary adenomas. J Neurosurg 2002;97:293–298.

26 Cappabianca P, Alfieri A, Thermes S, Buonamassa S, de Divitiis E: Instruments for endoscopic endonasal transsphenoidal surgery. Neurosurgery 1999;45:392–395; discussion 395–396.

27 Weiss MH: The transnasal transsphenoidal approach; in Apuzzo MLJ (ed): Surgery of the Third Ventricle. Baltimore, Williams & Wilkins, 1987, pp 476–494.

28 Kassam A, Snyderman CH, Mintz A, Gardner P, Carrau RL: Expanded endonasal approach: the rostrocaudal axis. I. Crista galli to the sella turcica. Neurosurg Focus 2005;19:E3.

29 Kassam A, Snyderman CH, Mintz A, Gardner P, Carrau RL: Expanded endonasal approach: the rostrocaudal axis. II. Posterior clinoids to the foramen magnum. Neurosurg Focus 2005;19:E4.

30 Kassam AB, Gardner P, Snyderman C, Mintz A, Carrau R: Expanded endonasal approach: fully endoscopic, completely transnasal approach to the middle third of the clivus, petrous bone, middle cranial fossa, and infratemporal fossa. Neurosurg Focus 2005;19:E6.

31 Kassam AB, Snyderman C, Gardner P, Carrau R, Spiro R: The expanded endonasal approach: a fully endoscopic transnasal approach and resection of the odontoid process: technical case report. Neurosurgery 2005;57:E213.

32 Snyderman C, Kassam A, Carrau R, Mintz A, Gardner P, Prevedello DM: Acquisition of surgical skills for endonasal skull base surgery: a training program. Laryngoscope 2007;117:699–705.

33 de Divitiis E, Cappabianca P, Cavallo LM: Endoscopic transsphenoidal approach: adaptability of the procedure to different sellar lesions. Neurosurgery 2002;51:699–705; discussion 705–707.

34 Cappabianca P, Frank G, Pasquini E, de Divitiis O, Calbucci F: Extended endoscopic endonasal transsphenoidal approaches to the suprasellar region, planum sphenoidale and clivus; in de Divitiis E, Cappabianca P (eds): Endoscopic Endonasal Transsphenoidal Surgery. Wien, Springer, 2003, pp 176–187.

35 de Divitiis E, Cavallo LM, Cappabianca P, Esposito F: Extended endoscopic endonasal transsphenoidal approach for the removal of suprasellar tumors. Part 2. Neurosurgery 2007;60:46–58; discussion 58–59.

36 Cappabianca P, Cavallo LM, Esposito F, de Divitiis O, Messina A, de Divitiis E: Extended endoscopic endonasal approach to the midline skull base: the evolving role of transsphenoidal surgery; in Pickard JD (ed): Advances and Technical Standards in Neurosurgery. Wien, Springer, 2007, vol 33, pp 1–48.

37 Frank G, Pasquini E: Endoscopic endonasal approaches to the cavernous sinus: surgical approaches. Neurosurgery 2002;50:675.

38 Frank G, Pasquini E, Doglietto F, Mazzatenta D, Sciaretta V, Farneti G, Calbucci F: The endoscopic extended transsphenoidal approach for craniopharyngiomas. Neurosurgery 2006;59(suppl 1):ONS75–ONS83.

39 Castelnuovo P, Locatelli D, Mauri S: Extended endoscopic approaches to the skull base. Anterior cranial base CSF leaks; in de Divitiis E, Cappabianca P (eds): Endoscopic Endonasal Transsphenoidal Surgery. Wien, Springer, 2003, pp 137–158.

40 Locatelli D, Rampa F, Acchiardi I, Bignami M, De Bernardi F, Castelnuovo P: Endoscopic endonasal approaches for repair of cerebrospinal fluid leaks: nine-year experience. Neurosurgery 2006;58:ONS-246–256; discussion ONS-256–257.

41 Kaptain GJ, Vincent DA, Sheehan JP, Laws ER Jr: Transsphenoidal approaches for the extracapsular resection of midline suprasellar and anterior cranial base lesions. Neurosurgery 2001;49:94–101.

42 Laws ER, Kanter AS, Jane JA Jr, Dumont AS: Extended transsphenoidal approach. J Neurosurg 2005;102:825–827; discussion 827–828.

43 Laufer I, Anand VK, Schwartz TH: Endoscopic, endonasal extended transsphenoidal, transplanum transtuberculum approach for resection of suprasellar lesions. J Neurosurg 2007;106:400–406.

44 Stamm AC, Pignatari SS, Vellutini E: Transnasal endoscopic surgical approaches to the clivus. Otolaryngol Clin North Am 2006;39:639–656.

45 Cappabianca P, Decq P, Schroeder HW: Future of endoscopy in neurosurgery. Surg Neurol 2007;67:496–498.

4

内镜颅底外科手术入路

第二章 内镜的优势及经鼻入路从显微镜到内镜的转变

Jay Jagannathan[a] · Edward R. Laws[b] · John A. Jane Jr.[a]

[a]Department of Neurosurgery,University of Virginia Health Sciences Center,University of Virginia,Charlottesville,Va.,and [b]Department of Neurosurgery,Brigham and Women's Hospital,Harvard Medical School,Boston,Mass.,USA

译者:南京军区南京总医院　马驰原

摘要

　　虽然经蝶手术已广泛开展,但长期以来,手术显微镜一直是垂体肿瘤切除手术的首选可视化工具。最近,神经内镜在前颅底手术中逐渐流行。内镜能够提供鞍底的全景,可以显露海绵窦等显微镜难以观察到的侧方结构。本文阐述了内镜技术的演变,及其在鞍区手术中的应用。

内镜经蝶手术的历史演变

　　几乎甫一开始,经蝶手术就是微侵袭的。此入路由 Schloffer 创立[1],von Eiselsberg[2]和 Kocher[3]改良。起初,需要切开外鼻。随后,由 Hirsch[4]和 Halstead[5]在 20 世纪 10 年代创立经鼻和唇下部入路。为了更好地照明和给手术提供操作空间,这些入路均需要切除部分中鼻甲或下鼻甲、筛窦和鼻中隔。1914 年,Harvey Cushing[6]报告了创伤更小的唇下经鼻中隔经蝶手术。这个入路被 Norman Dott、Guiot[7]和 Jules Hardy[8]所继承。直至 20世纪 60 年代末,经蝶手术的主要障碍仍然是术区照明和视野的受限。Hardy 引入手术显微镜后解决了上述问题。显微镜可以提供更好的照明和视野,有助于有效地切除各类肿瘤。这些为经蝶手术入路的复兴提供了基础,使其得以延用至今。

　　显微镜经鼻蝶入路有几种变化,包括经鼻中隔黏膜下技术、鼻中隔推开和直接的蝶窦开放术[9-12]。这些入路的差异主要在于鼻内黏膜切开的位置及鞍底显露的宽度。传统的经鼻中隔黏膜下入路是在鼻中隔软骨的最前缘行半贯穿切口。鼻中隔推开的切口位于软骨和骨性鼻中隔的连接处。蝶窦切开术更靠后,在蝶骨嘴的位置。

　　显微镜经蝶手术的趋势是向微侵袭发展。唇下部入路让位于经鼻入路,经鼻经鼻中隔入路被经鼻直接蝶窦开放术所取代。直接蝶窦开放术对鞍底的显露最迅速,鼻中隔前部并发症和术后不适更少[12]。但是,减少侵袭也有其代价,包括显露受限,偏离中线,操作空间变小等。

　　内镜的优势在于提供放大的术野和广阔的视角(类似唇下部入路,但更宽阔),给术者足够的空间来操作各种类型的手术器械，使患者的术后不适感更少。

内镜在脑外科的演变史非常复杂。Lespinasse 最早用膀胱镜做脉络丛电灼术。但 Walter Dandy 被公认为神经内镜之父。他在 1922 年首先尝试了电凝脉络丛治疗脑积水，收效甚微[13]。1932 年，他沿着脑室电凝脉络丛治疗脑积水，取得了与开颅减压类似的预后[14]。

根据 Duffner 等的报道[15]，1923 年，William Mixter 报告了第一例内镜第三脑室造瘘术。从此，内镜开始应用于脑室系统的手术。脑室内镜手术奠定了内镜技术在神经外科领域的重要地位[16]。

内镜在经蝶手术中有不同使用方式。基本的区别在于内镜是作为显微镜的辅助工具（内镜辅助经蝶手术），还是内镜作为唯一的工具（单纯内镜经蝶手术）。

虽然单纯内镜经蝶入路曾有人报道[17]，但是其普及和推广是在 20 世纪 90 年代后期由 Jho 和 Carrau 在匹兹堡大学医学中心完成的[18,19]。内镜经鼻神经外科技术在匹兹堡大学 Kassam、Snyderman、Carrau、Gardner 等人的努力下不断进步[20-22]，扩大了内镜切除复杂颅底肿瘤的范围。在欧洲，Cappabianca 和 de Divitiis[23-26]，Frank 和 Pasquini 等[27,28] 神经外科团队也做出了重要贡献。内镜技术曾有多种变化，但随着不断实践，逐渐形成了成熟的技术入路。本章将讨论内镜技术的演变，并比较其与显微镜垂体腺瘤切除术的优缺点。

内镜辅助显微镜经蝶手术

我们最初的内镜经验，来自于其作为辅助工具在显微镜经蝶入路中的应用。经鼻中隔入路放置鼻窥器，蝶窦前壁开放后，内镜能提供蝶窦后壁的全景视野。这使得术者能够清晰看见视神经隆起、视神经颈内动脉隐窝、颈内动脉隆起、海绵窦、蝶鞍和斜坡凹陷。即使蝶窦分隔比较复杂，在内镜下，窦腔的解剖结构也非常清晰，无需术中应用 C 型臂定位。相比以往用反光镜辅助显微镜经蝶垂体瘤手术，应用内镜辅助能够更直接观察鞍上或蝶鞍侧壁。

然而，经蝶鼻窥器的硬性手术通道限制了内镜下手术器械的操作，成为内镜应用的最大限制。随着技术的进步，我们开始习惯在所有显微镜手术中应用直接蝶窦开放术。随着辅助内镜使用经验的增加，我们发现可以移除鼻窥器，直接应用内镜。这使得医生有更广阔的蝶窦全景视野，更清楚地观察蝶窦的结构，并可以近距离观察肿瘤与正常垂体组织的边界。

双鼻孔 vs 单鼻孔技术

在最初报道的单纯内镜经蝶手术中，只有两例患者使用了双鼻孔技术[19]。双鼻孔技术的优势在于避免器械与内镜在手术通道中相互干扰，手术器械的活动自由度更佳。缺点在于增加另外一侧鼻腔黏膜的手术创伤。在应用单纯内镜手术的早期，我们使用单鼻孔技术时，发现这束缚了在鼻孔中使用器械（内镜、吸引器、剥离子）的能力。为了获得足够的操作空间，我们发现部分中鼻甲切除有帮助。然而，这产生了更多的术后鼻腔并发症。

显微镜经蝶手术到内镜经鼻蝶手术的转变

显微镜经蝶手术预后好,并发症少[20]。然而,内镜优于手术显微镜的方面在于其通过狭窄的手术通道,提供宽阔的视野和近距离观察。如前所述,如果神经外科医生欲学习内镜下垂体腺瘤手术,内镜辅助显微镜手术是入门的第一步。这样,内镜能够发挥其特定优势,在显微镜垂体腺瘤手术中提供全角度和近距离视野。然而,术者要注意,鼻窥器会限制内镜的使用,内镜与其他手术器械会"打架(sword play)"。

内镜经鼻垂体腺瘤手术

虽然在显微镜手术中应用内镜有时觉得很麻烦,但是这个过程可以让神经外科医生有机会应用内镜而不增加患者的风险。从传统经鼻中隔入路到经鼻入路是下一个转变。与应用经鼻中隔入路的医生相比,已经开展显微镜直接蝶窦开放术的医生会觉得变化没那么大。

内镜鼻科医生和神经外科医生组成团队有助于顺应这种转变。鼻科医生负责经鼻内镜蝶窦前壁开放术。通过经鼻入路放置经蝶鼻窥器。神经外科医生可以使用鼻窥器进行显微镜垂体肿瘤切除术,也可以通过不使用鼻窥器完成内镜垂体肿瘤切除术。如果手术进行的不顺利,仍然可以经鼻置入鼻窥器,进行显微镜手术。

当前手术技术的演变

内镜支臂 vs 手持

在内镜技术应用的早期,我们倾向于模仿显微镜入路。就像显微镜固定在那里,我们觉得内镜也应该那样。内镜支臂看起来最接近显微镜技术。然而,我们很快就发现,支臂抵消了内镜的优势。目前的内镜放大能力有限,因此,内镜从开始就要应用最大放大倍数。术者可以通过内镜与手术器械之间的动态移动获得虚拟的深度感,一旦被固定,就失去了这种作用。将内镜固定使其类似于显微镜垂体腺瘤切除术,术者视野更宽阔,但深度感和放大倍数有限。另外,如果内镜被血污染而无法冲洗,必须将内镜从支臂上拿下来清理,并重新放置。这会明显打断手术过程,在出血汹涌的情况下,会造成慌乱。即使蝶窦前壁广泛开放,内镜有时仍限制了手术器械的操作和切除肿瘤。应用 Kassam 等人提倡的三手技术[21,22],内镜的优势才能体现。这种操作技术需要持镜医生和手术医生的配合。切除肿瘤时内镜医生能够靠近并聚焦在目标区。

虚拟 3D 效果也在内镜内外移动的过程中明显增强。持镜医生手持的内镜镜体能够随着器械进出鼻腔,避免其损伤鼻黏膜。

患者体位

我们试过平卧和半卧位。我们倾向于后者,但承认其有一定局限性。平卧增加了静脉压,可能导致明显的海绵窦和肿瘤出血。就像显微镜垂体腺瘤切除术,汹涌的出血是导致肿瘤切除不完全、影响手术成功的关键因素。然而,平卧位时术者更舒服,手臂和肩膀疲劳更少。如采取半卧位,术者会感到上肢肌肉紧张,可通过脚踩凳子得到缓解,因为这样内镜操作者可以保持手肘在一个合适的位置。由于半卧位能够减少静脉压力,有助于肿瘤切除,因此我们建议患者背部和头部抬高大约20度。减少出血的关键点还包括充分的术前脱水和静脉应用血管收缩药物,手术器械小心进出,从容有效的操作。大多数蝶鞍、海绵窦和骨出血能应用 FloSeal(止血蛋白凝胶,Baxter Health Care Corp.,Deerfield,Ill.,USA)快速止血[27]。其缺点在于难以完全冲洗干净,增加观察残留肿瘤的难度。

目前的双极电凝还不够理想。我们不提倡常规行部分中鼻甲切除术。因为多数成年患者不需要,除非鼻子和鼻腔过度狭小。如果常规应用,内镜手术比显微镜经蝶手术侵袭性更小的优势就不明显了。愈合困难和延迟性鼻出血会更多,增加患者的不适,抵消内镜手术的优势。

单纯内镜垂体腺瘤切除术的优势和局限

分析显微镜垂体腺瘤切除术的优势和局限性,有利于更好的理解单纯内镜技术的作用。显微镜手术的重要优势在于神经外科医生对其很熟悉。手术显微镜在所有类型的神经外科手术中都是标准配置。显微镜视野是三维的,对于肿瘤切除非常重要,而且放大和对焦很容易操作。一旦在最大倍数对准焦距,术者可以增加或减少放大倍数而无需重新对焦。而且,在识别鞍底后,手术显微镜容易保持原位,避免误入前颅底。显微镜垂体腺瘤切除术中使用鼻窥器,单纯内镜手术则不需要,鼻窥器在手术中可以保护鼻黏膜免受器械损伤。最后,手术显微镜和鼻窥器在手术野之外,不阻碍手术器械的置入和操作。正因为手术显微镜在术野之外,出血不会导致其"红染(red out)"。对于繁忙的神经外科中心,显微镜垂体腺瘤切除术,特别是直接经鼻蝶入路手术时间相对短,可以增加每天的手术量。

然而,显微镜垂体腺瘤切除术存在一些缺点。虽然术野清晰,放大倍数容易调节,但视野狭窄(图1)。这种限制必然意味着蝶窦内某些解剖标志难以显露。我们很少能在显

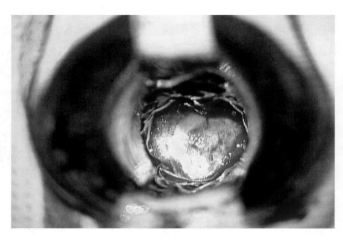

图1 蝶鞍前壁的显微镜视野

微镜中观察到颈内动脉、视神经隆起或视神经颈内动脉隐窝。虽然有些人会说肿瘤（尤其是微腺瘤）位于中间，无需观察这些结构，但这些结构有助于术者定位解剖学中线和蝶鞍的范围。因此，我们在显微镜经蝶手术中常规应用 C 型臂透视或其他方法定位。另外，显微镜受视角的限制，术者不能绕过角落观察海绵窦或鞍上区域。在显微镜下，几乎不可能经鞍隔观察视交叉，并确认其减压效果。标准的唇下部或经鼻中隔入路也会带来鼻部并发症，并导致患者术后早期明显不适。鼻腔填塞导致面部疼痛和头痛率高达 35%，还会导致齿槽麻木、嗅觉丧失、鞍鼻畸形和鼻中隔穿孔等问题[30]。这些并发症在鼻内经鼻中隔入路会有所减少，但仍然存在。鼻中隔推开和直接蝶窦开放更加微侵袭，无需鼻腔填塞，鼻部并发症更少[10,12,31]。然而，这些优点的代价是显露更受限，偏离中线，可能影响颈内动脉，以及操作区域受限。

内镜入路也存在困难。虽然很多神经外科医生应用脑室镜，但不熟悉鼻内镜。这就意味着习惯于用显微镜的多数神经外科医生，需要找到一个有兴趣并愿意合作的耳鼻喉科医生。在很多中心，内镜入路的全过程需要耳鼻喉科医生的参与。在显微镜病例中，耳鼻喉科医生负责经蝶窦显露和鼻腔的处理，在肿瘤切除阶段无需参与。当神经外科医生做内镜手术时，如果没有耳鼻喉科医生的参与，经内镜手术时间明显长于显微镜垂体腺瘤切除术。低年资神经外科住院医生很容易学会经鼻中隔显微镜显露，但教给他们解剖和应用内镜就更加困难。其他的限制包括内镜的放大和对焦功能。由于内镜放大能力相对有限，我们倾向于全程应用其最大放大倍数。为获得放大效果，内镜尽量接近目标区域，需要经常对焦，操作不如显微镜简便。在内镜医生完全掌握手术器械与内镜的位置关系之前，可能会切开垂体后叶、海绵窦和鞍隔，导致脑脊液漏、尿崩等并发症。由于不应用鼻窥器，器械进入时在内镜视野之外，中鼻甲的内侧可能在术中损伤。

这种损伤可以通过中鼻甲外移和小心置入手术器械来减少。在内镜蝶窦开放时，蝶腭动脉的后中隔支损伤的风险也高于经鼻中隔显微镜入路。在后者入路中，走行这些血管的黏膜被从蝶骨嘴剥离，从而得到保护。直接蝶窦开放术损伤血管的风险很大，导致术后早期鼻出血，要小心止血，但过度电凝蝶骨嘴黏膜能导致门齿和上腭麻木。

内镜比显微镜侵袭性小可能被夸大了（表1）。内镜手术对于患者来说似乎如此，因为不需要鼻腔填塞。但内镜手术比不同类型的显微镜手术（唇下部、鼻内经鼻中隔和直接蝶窦开放术）需要去除更多的解剖结构。为了不影响手术器械的操作，内镜手术蝶窦开放更大。为了达到与显微镜垂体腺瘤切除术相同的手术器械操作能力，需要双鼻孔技术，切除部分鼻中隔后部。虽然不是常规，但有时需要切除部分中鼻甲，这在显微镜手术中不需要。所有这些操作的目的在于为术者同时使用两个器械和内镜提供空间。

表1 不同经蝶入路的比较

	内镜双鼻孔	显微镜经鼻中隔	直接蝶窦开放
鼻腔填塞	不填塞	填塞	不填塞
鼻中隔切除	后部骨质和黏膜	只切除骨质	少或不切除
蝶窦开放	需要较大	与病变有关	与病变有关
中鼻甲切除	偶尔，需要耳鼻喉科定期随访	从不	很少

实际上,这些因素必然意味着双鼻孔内镜技术比显微镜垂体腺瘤切除术更具侵袭性。Jho 和 Carrau[19] 及 Cappabianca 等人[23,24,32] 提倡的单鼻孔入路被认为侵袭性更小。但在多数病例中我们无法应用单鼻孔入路完成同样的手术操作。然而,每个显微镜入路都需要剥离部分鼻中隔,可能导致鼻中隔偏曲。显微镜唇下部和经鼻中隔入路也需要切开鼻中隔前部,产生鼻中隔穿孔、鼻中隔血肿、齿槽麻木和鞍鼻畸形的风险[33-35]。所有这些风险相对较低,选择应用内镜代替显微镜不应该追求侵袭性更小,而应是因为内镜技术带来的其他优势。

由于内镜技术相对较新,合适的器械仍在发展。需要合适的双极电凝和前端成角的带槽吸引器,才能在内镜可视但直吸引器难以到达的区域操作。由于目前的成角吸引器不带槽,将其置入海绵窦或鞍上会产生问题。还需要发展更小、放大范围更大、聚焦能力更强的内镜。为了这项技术更广泛的开展,需要标准化内镜手术器械套装。

内镜在手术入路和肿瘤切除过程中均有显著优势。它能提供显微镜视线以外的全景视野,能够动态、放大观察手术视野。在入路过程中,鼻腔解剖的宽广视野让术者更容易辨认进入蝶窦的程度(通过观察蝶骨嘴或上鼻甲水平)。这种广角视野和蝶窦解剖的清晰视觉提供了蝶鞍上、下限和解剖学中线的准确信息(图2)。对于大多数病例,这些因素避免了术中应用 X 线透视。应用手术显微镜很少能看到颈内动脉隆起,内镜手术能够辨认其精确位置有效提高了手术的安全性。

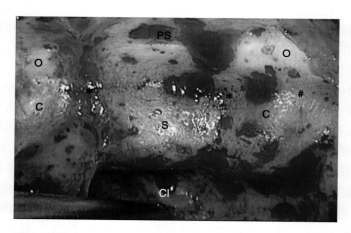

图 2　蝶鞍前壁的内镜视野(C 为颈内动脉,CI 为斜坡,O 为视神经隆起,PS 为蝶骨平台,S 为蝶鞍,#为视神经颈内动脉外侧隐窝,∗为视神经颈内动脉内侧隐窝)

我们不仅发现内镜入路与显微镜入路有所不同,内镜肿瘤切除也是如此。显微镜切除垂体大腺瘤,肿瘤往往超出术者的视野。肿瘤的侧方和上方部分只能凭感觉切除,术者的经验是手术成功的重要因素。相反,内镜手术中肿瘤一直在视野内,术者能够在直视下将肿瘤从鞍底、海绵窦壁和鞍上区域切除。肿瘤与正常垂体粘连的病例,术者也可以直视正常垂体和肿瘤之间的界面。在肿瘤切除结束后,术者可以应用角度内镜确认肿瘤是否完全切除(图3)。

在肿瘤切除过程中,特别是微腺瘤和鞍内大腺瘤,肿瘤/垂体界面的特别放大有助于

内镜颅底外科手术入路

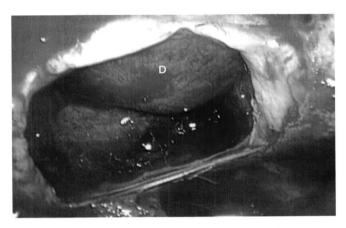

图 3 0°内镜的肿瘤腔视野(D 为鞍隔,∗ 为海绵窦壁)

辨认和分离。即使应用 0°内镜,鞍底、海绵窦壁和鞍隔也可直视。唯一例外是内镜同侧的硬膜切口后方的海绵窦内侧壁的近端(前部)难以观察,但可以将内镜从对侧鼻孔置入(对角入路)来解决。经鞍隔切开能观察视交叉,并确认视交叉减压,这常常是手术的首要目标。应用显微镜,鞍底、海绵窦壁和视交叉难以完全显露。当解剖结构不能完全可见时,可以应用 30°内镜。角度内镜影响其下方手术器械的置入。我们发现将 30°内镜置于下方,将吸引器和手术器械置于上方更合适;或者将内镜由一侧鼻孔置入,器械由另一侧鼻孔置入。这些优势能否提高功能性腺瘤的缓解率,降低无功能性腺瘤的复发率尚未可知。内镜并发症至少没有增加,但仍需长期随访,才能做出可靠的结论[36,37]。内镜垂体腺瘤切除术很少需要鼻腔填塞,除非有明显的脑脊液漏。正如 Zada 等[12]展示的那样,无需鼻腔填塞可以明显降低患者的不适,增加患者的满意度。虽然我们尚未开始系统评价这个方面,但我们发现接受内镜手术的患者术后鼻腔不适感明显降低。

　　内镜垂体腺瘤切除术与嗅觉的改变有关,但发生在经唇下部或经鼻中隔显微镜手术常见的齿槽麻木、鼻中隔穿孔和偏曲等并发症并不多见。内镜显露类似于 Griffith 和 Veerapen[9]描述的,现在为 Zada 等[12]所推崇的直接蝶窦开放术。主要解剖学差异在于三手或四手双鼻孔内镜入路需要切除部分鼻中隔后部。在内镜手术中不应用鼻窥器,鼻黏膜损伤风险会增加。在显微镜直接蝶窦开放术中,鼻中隔后部简单折向侧方。Zada 等[12]报道五分之一的直接蝶窦开放术患者需要松解性鼻小柱切开,内镜手术则无需切开。我们认为,鼻小柱切开是显微镜直接蝶窦开放术的主要缺点。直接显微镜垂体腺瘤切除术的最明显不足是显露狭窄和轻度的偏离中线。解剖学和临床入路的比较研究对以上问题有所帮助。

显微神经外科中关于内镜的过去和未来的思考

　　从 20 世纪 60 年代应用内镜观察蝶窦开始,显微神经外科医生对于内镜的兴趣与日俱增[7,38]。在传统显微镜垂体腺瘤手术中,内镜用于观察隐藏的解剖学角落。现在,虽然很多做垂体腺瘤手术的医生大部分时间应用 3D 视觉显微镜,但已经认识到内镜在角度和近距离放大方面的优势。内镜辅助显微镜手术是神经外科医生学习内镜垂体腺瘤切除术的第一步。然而,在显微镜手术中应用内镜设备有一个适应过程,这可能成为熟悉显微镜手术医生的额外负担。内镜垂体腺瘤手术患者恢复迅速、住院时间缩短主要与术者选择鼻中隔旁入路有关,而不是与内镜本身有关。这种经鼻手术入路在显微镜垂体腺瘤手术中已有详细描述和应用[9,39]。在显微镜垂体腺瘤手术中应用经鼻直接蝶窦开放时,早期预后与内镜垂体腺瘤手术非常相似。患者无需鼻腔填塞,术后没有很多不适,无需与手术入路有关的长时间住院。

当然,如果内镜手术通过传统的经鼻中隔入路,也要像显微镜手术一样需要鼻腔填塞。

结论

内镜手术是前颅底病变的安全、有效的手术入路,避免了很多显微镜的局限性。它提供了手术所需的宽阔角度和放大倍数。虽然解剖显露很多,但仍然是一种微侵袭的鞍区手术入路。仍需要研发新型器械和更小、聚焦更好、放大能力更强的内镜。客观公正的理解内镜的局限性和优势才能更好的使单纯内镜垂体腺瘤切除术在经蝶手术中取得应有的地位。

参考文献

1 Schloffer H: Erfolgreiche operationen eines hypo-physentumors auf nasalem wege. Wien Klin Wochenschr 1907;20:621–624.

2 von Eiselsberg A: The operative cure of acromegaly by removal of a hypophysial tumor. Ann Surg 1908; 48:781–783.

3 Kocher T: Ein fall von hypophysis-tumor mit opera-tiver heilung. Dtsch Z Chir 1909;100:13–37.

4 Hirsch O: Endonasal method of removal of hypo-physeal tumors: with a report of two successful cases. JAMA 1910;5:772–774.

5 Halstead A: Remarks on the operative treatment of tumors of the hypophysis. With the report of two cases operated on by an oronasal method. Trans Am Surg Assoc 1910;28:73–93.

6 Cushing H: Partial hypophysectomy for acromeg-aly: with remarks on the function of the hypophysis. Ann Surg 1909;50:1002–1017.

7 Guiot J, Rougerie J, Fourestier M, Fournier A, Comoy C, Vulmiere J, Groux R: Intracranial endo-scopic explorations. Presse Med 1963;71:1225–1228.

8 Hardy J: Transsphenoidal microsurgery of the nor-mal and pathological pituitary. Clin Neurosurg 1969;16:185–217.

9 Griffith HB, Veerapen R: A direct transnasal approach to the sphenoid sinus. Technical note. J Neurosurg 1987;66:140–142.

10 Jane JA Jr, Thapar K, Alden TD, Laws ER Jr: Fluoroscopic frameless stereotaxy for transsphenoi-dal surgery. Neurosurgery 2001;48:1302–1307; dis-cussion 1307–1308.

11 Wilson WR, Laws ER Jr: Transnasal septal displace-ment approach for secondary transsphenoidal pitu-itary surgery. Laryngoscope 1992;102:951–953.

12 Zada G, Kelly DF, Cohan P, Wang C, Swerdloff R: Endonasal transsphenoidal approach for pituitary adenomas and other sellar lesions: an assessment of efficacy, safety, and patient impressions. J Neurosurg 2003;98:350–358.

13 Abbott R: History of neuroendoscopy. Neurosurg Clin N Am 2004;15:1–7.

14 Dandy W: Cerebral ventriculoscopy. Johns Hopkins Hosp Bull 1922;33:189.

15 Duffner F, Freudenstein D, Wacker A, Straub-Duffner S, Grote EH: 75 years after Dandy, Fay and Mixter – looking back on the history of neuroen-doscopy. Zentralbl Neurochir 1998;59:121–128.

16 Harris LW: Endoscopic techniques in neurosurgery. Microsurgery 1994;15:541–546.

17 Apuzzo ML, Heifetz MD, Weiss MH, Kurze T: Neurosurgical endoscopy using the side-viewing telescope. J Neurosurg 1977;46:398–400.

18 Gondim J, Schops M, Tella OI Jr: Transnasal endo-scopic surgery of the sellar region: study of the first 100 cases. Arq Neuropsiquiatr 2003;61:836–841.

19 Jho HD, Carrau RL: Endoscopic endonasal transs-phenoidal surgery: experience with 50 patients. J Neurosurg 1997;87:44–51.

内镜颅底外科手术入路

20 Kassam A, Snyderman CH, Mintz A, Gardner P, Carrau RL: Expanded endonasal approach: the rostrocaudal axis. I. Crista galli to the sella turcica. Neurosurg Focus 2005;19:E3.

21 Kassam A, Snyderman CH, Mintz A, Gardner P, Carrau RL: Expanded endonasal approach: the rostrocaudal axis. II. Posterior clinoids to the foramen magnum. Neurosurg Focus 2005;19:E4.

22 Carrau RL, Kassam AB, Snyderman CH: Pituitary surgery. Otolaryngol Clin North Am 2001;34:1143–1155, ix.

23 Cappabianca P, Cavallo LM, Esposito F, de Divitiis E: Endoscopic endonasal transsphenoidal surgery: procedure, endoscopic equipment and instrumentation. Childs Nerv Syst 2004;20:796–801.

24 Cappabianca P, Cavallo LM, Colao A, de Divitiis E: Surgical complications associated with the endoscopic endonasal transsphenoidal approach for pituitary adenomas. J Neurosurg 2002;97:293–298.

25 Koren I, Hadar T, Rappaport ZH, Yaniv E: Endoscopic transnasal transsphenoidal microsurgery versus the sublabial approach for the treatment of pituitary tumors: endonasal complications. Laryngoscope 1999;109:1838–1840.

26 Prevedello DM, Thomas A, Gardner P, Snyderman CH, Carrau RL, Kassam AB: Endoscopic endonasal resection of a synchronous pituitary adenoma and a tuberculum sellae meningioma: technical case report. Neurosurgery 2007;60:E401; discussion E401.

27 Frank G, Pasquini E, Doglietto F, Mazzatenta D, Sciarretta V, Farneti G, Calbucci F: The endoscopic extended transsphenoidal approach for craniopharyngiomas. Neurosurgery 2006;59:ONS75–83.

28 Sciarretta V, Pasquini E, Farneti G, Frank G, Mazzatenta D, Calbucci F: Endoscopic sinus surgery for the treatment of vascular tumors. Am J Rhinol 2006;20:426–431.

29 Jagannathan J, Prevedello DM, Ayer VS, Dumont AS, Jane JA Jr, Laws ER: Computer-assisted frameless stereotaxy in transsphenoidal surgery at a single institution: review of 176 cases. Neurosurg Focus 2006;20:E9.

30 Sherwen PJ, Patterson WJ, Griesdale DE: Transseptal, transsphenoidal surgery: a subjective and objective analysis of results. J Otolaryngol 1986;15:155–160.

31 Jane JA Jr, Vance ML, Woodburn CJ, Laws ER Jr: Stereotactic radiosurgery for hypersecreting pituitary tumors: part of a multimodality approach. Neurosurg Focus 2003;14:e12.

32 Cannavo S, Venturino M, Curto L, De Menis E, D'Arrigo C, Tita P, Billeci D, Trimarchi F: Clinical presentation and outcome of pituitary adenomas in teenagers. Clin Endocrinol (Oxf) 2003;58:519–527.

33 Sharma K, Tyagi I, Banerjee D, Chhabra DK, Kaur A, Taneja HK: Rhinological complications of sublabial transseptal transsphenoidal surgery for sellar and suprasellar lesions: prevention and management. Neurosurg Rev 1996;19:163–167.

34 Sharma R, Tyagi I, Banerjee D, Pandey R: Nasoethmoid schwannoma with intracranial extension: case report and review of literature. Neurosurg Rev 1998;21:58–61.

35 Spencer WR, Levine JM, Couldwell WT, Brown-Wagner M, Moscatello A: Approaches to the sellar and parasellar region: a retrospective comparison of the endonasal-transsphenoidal and sublabial-transsphenoidal approaches. Otolaryngol Head Neck Surg 2000;122:367–369.

36 Cavallo LM, Dal Fabbro M, Jalalod'din H, Messina A, Esposito I, Esposito F, de Divitiis E, Cappabianca P: Endoscopic endonasal transsphenoidal surgery. Before scrubbing in: tips and tricks. Surg Neurol 2007;67:342–347.

37 Orlando R, Cappabianca P, Tosone G, Esposito F, Piazza M, de Divitiis E: Retrospective analysis of a new antibiotic chemoprophylaxis regimen in 170 patients undergoing endoscopic endonasal transsphenoidal surgery. Surg Neurol 2007;68:145–148; discussion 148.

38 Gamea A, Fathi M, el-Guindy A: The use of the rigid endoscope in trans-sphenoidal pituitary surgery. J Laryngol Otol 1994;108:19–22.

39 Cooke RS, Jones RA: Experience with the direct transnasal transsphenoidal approach to the pituitary fossa. Br J Neurosurg 1994;8:193–196.

第三章　内镜神经外科的原则

Amin B. Kassam[a] · Paul A. Gardner[b] · Daniel M. Prevedello[d] ·
Carl H. Snyderman[b,c] · Ricardo L. Carrau[e]

[a]Division of Neurological Surgery, University of Ottawa, The Ottawa Hospital
Civic Campus, Ottawa, Ont. , Canada; Departments of [b]Neurological Surgery,
and [c]Otolaryngology, Head and Neck Surgery, University of Pittsburgh Medical
Center, Pittsburgh, Pa. ; Departments of [d]Neurological Surgery, and [e]Otolaryngology,
Head and Neck Surgery, The Ohio State University Medical Center, Columbus,
Ohio, USA

译者:复旦大学附属中山医院　张晓彪

摘要

　　内镜神经外科包括以下三种技术:锁孔手术、通道手术和经鼻内镜手术。本文将讨论内镜经鼻入路的技术要点,随后介绍运用双手操作的原则。重点介绍颅底重建和手术适应证,强调多学科协作在内镜经鼻技术中的重要性。

　　内镜神经外科手术是以内镜为主要照明手段或完全内镜下施行的颅脑手术。包括如下方面:锁孔手术,通道手术和经鼻内镜手术。

　　锁孔手术是强调小切口和小骨窗的一种微创手术。通道手术是在立体定向导针和扩张器引导下,将一个小型透明鞘管插入到脑深部白质或脑室内,手术通过此鞘施行。内镜经鼻手术(EEA)则是通过鼻孔和副鼻窦直达颅底的手术。上述手术都可体现出内镜的优点。

　　显微神经外科之所以取得大的进步,得益于其光学系统可帮助医生对深部视野看得更清楚、更准确,从而改善和拓展了新的手术入路和技术。神经内镜也有这样的潜能。显微镜是在一定距离之外对手术区域照明,因此必须通过扩大暴露才能保证光线到达深部区域。但是,由于体表一些重要结构的限制。我们不可能获得无限扩大的入路空间。相反,内镜像"微型手电筒"一样,可以握持着深入到术野。只要有充分的操作自由度,就可以从一个微小的体表进口到达深部区域。内镜的"手电筒效应"可以提供一个广阔的视野,这种"发散型"的内镜视野与"会聚型"显微镜视野正好相反。然而,内镜自身需要占据鼻腔内一定空间,因此需要较大的鼻窦腔提供充足的手术通道。

　　任何手术技术,尤其是颅底手术,都包括三个阶段:入路,切除与重建。内镜手术,尤其是 EEA,在每一个阶段都有其独特的原则。

　　最后,任何新技术都必须谨慎选择运用。内镜为暴露病灶提供一项新的技术,但并不是完全否定传统的技术。外科医生需要一定的学习曲线才能适应内镜技术。另外,具体病例各有特点,有时适合、有时不适合使用内镜。必须综合考虑各种因素,合理使用内镜技术。

入路

内镜经鼻入路(EEA)在鼻窦阶段,有两个关键的目标。首先是为实现双手操作提供空间。如果没有双手操作,采用传统的单手操作方式,内镜将无法达到显微镜手术的水准。第二,除了双手操作的空间外,还必须提供内镜本身在术野中所占据的空间。因此,此阶段的目标是创造出"一个半空间",即一个能允许双手操作的空间和半个可以容纳内镜的空间,以保证最佳的照明和视野。

大多数情况下,双手操作的第一步是双鼻孔入路。单鼻孔入路必然限制了进入副鼻窦和颅底的手术操作活动自由度。在整个手术过程中,始终保持双手操作的自由度是很重要的,是保证确切止血和准确切除肿瘤的关键。如果在某些区域内无法保证双手操作的自由度,就得重新考虑手术入路的选择。在扩大经鼻入路中,通常需要切除右侧中鼻甲的下1/3,虽然这不是必须的,但有利于右侧鼻腔内内镜和吸引器的操作。而左侧中鼻甲只需要骨折、外移,即可以满足一个操作器械(分离工具,双极或磨钻)对空间的要求。为了手术中持续双鼻孔和双手操作时有良好的暴露视野,还需要采取一些其他措施。其中最关键的就是半弧形切除鼻中隔后部。鼻中隔后部切除必须修剪整齐,便于器械从一侧鼻腔进入,而内镜从另一鼻腔进入时光照视线不被阻挡。

双鼻孔入路可以增加暴露的范围。内镜与显微镜下手术不同,即使处理简单的垂体腺瘤,为了发挥内镜的近距离和动态观察优势,需有比显微镜下手术更大的暴露空间。如果仅是单纯将内镜静置于鼻腔,仅利用与显微镜下相同的暴露和切除技术,那么内镜技术就毫无优势可言。反之,通过一个扩展至鞍旁颈内动脉外侧的广泛的蝶窦暴露,可以将内镜头端紧邻手术器械进行观察。这样可以允许内镜进行动态观察,在一个近距离和放大的视野下,在鞍内和颅内进行更为精细的操作。

双手操作的另一个巨大优势就是保持本体感觉。有人认为,由于单目成像带来的3D视觉缺失,是内镜的一大劣势。虽然这可能会产生一定的影响,但保持本体感觉可以弥补这一不足。因此,通过双手操作,术者通过左手持续感知骨性标志,而通过右手中的器械进行操作,这就通过本体感觉创造出了与3D视物时相同的效果。从而大大缩短了学习曲线,特别是对习惯于双手操作的具有丰富经验的显微外科医师更是如此。

切除

任何内镜手术中,压倒一切的原则都是维持标准的显微手术技术的操作水准。无论是器械还是入路本身原因,如果不能实现这一原则,都应该重新考虑其他手术入路。EEA手术,需要两名外科医生合作。在切除过程中,一人必须不断地移动内镜,这样既可弥补内镜单目视物的不足,又能在切除不断深入的过程中不妨碍器械操作,使内镜尽可能地接近术区,以提供足够详尽和清晰的视野。两名医生必须共同研究每一个病例。

上述整个"入路"两名外科医生分部合作的目的都是为了更好地通过双手操作发挥

显微切除技术。切除肿瘤时,首先小心地对肿瘤进行内减压,然后通过钝性或锐性显微分离技术进行包膜外分离。内减压给肿瘤"瘦身",直至吸引管轻柔地反向牵拉即可分离。内减压可以通过多种器械配合来完成:双吸引管;一个吸引管和一个延长的可旋转枪状显微剪;一个吸引管和一个超声吸引管;或者一个吸引管和一个双极电凝。所有这些组合都与显微镜下的内减压相同。

包膜外剥离要求持镜者和操作者更加密切配合。随着手术的不断深入和越来越精细,器械必须跟随内镜的引导深入到更深的部位进行操作。在分离微血管结构和剪开蛛网膜时,内镜需置入到邻近目标的区域,配合两个手术器械进行操作。这就需要一个配合熟练的团队实施。

最后,不论出血来源于静脉还是动脉、硬膜内还是硬膜外,正确使用双极电凝等技术确切止血,对于内镜微创手术中保持良好的术野非常重要。同样的,这些技术也都是源自显微外科。

重建

与开颅颅底手术一样,EEA 手术在重建方面逐渐获得了巨大进步。大量不同的多层、无血供的重建技术被报道,并取得了不同程度的成功。然而,在 Hadad-Bassagasteguy-Carrau 鼻中隔黏膜瓣为代表的带蒂黏膜瓣问世以前,脑脊液漏的发生率一直居高不下,阻碍了 EEA 手术的推广。这种黏膜瓣技术的运用和改进对于 EEA 手术非常重要。在稍后的章节,我们将详细介绍这项技术的几种改型以及其他的带蒂黏膜瓣,虽然种类较多,但其中的理念是一致的。就像带蒂骨膜瓣对于开颅手术的重建带来了极大的进步一样,这些黏膜瓣也使脑脊液漏的发生率降到了可以让人接受的水平(5% 以下),甚至使重建能够耐受高剂量放疗。

这的确是 EEA 发展史上的里程碑。因此,除非颅底缺损非常小,我们都使用带蒂黏膜瓣进行颅底修补和重建。

病例选择

手术入路

EEA 对腹侧颅底的暴露有无可比拟的优势。内镜的运用使鼻窦成为天然的手术通道。但是,这仅仅是一个手术入路。这其中的首要原则,是减少和避免跨颅神经操作的损伤。颅神经是操作耐受性最差的解剖结构,其损伤导致了大多数颅底手术并发症的发生。EEA 广泛应用于生长在颅底中线腹侧区域的肿瘤。前方中线入路,可以直接暴露肿瘤,不需要在重要的神经、血管结构之间进行操作。虽然 EEA 不是所有颅底疾病的万能入路,但是大大增加了选择前方腹侧入路处理此类疾病的可能。

学习曲线

任何新的手术入路和技术都有其固有的学习曲线。对于一门全新的、不熟悉的技术更是如此。内镜技术对于大多数神经外科医生都不是一个熟悉的领域。学习以内镜为照明工具,在狭窄的空间内自如操作内镜并理解镜下工具的相对位置,是一个特殊的挑战。另外,要练就两名医生在内镜手术中熟练的协调和配合,则需要更多的训练和实践。

在这段时间中,关键要选择与团队水平相符的病例。在学习曲线早期急于求成会造成灾难性的后果。内镜技术的学习应该循序渐进,开始的时候进行硬膜外操作,然后进入到硬膜内,最后发展到侧颅底和血管性疾病的手术。我们坚信,循序渐进地学习、运用是掌握内镜技术的关键。和传统颅底外科一样,对于从事内镜颅底外科的医生来说,必须掌握脑血管手术的原则及对 Willis 环和大血管的处理技术。这些将在随后的章节内详细介绍。

个性化病例

在医疗过程中,病人的意愿和具体病情最为重要。只有当一个入路不会对患者的生活带来巨大的影响时,它才称得上"微创"。例如,一个患有小型嗅沟脑膜瘤的厨师不适合运用 EEA;这种情况更适合选择开颅手术、无需全切肿瘤而保留患者的嗅觉。相反,一个患有巨大嗅沟脑膜瘤的老年人,难以耐受开颅手术的创伤,只要在自然寿命期间症状得到缓解,无需全切肿瘤;所以,即使肿瘤生长超出 EEA 能暴露的范围,EEA 也是绝佳的选择。总之,不是以影像学的表现,而是以病人的状况和满意度为最高标准。

多学科融合

在内镜技术上,神经外科已经落后于其他外科专业。其他专业的宝贵经验,已经逐渐地被应用在脑室镜手术和锁孔入路中。如果没有训练有素的耳鼻喉科医生和神经外科医生的合作,EEA 绝不会有今天的发展。这种"学科融合",是新技术快速、安全发展和广泛应用的关键。

参考文献

1 Hadad G, Bassagasteguy L, Carrau RL, Mataza JC, Kassam A, Snyderman CH, Mintz A: A novel reconstructive technique after endoscopic expanded endonasal approaches: vascular pedicle nasoseptal flap. Laryngoscope 2006;116:1882–1886.

第四章　耳鼻喉头颈外科入路

Arif Janjua・Iman Naseri・Ian Witterick・Allan Vescan
Department of Otolaryngology Head and Neck Surgery, University of Toronto, Toronto, Ont., Canada

译者:第四军医大学西京医院　石照辉　刘卫平　伊西才

摘要

　　经鼻行颅底手术时常常需要选择基本的鼻窦手术入路和决定相关的技术细节,这对于优化手术过程是必要的。相关内容包括患者体位,鼻腔黏膜收缩和为了扩大手术入路而进行的中鼻甲切除,下鼻甲减容及鼻中隔偏曲矫正。此外本章还描述了其他扩大的内镜颅底手术入路,包括上颌窦开窗和经翼突入路,筛窦开放和额窦开放,以及如何尽可能的保护鼻窦结构。总之,本章介绍了如何完成最微创的经鼻颅底手术入路所需的必要的技术细节。

　　经狭窄的入口照明和观察不同的体腔的硬管内窥镜的出现,使得微侵袭外科技术取得了相当大的进步。一些耳鼻喉科专家在它发展早期就学习了这项技术,并且创新性的应用于内镜鼻窦手术。他们的相关工作带来了鼻科疾病诊断和治疗的变革。在上世纪80年代早期,Wigand、Messerklinger、Stammberger 和 Kennedy 等发明了很多专科器械并改良了许多经鼻内镜治疗鼻窦疾病的手术入路[1-6]。在上世纪90年代的中晚期,耳鼻喉科医生开始和对内镜技术感兴趣的神经外科医生合作去探索更新的和更微创的颅底手术入路。这些合作标志着内镜颅底手术的开始[7-10]。最初这些技术在临床应用处理垂体病变,并逐步改良了相关手术方法。后续的联合使用现代的神经导航系统及关于扩大应用的经鼻内镜技术,使得经鼻处理颅底的手术范围也逐步扩展。

　　经过鼻腔内镜显露颅底腹侧结构,需要采用相应经鼻内镜解剖技术来提供足够的视野和显露需要的手术区域。我们将单独介绍每一个手术步骤,并且指出如何利用这些技术来提供足够的,可用于神经外科手术切除范围需要的颅底显露。

内镜颅底手术入路

概论

　　内镜鼻窦手术和内镜颅底手术所进行的鼻窦解剖是完全不同的。用于治疗慢性鼻窦炎的内镜鼻窦手术的核心概念是使用最小的组织切除来实现功能性的鼻窦通气引流。就此而言,那么内镜鼻窦手术是需要最小的鼻黏膜和骨质切除来进行鼻窦通气引流并保护它的功能。而计划使用内镜颅底的手术入路时,颅底手术团队中的耳鼻喉科医生必须摈弃这种观点,而要认识到需要一个更广泛的分离和组织切除来获得满意的视野和操作空间,从而完成接下来的两名神经外科医生的颅底病变切除。尽管如此也应遵守基本的内镜手术原则,减轻不必要的黏膜损伤,获得一个清晰的手术视野。

使用冲洗镜套能够保持内镜清晰,而且不必频繁的将内镜移出鼻腔。尤其是在重要部位的肿瘤切除时,这一点更加重要,因为此时需要一个更加稳定和清晰的视野。万一有相当多的出血影响手术时,可以使用温盐水冲洗鼻腔进行止血并改善手术视野。

患者体位

在内镜颅底手术中,对患者采用仰卧位,并使用 Mayfield 头架牢固固定头位。患者头部可以轻度右旋,使得位于患者右侧的主刀操作更加方便。根据不同的手术入路需要,患者的颈部可以轻微的弯曲或过伸(图 1)。通过使用角度镜来进一步进入额窦或颅底的前方。

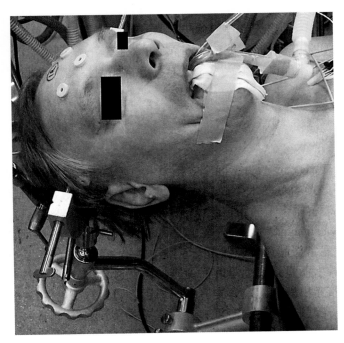

图 1 患者头位和固定架

注射和黏膜收缩

在开始任何的内镜手术之前,进行鼻腔黏膜的收缩都很重要。局部可以使用浸有 1:1000 的肾上腺素的纱条或神经外科棉片。可以在固定患者头部、刷手、消毒和铺单之前,将局部用的肾上腺素纱条填塞到患者的双侧鼻腔。这样一来,局部使用的肾上腺素能有足够的时间来收缩鼻腔黏膜。在铺单之后,拔除纱条,使用0°内镜检查鼻腔。

在准备切开之前,可以使用局麻药物注射鼻腔外侧壁、鼻中隔和/或中鼻甲。很多种局部的麻醉药物和血管收缩剂的组合方法都被成功使用。我们则使用1%的利多卡因和1:200 000 的肾上腺素,既可以保证清晰的手术视野,也可以最大的减少肾上腺素对患者心脏和血压的副作用[11]。在钩突附着部之前的鼻腔外侧壁上使用 2~3 个点进行局部注射（图 2）。如果要计划切除中鼻甲，可以在中鼻甲附着部的上方多点注射，中鼻甲切除的目的或者是由于肿瘤侵犯，或者为了增加显露范围或器械操作空间。在注射后，可以在钩突切除和上颌窦口开放之前（如果需要），使用浸有肾上腺素的神经外科棉片置入中鼻道，用来进一步收缩鼻腔外侧壁。此外，棉片还可以放在注射部位或在手术中随时使用，来实现术中止血和保持最佳的视野。

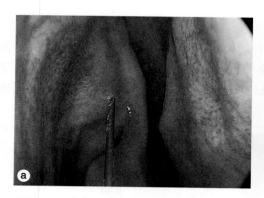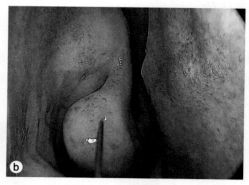

图 2　**a** 在右侧鼻腔外侧壁中甲附着部的前端进行局部注射。**b** 右中甲局部注射。注意局部黏膜变白提示有血管收缩剂的进入

下鼻甲减容

　　手术的第一步是下鼻甲减容，这是一个简便快速但却可以明显扩大进入所有鼻窦通路的方法。此外，它可以允许多个器械进入，扩大了单鼻腔或双鼻腔入路的角度。首先，使用剥离子，在下鼻甲的外侧黏膜将其仔细的剥离向内侧移位，来防止黏膜的损伤。抬起下鼻甲是为了部分的分离下鼻甲在鼻腔外侧壁的附着处。然后在下鼻甲的内侧黏膜面使用剥离子的背面将下鼻甲向外移位。只有当内镜置入鼻前庭前方就可以看到后鼻孔时，才认为达到足够的视野。

内镜下的鼻中隔成形术

　　鼻中隔的骨性或软骨偏曲在术中可以引起对器械和视野的持续阻挡。如果鼻中隔偏曲位于鼻中隔后方，可以在切除鼻中隔后方显露颅底时一并切除。已经介绍了很多技术被用于功能性的鼻中隔成形术[12-14]。如果存在鼻中隔前方软骨的偏曲将是特别麻烦的，因为这会影响术中器械的操作和手术视野（图 3）。

　　对于前端软骨的偏曲，可以使用鼻内镜和鼻窦器械切除偏曲的软骨。内镜下鼻中隔成形术的第一步，首先是在偏曲一侧的鼻中隔黏膜注射 1~2ml 的加有肾上腺素的局麻药物。在切开之前推荐使用肾上腺素棉片收缩至少 1 分钟。

　　使用 15 号刀片，在偏曲的软骨前方做一垂直切口。使用带吸引器的剥离子掀起偏曲的软骨和骨表面的黏软骨膜和黏骨膜瓣。使用尖的剥离子在偏曲的鼻中隔软骨前方切透鼻中隔软骨。再使用带吸引器剥离子剥离偏曲软骨对侧的黏软骨膜和黏骨膜。仔细分离确保剥离的层次正确，因为黏软骨膜和黏骨膜为表面的黏膜提供血供。因此正

内镜颅底外科手术入路

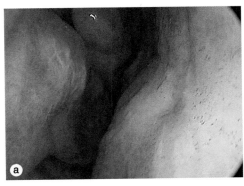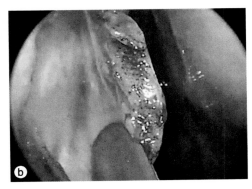

图3　a 左侧下方的鼻中隔偏曲,并有棘突,需要内镜下的鼻中隔成形术来改善视野和器械的使用空间(译者注,图片是右侧鼻腔)。b 在鼻中隔成形术中抬起黏软骨膜瓣

确的分离平面也会相对减少出血。一旦双侧的黏软骨膜和黏骨膜都自偏曲的软骨和骨表面分离,可以使用切钳或双向的咬骨钳来切除偏曲的软骨或骨。可以将瓣复位来观察切除程度是否已达到实现良好的视野。在鼻中隔成形术结束时,复位双侧的黏膜瓣,根据术者的喜好,可以使用可吸收缝线(例如铬缝合线)进行连续褥式缝合,或使用鼻腔填塞。

切除中鼻甲

常规在双术者(two-surgeon)的内镜颅底手术中,主要的内镜手术侧鼻腔的中鼻甲需要被切除,从而改善手术入路。也有一些外科医生建议在内镜垂体手术中保留双侧中鼻甲[15]。但是大多数医生认为切除后能更好的改善视野和手术入路,并避免意外的出血或分离困难。有多种切除中鼻甲的方法。在切除时重要的是注意在后方进入中鼻甲的血供,以及不同中鼻甲在颅底和鼻腔外侧壁的附着处。在我们中心,切除之前先使用双极电凝来减少黏膜出血和出血引起的视野的"污染"。必须注意在中鼻甲前端需要保留部分中鼻甲,这可以作为接下来手术的解剖标志。电凝后可以使用内镜剪来切除中鼻甲。在最初的切开后,保持剪刀部分张开并向后和向下牵拉(图4)。如此一来,中甲会从它插入鼻腔外侧壁处分开,变成只有后方一个窄的蒂部连接,其中包括来自蝶腭动脉分支的中鼻甲动脉。之后使用双极电凝电凝蒂部,然后切除中鼻甲。在切除中鼻甲时应该仔细操作减少黏膜损伤,因为如果需要的话,黏膜可以自中鼻甲的骨面剥离,并被作为接下来的移植材料。

上颌窦开放

虽然进入颅底的入路中很少经上颌窦,但还是应该常规行上颌窦开放,因为它可以帮助暴露多个手术标志。此外,如果上颌窦没有被足够开放,术后正常的鼻窦也有可能会出现功能障碍。处理斜坡病变时,开放的上颌窦可用于放置在手术开始时做好的鼻中隔黏骨膜瓣。在切除肿瘤时,鼻中隔瓣可以被暂时的放在上颌窦内或鼻咽部,这样可以防止器械的意外损伤。本章并没有描述鼻中隔瓣的制备过程,因为在本卷的后面的关于重建的章节会专门论述这一部分内容。

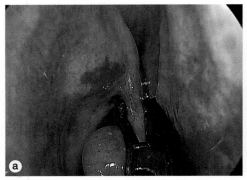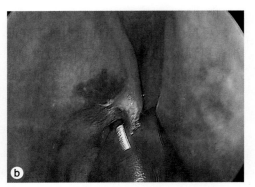
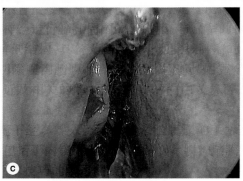

图4 切除中鼻甲来扩大视野和入路。**a** 双极电凝中鼻甲根部。**b** 在中鼻甲根部下方使用鼻甲剪切除中鼻甲,并向后和向下移位。**c** 切除中鼻甲后可见筛泡和鼻中隔后段

　　上颌窦开放的第一步是首先判断钩突的附着部。可以使用几种方式切除钩突。一种方式是首先判断钩突垂直部的前端,然后沿着前端向后使用剥离子或镰状刀分离。当在下方分离钩突时,应该仔细的注意钩突垂直部的方向。钩突是镰刀状的,因此钩突下半部分的前界向后形成水平部。使用直的 Wilde's 钳分离钩突的上下附着处,这样钩突就可以被整体切除。第二种方法是使用反咬钳切除钩突。使用任何方法时,特别是使用镰状刀,需要注意不要进入邻近的眶内。

　　钩突切除后除了显示鼻腔外侧壁上前方的上颌窦副口外,常常就会显露上颌窦自然口。此时可以使用反咬钳和直切钳根据需要来扩大上颌窦口,来显露眶底和上颌窦后壁。这对接下来的分离而言都是重要的解剖标志。

　　此时,应根据病变的位置来进行进一步的分离。可能需要额窦开放或扩大的 Draf 入路[16](图5)。常常通过筛泡可以比较容易的辨认额窦开口。如果病变位于颅底后方,并不需要进行额窦手术,此时建议进行筛窦开放。我们将详细回顾每一步骤,使得读者能够根据具体情况正确的使

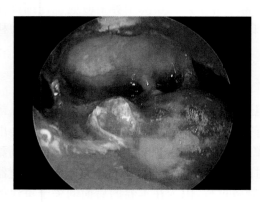

图5 在 Draf 3 型手术后使用角度镜观察额窦

内镜颅底外科手术入路

用这一方法。

筛窦开放

使用直的刮勺经过筛泡的前方或下方进入筛泡。使用向上的 Wilde's 咬钳切除筛泡前壁。当筛泡后壁切除后将显露中鼻甲基板。这一中鼻甲的倾斜的板状部分向外侧附着于眶纸板,并分隔前后筛房。可以使用直的刮勺穿透中鼻甲基板,使用类似的方法切除后筛。切除所有后筛的骨性间隔,显露上鼻甲和蝶窦前壁。此外,重要的是可以沿着筛窦的垂直分隔向上到达颅底,来确认所有筛窦的开放和切除。如此一来,可以完全的暴露筛顶来进行接下来颅底斜面的进一步分离。

电凝蝶腭动脉 Sphenopalatine Artery Ligation

在进行一个广泛的蝶窦开放时,我们常常会遇到蝶腭动脉的鼻中隔后分支,它常常在后鼻孔上缘和蝶窦自然口之间经过蝶窦前壁(图6)。在完成充分的上颌窦开放后,蝶腭动脉的前后位置就在上颌窦后壁的后方,而它的上下位置就在下鼻甲顶端到中鼻甲后端鼻腔外侧壁的附着处。在上颌窦后壁前方使用锋利的剥离子在鼻腔外侧壁做一个垂直切口。然后使用剥离子剥离鼻腔外侧壁的黏膜。此时常常可以发现一个骨性突起,叫做筛嵴,蝶腭动脉可能是一个单独的血管或在此有不同的分支。蝶腭动脉的分支常常位于筛嵴的后方和下方。抬起这一结构上下的黏膜,来获得足够的动脉暴露,因为接下来的操作可能会牵拉血管。在电凝和钳夹之前,可以使用一把小的 Kerrison 咬骨钳咬除筛嵴。这样可改善视野,使得电凝或钳夹更加容易。手术常常使用双极电凝来控制蝶腭动脉的分支或者使用内镜下的钳夹装置。如果单独使用双极电凝,最好首先电凝血管,然后切开一半,接着在完全切断之前再次使用双极电凝。这种方法将减少出血。

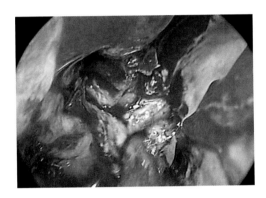

图6 使用电凝和/或钳夹结扎左侧蝶腭动脉

鼻中隔后端切除和蝶窦开放

为了显露鞍底,鞍旁或斜坡病变,常常需要一个广泛的,完全的蝶窦开放。在进行广泛的蝶窦开放之前,首先需要将骨性鼻中隔后端和蝶嘴前端分离(图7)。使用剥离子穿透蝶嘴前端的骨性鼻中隔。移动骨性鼻中隔后缘,我们就可以看到被蝶嘴分隔的双侧蝶窦口。接下来可以使用反咬钳去除鼻中隔后端。常规需要切除 1~2cm 的骨性鼻中隔。这一步骤在双术者颅底操作时,对于保证足够的视野和操作空间是必须的。

在扩大单侧的蝶窦自然口之前,必须仔细电凝蝶窦前壁(蝶窦自然口和后鼻孔上缘之间),来防止来自中隔后动脉的分支的出血。接下来,可以使用切钳切除每侧的上鼻甲来广泛暴露蝶窦前壁。推荐向下扩大每侧的蝶窦自然口,也可以向外侧扩大蝶窦自然口来暴露双侧的视神经颈内动脉隐窝(OCR)。还可以使用高速电钻磨除蝶嘴。一旦磨除完蝶嘴就可以形成一个共同的蝶窦腔。

可以使用切钳或磨钻磨除窦内的分隔,直到它们与蝶窦后壁平齐(图8)。在术前应该注意影像学上蝶窦内蝶窦分隔的位置。矢状位上中线旁的蝶窦分隔可以向后与颈内动脉相连。在开始蝶窦后壁的操作之前,必须先显露和确认颈内动脉、视神经和鞍底的位置。

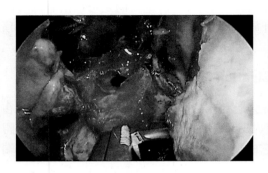

图7 在切除鼻中隔后端后,双侧的鼻内镜器械入路明显改善

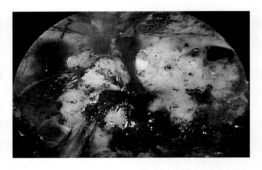

图8 内镜下蝶窦,可见位于双侧眶内侧的广泛的蝶窦开放,可见鞍底、视神经和视神经颈内动脉隐窝

如果需要获得斜坡病变的手术入路,此时需要去除蝶窦底,可以使用高速钻磨除。磨除蝶窦底后使得蝶窦后壁与鼻咽相连。进一步可以使用微吸切钻或者大的 Kerrison 咬骨钳去除鼻咽部的软组织。在斜坡病变时显露蝶窦,使得我们可以安全的确定上方的颈内动脉。

经翼突入路

一旦需要处理涉及到蝶窦外侧隐窝的病变,常常需要使用经翼突入路来获得足够的视野和入路。经翼突入路也是处理翼腭窝和颞下窝病变的首要步骤(图9)。

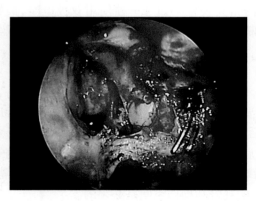

图9 左侧经翼突入路,显露了蝶腭动脉上的血管夹

进入蝶窦外侧隐窝的第一步是去除上颌窦后壁的内侧部分。可以使用 Kerrison 咬骨钳或者高速磨钻。去除上颌窦后壁将显露蝶腭动脉的近心端颌内动脉。在颌内动脉后方,可见翼管和翼突的前面。内镜手术进入蝶窦外侧隐窝需要切除翼板根部内侧,这一部位也被称为翼突楔(pterygoid 'wedge')[17-19]。这构成了之前描述的常规蝶窦开放的下外侧界,去除这部分较厚的骨质后,就可以直接显露蝶窦外侧隐窝。特别注意的是,辨认经过翼管的翼管神经和动脉。翼管动脉起自于颈内动脉的破裂孔段(水平段),经过翼管进入翼腭窝。在去除时,应小心避免来自翼管动脉的出血,牢记

内镜颅底外科手术入路

它和颈内动脉的关系。

广泛的额窦开放

处理颅底前方病变时,常常需要确定和扩大额窦自然口。通过联合切除鼻中隔上端,扩大额窦自然口,制造一个双侧鼻腔入路可到达的、共同的额窦开放空间(图5)。这为内镜辅助下显示和使用器械操作额窦后壁及相连的筛板建立手术入路。

因为解剖变异和额窦手术解剖的复杂性,仔细的复习和回顾术前影像学对于确定额窦的引流方式和在额窦开口处不同气房的位置是至关重要的[20-24]。最常见的方式是鼻丘气房形成额隐窝前界,伴有排列在额窦自然口周围的不同数量的额筛气房。

可以使用不同技术通过带角度的鼻内镜来确定额窦自然口位置[25-30]。可以使用30°、45°或70°内镜来显露鼻腔的前上区域。筛泡如果没有在之前的手术中被切除,可以用作一个确定额窦开口的标志。筛泡前表面的黏膜常形成了额窦开口的后界。有了这个知识,可以使用额窦探针或者弯曲的带影像导航的吸引器,放在筛泡的前方并向上来探查确定额窦的自然窦口。在确定这一窦口后,可以使用刮勺去除前方的鼻丘气房及潜在的其他额筛气房,这有助于更好的显露额窦自然窦口。一旦去除了额隐窝前方的鼻丘气房和额筛气房,就可以改善对于额窦底的显露。这一过程构成了一个简单的或者Draf 1型额窦开放[16]。

对于大的向前广泛侵犯颅底的病变,需要将双侧简单的额窦开放扩展成为一个共同的额窦引流通道(Draf 3型,图5)。最初的手术步骤是在双侧中鼻甲前端的中隔上方开窗。必须注意确保中隔开窗向前到达中鼻甲前端,向下达到可以通过对侧鼻腔足够显露另一侧中鼻甲的附着处(中鼻甲腋部)。可以通过微吸切钻去除中隔黏膜,通过剥离子来去除相应的骨组织和部分中隔软骨。

接下来的手术过程需要使用高速电钻。首先向上磨除上颌骨额突,直到中鼻甲腋部不会遮挡额窦口。继续向上去除骨质到达中鼻甲腋部,可以使用切割钻或粗的磨钻向前扩大每侧的额窦口。向前进行扩大的额窦开放时将会遇到被称为"额嘴"的坚硬的骨质。此时的主要目的是使额窦前壁与鼻腔前部平齐,如此可以将"额嘴"磨除。向前分离的界限是鼻背部的软组织。一些外科医生常规在每侧向前暴露一小部分皮肤,来确认新的共同的额窦引流口达到了最长的前后径。一旦完全的向前扩大,则可以开始磨除内侧的额窦底,直到达到额窦的窦间隔。可以使用磨钻或Kerrison咬骨钳用于尽可能向上的去除额窦窦间隔。

需要仔细注意额窦开口扩大的方向。而不是仅仅通过磨除内侧区域来将双侧的额窦联合在一起。额窦的自然窦口位于额窦底的后内侧,如果仅仅是通过内侧切除将两侧窦口联系起来,将导致进入筛板的外侧板和进入前颅底。常规的额窦开口是新月形。在完成最后的步骤之前,需要使用高速钻仔细的磨平额窦后壁向前任何突起,从而将额窦共同开口的前后径广泛扩大至最大化。

分离到最后,可以连续的显露双侧额窦后壁和临近的筛板(图5)。这种视野能够提供前颅底骨质切除需要的足够暴露,这对处理较大肿瘤前界时是必须的。

结论

经内镜入路处理涉及颅底病变需要一个系统的手术技巧、仔细的设计及正确的操作。扩大经鼻入路使用了很多耳鼻喉科医生在功能性内镜手术中的技巧和原则。但相比而言，在扩大的内镜颅底入路时，术者要遇到更多的解剖变异和更大的手术风险。因此，除了去暴露与神经血管相关的鼻窦解剖标志之外，必须仔细考虑去创造双术者器械操作所需要的足够的空间。内镜下额窦开放、暴露筛顶和广泛的蝶窦开放，为经过这些入路进入筛板，蝶骨平台和鞍结节提供了通道。此外可以经翼突入路进入蝶窦外侧隐窝和岩尖区域。可以通过去除鼻咽部软组织进入斜坡。由于内镜视野和器械限制则难以到达斜坡入路下界以及硬腭后缘平面以下。以上描写的手术技巧和原则可以作为指导和支持耳鼻喉科医生的蓝本，使他们能够通过一个系统化的操作过程，来提供一个前所未有的最微创的经鼻入路来处理颅底病变。

参考文献

1　Kennedy DW: Functional endoscopic sinus surgery: technique. Arch Otolaryngol 1985;111:643–649.

2　Messerklinger W: Diagnosis and endoscopic surgery of the nose and its adjoining structures. Acta Otorhinolaryngol Belg 1980;34:170–176.

3　Stammberger H: Endoscopic endonasal surgery – concepts in treatment of recurring rhinosinusitis. I. Anatomic and pathophysiologic considerations. Otolaryngol Head Neck Surg 1986;94:143–147.

4　Stammberger H: Endoscopic endonasal surgery – concepts in treatment of recurring rhinosinusitis. II. Surgical technique. Otolaryngol Head Neck Surg 1986;94:147–156.

5　Stammberger H, Posawetz W: Functional endoscopic sinus surgery: concept, indications and results of the Messerklinger technique. Eur Arch Otorhinolaryngol 1990;247:63–76.

6　Wigand ME: Transnasal ethmoidectomy under endoscopical control. Rhinology 1981;19:7–15.

7　Carrau RL, Jho HD, Ko Y: Transnasal-transsphenoidal endoscopic surgery of the pituitary gland. Laryngoscope 1996;106:914–918.

8　Jho HD, Carrau RL: Endoscopy assisted transsphenoidal surgery for pituitary adenoma: technical note. Acta Neurochir (Wien) 1996;138:1416–1425.

9　Jho HD, Carrau RL, Ko Y, Daly MA: Endoscopic pituitary surgery: an early experience. Surg Neurol 1997;47:213–222; discussion 222–223.

10　Jho HD, Carrau RL, McLaughlin MR, Somaza SC: Endoscopic transsphenoidal resection of a large chordoma in the posterior fossa. Acta Neurochir (Wien) 1997;139:343–347; discussion 347–348.

11　Cohen-Kerem R, Brown S, Villasenor LV, Witterick I: Epinephrine/lidocaine injection vs. saline during endoscopic sinus surgery. Laryngoscope 2008;118: 1275–1281.

12　Bothra R, Mathur NN: Comparative evaluation of conventional versus endoscopic septoplasty for limited septal deviation and spur. J Laryngol Otol 2009;123:737–741.

13　Castelnuovo P, Pagella F, Cerniglia M, Emanuelli E: Endoscopic limited septoplasty in combination with sinonasal surgery. Facial Plast Surg 1999;15:303–307.

14　Hwang PH, McLaughlin RB, Lanza DC, Kennedy DW: Endoscopic septoplasty: indications, technique, and results. Otolaryngol Head Neck Surg 1999;120:678–682.

15　de Divitiis E, Cappabianca P, Cavallo LM: Endoscopic transsphenoidal approach: adaptability of the procedure to different sellar lesions. Neurosurgery 2002; 51:699–705; discussion 706–707.

16　Draf W, Weber R, Keerl R, Constantinidis J: Current aspects of frontal sinus surgery. I. Endonasal frontal sinus drainage in inflammatory diseases of the paranasal sinuses. HNO 1995;43:352–357.

17　Kassam A, Thomas AJ, Snyderman C, et al: Fully endoscopic expanded endonasal approach treating skull base lesions in pediatric patients. J Neurosurg 2007;106:75–86.

18　Kassam AB, Vescan AD, Carrau RL, et al: Expanded endonasal approach: vidian canal as a landmark to the petrous internal carotid artery. J Neurosurg 2008;108:177–183.

19　Vescan AD, Snyderman CH, Carrau RL, et al: Vidian canal: analysis and relationship to the internal carotid artery. Laryngoscope 2007;117:1338–1342.

20　Wang Y, Zhang K: Applied anatomy of the ostium of frontal sinus and the nasofrontal duct. Lin Chuang Er Bi Yan Hou Ke Za Zhi 1998;12:164–167.

21　McLaughlin RB, Jr., Rehl RM, Lanza DC: Clinically relevant frontal sinus anatomy and physiology.

内镜颅底外科手术入路

Otolaryngol Clin North Am 2001;34:1–22.

22 Lothrop HA VI: The anatomy and surgery of the frontal sinus and anterior ethmoidal Cells. Ann Surg 1899;29:175–217.

23 Kew J, Rees GL, Close D, Sdralis T, Sebben RA, Wormald PJ: Multiplanar reconstructed computed tomography images improves depiction and understanding of the anatomy of the frontal sinus and recess. Am J Rhinol 2002;16:119–123.

24 Iinuma T, Ikeda T, Kase Y, Kuriyama J, Yamane M, Ichimura K: Surgical anatomy of the so-called dangerous frontal sinus (Boenninghaus). Nippon Jibiinkoka Gakkai Kaiho 1990;93:18–22.

25 Carrau RL, Snyderman CH, Curtin HB, Weissman JL: Computer-assisted frontal sinusotomy. Otolaryngol Head Neck Surg 1994;111:727–732.

26 Close LG, Lee NK, Leach JL, Manning SC: Endoscopic resection of the intranasal frontal sinus floor. Ann Otol Rhinol Laryngol 1994;103:952–958.

27 Har-El G, Lucente FE: Endoscopic intranasal frontal sinusotomy. Laryngoscope 1995;105:440–443.

28 Loury MC: Endoscopic frontal recess and frontal sinus ostium dissection. Laryngoscope 1993;103:455–458.

29 Moriyama H: The technique of endoscopic surgery and diagnosis of frontal recess and sinus disease under local anesthesia. J Otolaryngol 1991;20:382–384.

30 Schaefer SD, Close LG: Endoscopic management of frontal sinus disease. Laryngoscope 1990;100:155–160.

第五章　鞍区及鞍结节入路

Paolo Cappabianca · Luigi Maria Cavallo · Isabella Esposito ·
Domenico Solari
Università degli Studi di Napoli Federico II, Division of Neurosurgery, Napoli, Italy

译者：南昌大学第一附属医院　洪涛

摘要

　　背景：扩大经鼻蝶入路的应用范围已经扩展至鞍上病变，内镜的使用进一步完善拓展了该入路。**方法**：描述内镜经鼻蝶入路到达鞍区及鞍上区域的完整手术步骤（从鼻腔步骤到颅底重建步骤）。**结果**：内镜经鼻蝶-鞍结节-蝶骨平台入路到达鞍上区域为切除巨大或者纤维化的垂体瘤、鞍上拉克氏囊肿、脑膜瘤及颅咽管瘤提供了直接的通道入路。通过两名外科医生的双人四手操作，不仅保留了开颅显微手术操作的优势，同时使得到达鞍上区域创伤更小。本文将就如何利用该技术及其他技术安全有效地进行内镜经鼻蝶-鞍结节-蝶骨平台入路进行阐述及回顾。**结论**：内镜经鼻蝶至鞍上区域手术入路为切除许多不同类型的肿瘤提供了直接的通路。有经验的手术团队能够克服该入路过程中的出血及颅底重建等相关问题。

　　经鼻蝶技术如今已成为使用最广泛的处理鞍区病变，尤其是垂体腺瘤的手术方式。在相同的手术适应证下，与常规的显微外科技术相比较，内镜经鼻蝶入路的损伤更小，因此在全球许多神经外科中心广泛开展应用[1]。在不使用鼻窥器的情况下直接应用内镜，使经鼻蝶入路展现出更多的优势。神经内镜为外科医生提供了一个放大全景的、近距离可视的手术区域[2]，因此降低了手术损伤和并发症发生率[3]。本文将重点描述以下两种各有特色的手术方式：标准鞍区入路和扩大经鞍结节-蝶骨平台-鞍上入路。

标准内镜经鼻蝶至鞍区入路

　　标准内镜经鼻蝶至鞍区入路需要各种不同的器械来完成，包括神经内镜及相关配件，专用直型的无卡口的系列器械等。

　　病人全麻插管后取仰卧位，躯干抬高10度，头偏术者方向10度，用胶带固定于马蹄形头圈上。在内镜操作前，使用5%的葡萄糖酸氯己定水浸泡的脱脂棉球填塞鼻腔消毒，面部及鼻部使用同样脱脂棉球进行消毒，然后铺好无菌巾。

　　该手术过程主要包括三大方面：1. 暴露；2. 切除病灶；3. 重建鞍底；以及三大步骤：

鼻腔步骤,蝶窦步骤,鞍区步骤。在前两步中,到达病灶的手术通道和工作空间应根据术者操作及不同的患者个性化决定。在鞍区步骤中,病灶切除后,应做到严密、合适的鞍底重建。

鼻腔步骤

使用 Karl Storz 公司的 0 度硬镜(长度 18cm,直径 4mm)进入选定的鼻孔(常规经右侧),辨别主要的解剖标志:如外侧的下鼻甲和内侧的鼻中隔。继续深入,在下鼻甲的尾部,可以看到后鼻孔,其内侧为犁状骨(中线的解剖标志),上方为蝶窦前壁。将稀释的肾上腺素液(1:100 000)或盐酸噻洛唑啉浸泡过的棉片填塞于中鼻甲及鼻中隔之间(图 1a,b),当鼻黏膜血管收缩满意后(麻醉师此时将起到重要作用),将中鼻甲轻柔地推向外侧以扩大鼻中隔与中鼻甲之间的手术通道(图 2a)。再用内镜往上方看,蝶窦开口通常位于后鼻孔顶部约 1.5cm 处。如果蝶窦开口被上鼻甲或者最上鼻甲所覆盖遮挡,则可以将其轻柔地剥离开或是切除掉,此时应注意保护外侧嵌入的筛板的薄板(图 2b)。在向外侧剥离或切除这些鼻甲时应当注意避免筛板的损伤,因为这样会导致术后的脑脊液漏。并不是非要看见蝶窦开口,只要确认了后鼻孔,再往上沿蝶筛隐窝方向行走 1~1.5cm,使用钝性器械即可打通到蝶窦腔。

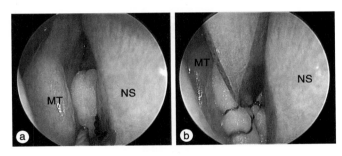

图 1　右鼻孔入路鼻腔步骤。a 在中鼻甲和鼻中隔之间填入棉片;b 将中鼻甲推向外侧以显露蝶筛隐窝。NS = 鼻中隔;MT = 中鼻甲

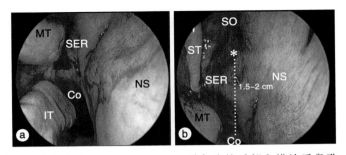

图 2　右鼻孔入路鼻腔步骤。a 显露鼻腔的后部和辨认后鼻孔;b 定位蝶窦。内镜下从后鼻孔向上沿蝶筛隐窝前行 1.5~2cm,即可达到蝶窦。星号代表进入蝶窦的关键点。NS = 鼻中隔;MT = 中鼻甲;SER = 蝶筛隐窝;Co = 后鼻孔;ST = 上鼻甲;SO = 蝶窦开口

蝶窦步骤

首先,电凝蝶筛隐窝和蝶窦开口周围的黏膜,以防止蝶腭动脉的鼻中隔分支的出血(图3a,b)。再使用直径4~5mm的带切割或金刚砂钻头的显微磨钻将鼻中隔与蝶骨嘴予以分离(图3c)。随后使用磨钻或咬骨钳充分打开蝶窦前壁,注意不要过度显露其下方有蝶腭动脉或其主要的分支通过的区域(图3c,d)。有时,应磨除鼻中隔后部,这样可为后续的双鼻孔四手操作提供更开阔的操作空间[4]。最后,应去除所有的蝶窦黏膜以更好地显示蝶窦腔内的解剖标志。通过这样的操作方法,可以看到蝶窦的后壁和侧壁的解剖结构:中间为鞍底,上方为蝶骨平台,下方为斜坡隐窝(图4)。鞍底的侧方为海绵窦段颈

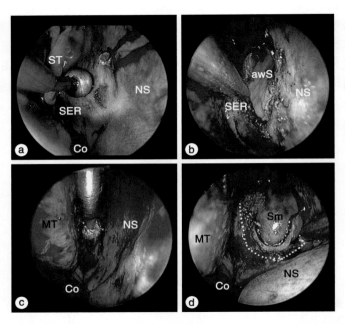

图3 右鼻孔入路蝶窦步骤。**a** 使用单极电凝蝶筛隐窝黏膜;**b** 切开黏膜和显露蝶窦前壁;**c** 使用带金刚砂磨钻从蝶骨嘴磨开鼻中隔;**d** 打开蝶窦前壁。白色虚线表示需要使用双极电凝止血的黏膜范围,以防止蝶腭动脉的鼻腭分支出血。NS=鼻中隔;MT=中鼻甲;SER=蝶筛隐窝;ST=上鼻甲;awS=蝶窦前壁;Sm=蝶窦黏膜;Co=后鼻孔

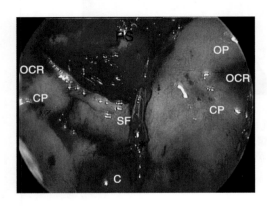

图4 右鼻孔入路蝶窦步骤。辨别蝶窦内的解剖标识:SF=鞍底;CP=颈内动脉隆起;C=斜坡;PS=蝶骨平台;OP=视神经隆起;OCR=视神经-颈内脉隐窝;*蝶窦中隔部分切除

内镜颅底外科手术入路

内动脉及视神经管骨性隆起,以及在其中间的视神经-颈内动脉隐窝。尽管在个别病例上,上述解剖标识不能完全显示,但至少海绵窦颈内动脉的骨性隆起应被识别出来,以此来确定鞍底的边界。尤其当遇到鞍前型或甲介型的蝶窦时,上述解剖标识往往会缺失,此时神经影像导航能够为手术操作提供更有效的指引。

鞍区步骤

进入该步骤,可以使用固定臂固定内镜,这样能够解放医生的双手以便更舒适的操作两个器械,避免在内镜下器械的相互碰撞。然而,我们在实际过程中仍然是要求助手扶镜子,主刀医生通过一个或者两个鼻孔使用双器械操作。在双鼻孔入路中,切除一定的鼻中隔后部,使双侧鼻孔、双手操作器械更舒适。

鞍区步骤遵循显微经蝶手术一样的操作原则。鞍底的开放可选择使用高速磨钻、Kerrison 咬骨钳或 Stammberger 环状切割打孔器,具体应根据鞍底的厚度而定。鞍底骨质切除的形状和大小会因病灶切除的需求而有所调整,但通常是从一侧海绵窦到另一侧海绵窦,从鞍结节到鞍底(图5)。在上述操作过程中,多普勒超声探头能够为颈内动脉的辨别提供有效的帮助[5],从而为下一步在中线位置,矩形或十字剪开硬膜提供安全保障。首先剪开一个小的硬膜切口以避免损伤上海绵间窦和/或下海绵间窦。只要看清楚了这些静脉窦样结构,就可以通过使用双极电凝烧灼封闭它们,接着硬膜切口可以继续扩大。如果出现硬膜渗血,可以通过轻柔地压迫或止血材料进行止血,硬膜边缘的出血可使用双极电凝止血。至此就可以安全地进行病灶的切

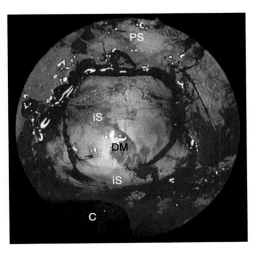

图5 鞍区步骤。垂体微腺瘤中,打开鞍底后辨别上海绵间窦和下海绵间窦。DM = 硬膜;is = 海绵间窦;C = 斜坡;PS = 蝶骨平台

除了。切除垂体大腺瘤时(图6),肿瘤的下部及外侧部应该在上部之前先切除,因为如果先切除肿瘤上部,就会过早的使鞍上池和鞍隔塌陷至术野,从而不利于显露和切除外侧部肿瘤(图7)。然而,如果肿瘤的鞍上部分没有下降,那么 Valsalva 法可以使得鞍上部分下降至鞍内。对于累及海绵窦内侧壁的肿瘤,使用内镜同样可以进行切除(图8);对于潜在的静脉出血,通过使用棉片压迫海绵窦内侧壁及生理盐水冲洗数分钟,均能得到有效的控制。切除垂体微腺瘤时,通过垂体假包膜外进行全切除,可能要优于瘤内减压再分块切除[6]。最后在肿瘤切除后,使用0度或角度镜观察整个瘤腔,以避免肿瘤的残余。

鞍底重建

手术进行到最后阶段时,术中的脑脊液漏往往已发生,因此需要进行鞍底重建。许多不同的技术(硬膜下和/或硬膜外封闭鞍底及填塞或不填塞蝶窦)被用于鞍底重建,这取决于鞍底骨质-硬膜的缺损范围以及鞍内的死腔范围[7]。由于标准的内镜手术不需要任

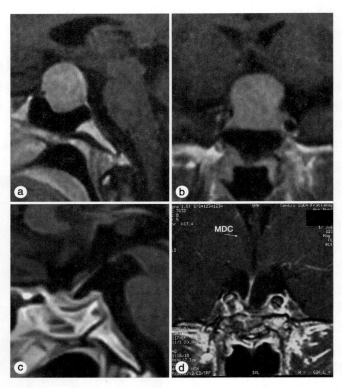

图6 **a,b** 术前 MRI 显示鞍内鞍上无功能性垂体大腺瘤；**c,d** 术后 MRI 证实肿瘤全切

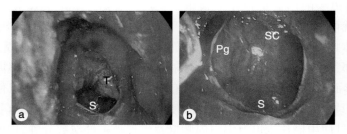

图7 图6 所展示病例的术中鞍区步骤。**a** 首先切除肿瘤的下部；**b** 肿瘤全切后鞍内的近视图。肿瘤切除后鞍上池下垂，垂体被推向右侧。T=肿瘤；S=鞍底；Pg=垂体；SC=鞍上池

内镜颅底外科手术入路

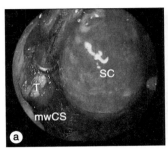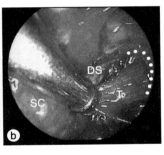

图8　将鞍内和侵犯鞍旁垂体大腺瘤的鞍内部分切除后的术中图片。a 经过海绵窦内侧壁将侵犯右侧海绵窦内的肿瘤部分予以切除；b 使用无损伤的弯头吸引器经过海绵窦内侧壁游离左侧鞍旁部分的肿瘤。SC＝鞍上池；mwCS＝海绵窦内侧壁；DS＝鞍背；白色虚线为海绵窦段颈内动脉的 C 形区域代表了海绵窦壁起受侵犯的范围

何的皮肤切开和/或口腔或鼻腔黏膜的切开，故自体骨或者自体软骨将无法获得。因此同源的或人造的，可吸收的或不可吸收的材料都可以用来进行安全有效的鞍底重建。重建的目的是为了达到良好的水密封性，减少死腔，防止视交叉下降至鞍内，同时应避免过量的填塞造成视觉系统的压迫。根据我们的经验，不需要腰大池引流，除非术后有少量的意外出现的脑脊液漏。最后使用双极电凝止血，生理盐水冲洗干净鼻腔，逐步撤出内镜，中鼻甲复位。无需进行鼻腔填塞。

扩大的经鼻蝶-鞍结节-蝶骨平台至鞍上入路

　　扩大的经鼻蝶-鞍结节-蝶骨平台至鞍上入路是过去十余年来内镜外科技术和科技发展的产物，它与经颅手术比较能减少创伤，同样对经蝶手术起了新的推进作用。在 1987 年，Weiss 团队[8]首次定义和描述了扩大经鼻蝶入路：在经鼻蝶入路的基础上进一步切除鞍结节和视神经管之间的蝶骨平台后部的骨质，继之打开位于鞍隔之上的硬膜。最初该入路是运用显微外科技术[8-10]通过单鼻孔或唇下部入路，打通中线通道，使鞍上区域在不需要牵拉脑组织的情况下达到直视化，为之前需传统经颅手术的中线位置上较小的鞍上病变提供了治疗的可能。为了更方便的到达鞍上区域，也为了在切除鞍上/鞍隔上区域的肿瘤时有更充分的显露，又有学者[10-21]提出了一种改良的扩大经鼻蝶手术入路，称之为经鼻蝶-鞍结节-蝶骨平台入路。这项技术，因去除了更多的前颅底（鞍结节和蝶骨平台后部）的部分骨质，从而为到达鞍上/鞍隔上区域提供了极佳的直接通道，而不受限于鞍底的大小（甚至是无扩大的鞍底），也避免了损伤垂体组织的风险。

　　内镜经鼻蝶-鞍结节-蝶骨平台入路可通过使用长度为 18cm，直径为 4mm 的 0 度镜（KarlStorz 内镜公司，图特林根，德国）来显露手术视野，且绝大多数时候仅需要 0 度镜（类似于标准经蝶手术）。有时候，角度镜可用于病灶切除后进一步地观察鞍上区域结构。同时需要各种不同角度的专一手术器械，以便能够在手术野的各个角落自由操作。

　　在此入路中，为了增加手术操作的空间和器械操作的灵活性，需要增加一些步骤[13]：（1）切除一侧或双侧的中鼻甲；（2）全部切除一侧或双侧的后组筛窦；（3）切除鼻中隔的后部。这样可使得两个或三个手术器械连同内镜能够在双侧鼻孔内自由出入。

运用一些其他设备会让扩大经鼻蝶-鞍结节-蝶骨平台入路更加安全有效。如详细完整的术前计划,甚至结合 3D 计算机重建的 MRI 和/或 CT,将为手术打下坚实可靠的基础。

神经导航系统的使用同样十分重要,因为它能提供中线结构和手术操作轨迹的信息,同时能够更准确地确定骨性结构的边界以及血管、神经之间的解剖关系。最后,使用内镜专门的手术器械,如能够在冠状位和矢状位调节角度及方向的双极电凝显得尤为重要。

病人取平仰卧位,或者轻度的头高脚低位,头部向术者方向偏 10~15°,使用 Mayfield 头架固定头部,以便使用神经导航系统。在矢状位,头部可后仰 10~15°,以增大前部操作空间,避免在使用内镜或手术器械时碰到患者的胸部。术者站在患者的右侧前方,内镜系统和神经导航系统放在患者头部的后方,手术医师的前方。

鼻腔步骤

首先切除右侧中鼻甲和同侧的后组筛窦。先用鼻甲剪剪开中鼻甲的头端,再将其往下推以显露根部。充分止血后,切除中鼻甲以备用,并开始制作软骨黏膜瓣,以用于病灶切除后颅底的骨质及硬膜缺损的重建。并不一定要切除中鼻甲的根部,因为它并不会影响手术的视野,切除它反而可能会增加蝶腭动脉出血的风险。近期匹兹堡医学中心[22]报道,使用带血管蒂的鼻中隔黏膜瓣进行颅底重建具有更好的效果。这种黏膜瓣的制作方法为:沿后鼻孔及鼻中隔下界切开鼻中隔黏膜,上方在中鼻甲的尾端水平切开。黏膜瓣从骨性鼻中隔上游离后,围绕着蝶腭孔向外侧掀起形成蒂部,并将其放置在后鼻道中以备用。然后使用显微磨钻和反咬钳切除鼻中隔后部骨质,黏膜边缘的出血予以双极电凝止血。最后根据鼻腔空间的大小,将对侧的中鼻甲推向外侧或予以切除。这样使得手术视野更开阔,并且其他的手术器械,如吸引器可通过另一侧鼻孔进入,实现双鼻孔操作。

蝶窦步骤

在扩大的内镜经鼻蝶入路中,蝶窦前部切除开放的范围比标准入路应该更大,因此切除上鼻甲和后组筛窦(双侧)有利于获得足够的操作空间。蝶窦内的黏膜应该全部去除,包括黏附于骨性突起上和深藏在蝶窦后壁的黏膜。将蝶骨和筛骨平面的所有不规整骨质和黏膜打磨平整是十分重要的,这样使得内镜和手术器械在鞍上操作时能够更加顺畅。完成了蝶窦后壁的整个暴露之后,就可以看见许多凸起和凹陷(取决于蝶窦的气化程度);精确掌握这些解剖标识对于正确的手术定位和骨质的开放尤为重要。

从蝶窦完全开放开始,术者可进行双手操作,同时助手扶镜,必要时再增添其他手术器械[4](图9)。双人"三、四手操作"需要术者和助手有很好的默契配合,就好比他们协作在进行一场赛车:助手扶镜就相当于是导航者,术者就相当于操控者,就像传统的显微手术一样,双手持器械在术野操作[17]。术者在操作过程中,助手手持内镜,应注意观察主刀操作,保持动态的一致,始终保持能够清晰地看到手术操作视野。有时候,也可以术者非优势手持内镜,优势手持器械进行操作,助手持吸引器和/或其他器械进行协助。与固定的显微视野不同,术者和助手始终可以在近距离的特写镜头下流畅地进行操作,比如在进行解剖分离时,可持续地全景下观察神经与血管的结构。

内镜颅底外科手术入路

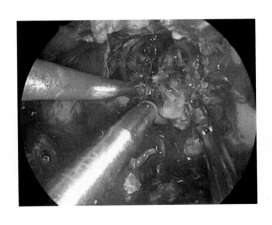

图9 采用双鼻孔入路,肿瘤分离和切除过程中三个手术器械在术野中不互相干扰。从右至左依次为吸引器、双极电凝和抓钳

鞍区及鞍上步骤

首先磨除鞍底骨质的上半部分,以显露和分离上海绵间窦。在骨质切除时偶尔会遇到海绵间窦的出血,可以使用不同的止血材料如 Floseal®(Baxter BioSciences,Vienna,Austria)和使用棉片短暂轻柔的压迫止血。

通过内镜在蝶窦腔内可见鞍结节,其与蝶骨平台和鞍底的前方形成角度;使用高速磨钻从中间向两侧的内侧视神经-颈内动脉隐窝(optico-carotid recess,OCR)将鞍结节磨薄,其中 OCR 代表着该入路在此平面的外侧界限(图10)。

当两侧的 OCR 之间和蝶骨平台下方的鞍结节磨开后,可将其与骨膜和硬膜进行轻柔的分离开。使用 Kerrison 咬骨钳扩大骨窗,向前方可至镰状韧带,或根据病灶的前方范围予以扩大骨窗。神经导航系统有利于骨窗边界的确定。在上部,OCR 上方骨质的切除可更靠外,因此骨窗的形状就像一顶厨师帽[17]。这种特殊的形状是由下方的骨质硬膜开放狭窄造成的,因其受到鞍旁结构(双侧的颈内动脉和视神经管入口处的视神经)的限制,然而越过眶尖处视神经后的骨窗上半部分是可以向外侧扩展的。

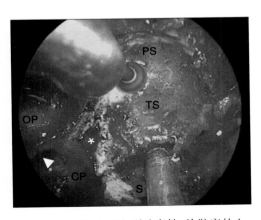

图10 使用细小的金刚砂磨钻,从鞍底的上半部至蝶骨平台打开颅底骨质。PS=蝶骨平台;TS=鞍结节;OP=视神经隆起;CP=颈内动脉隆起;S=鞍底;白色箭头=外侧 OCR;白色星号=内侧 OCR

骨质切除后,上海绵间窦的出血并不经常出现,尤其是在鞍上颅咽管瘤手术中,一旦出现则需要处理。应用止血材料如 Floseal®(Baxter BioSciences,Vienna,Austria)比较有效,或使用双极电凝来替代止血夹进行止血,因为止血夹会限制硬膜的开放。在上海绵间窦的上下方各水平切开硬膜,使用双极电凝对海绵间窦进行夹持止血后,使用显微剪在电凝处剪开,继续予以电凝使其收缩以扩大硬膜的开放范围(图11)。蝶骨平台上方的硬膜可使用 Kerrison 钳轻松的扩大打开。根据手术需要,个性化地决定硬膜的开放范围。遵循经颅手术的原则,在进入硬膜下操作前,严格彻底止血,以避免影响手术野。

在处理视交叉前部的病变时,比如,鞍结节脑膜瘤,打开硬膜就能直接看见肿瘤基底部,从而很容易阻断其血供、分离肿瘤(图12~14)。然而,在一些鞍后病变,比如颅咽管瘤(图15),有时肿瘤在垂体柄的后方(图16),因此需要利用垂体柄外侧的手术通道来进行分离(图17,18)。

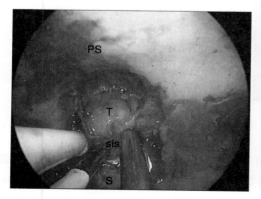

图11 在切除鞍上颅咽管瘤时电凝上海绵间窦。在窦的上、下方各平行剪开硬膜,在中线位置上电凝和切除上海绵间窦。注意避免过度向外侧双极电凝海绵窦内侧壁。PS=蝶骨平台;T=肿瘤;sis=上海绵间窦;S=鞍底

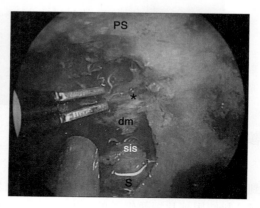

图12 在切除鞍结节脑膜瘤时电凝后组筛动脉的分支,以使肿瘤的血供早期即阻断。硬膜的弥漫性出血使得血管难以辨认。PS=蝶骨平台;dm=硬膜;sis=上海绵间窦;S=鞍底;星号=后组筛动脉的分支

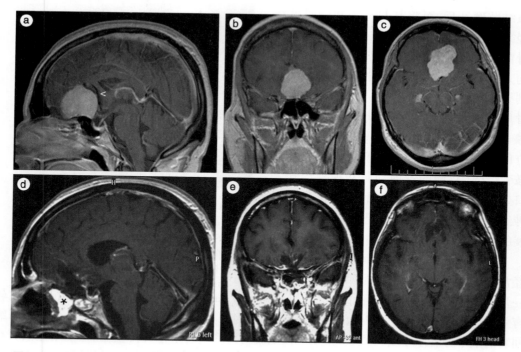

图13 一例蝶骨平台脑膜瘤。**a~c** 术前 MRI 显示其与大脑前动脉的关系;**d~f** 术后 MRI 显示肿瘤全切;在 **d** 图中可见颅底重建时的蝶窦内填充物和起支撑作用的脂肪(星号);箭头=大脑前动脉

内镜颅底外科手术入路

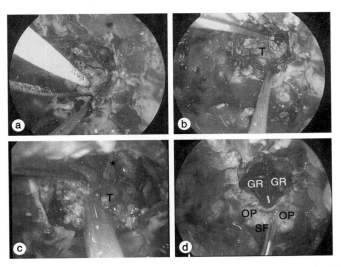

图 14 图 13 病例的术中图片。**a** 使用射频单极进行瘤内减压;**b** 分离肿瘤后部。在肿瘤后部抬起前,已使用专门的钝性曲棍球棒似的剥离子予以逐步分离;**c** 将肿瘤前部与胼周动脉的分支进行分离。内镜下近距离全景观上述分离过程;**d** 肿瘤切除后全景观。T=肿瘤;星号=胼周动脉的分支;SF=鞍底;OP=视神经隆起;GR=额叶直回

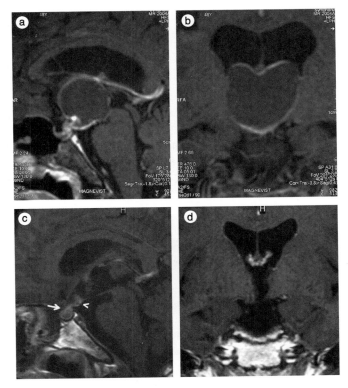

图 15 一例三脑室内颅咽管瘤。**a,b** 术前 MRI 显示肿瘤长至室间孔导致脑积水;**c,d** 术后MRI 显示囊内容物去除,囊壁切除,脑积水缓解。垂体柄予以保留,漏斗隐窝处残余少量肿瘤。箭=垂体;箭头=漏斗隐窝

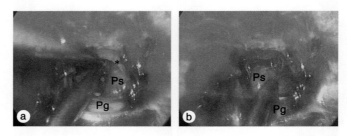

图16 图 15 病例的术中图片。**a,b** 硬膜开放后未见肿瘤,因其位于垂体柄后方。利用垂体柄外侧的两个间隙通道发现肿瘤被推挤向下至三脑室下壁。Ps=垂体柄;Pg=垂体;星号=蛛网膜

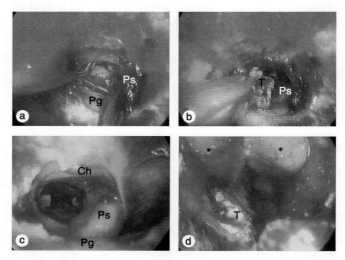

图17 图 15 病例的术中图片。**a** 分离和吸除囊内容物;**b** 分离后将肿瘤逐步切除;**c** 观察垂体柄外侧的手术通道的解剖标识;**d** 脑室内探查发现钙化灶附着于三脑室底部。应小心切除这些钙化灶,尤其在三脑室底的后部即双侧乳头体处。同时可见部分肿瘤的囊壁脱垂覆盖了三脑室壁。T=肿瘤;Ps=垂体柄;Pg=垂体;Ch=视交叉;星号=肿瘤囊壁

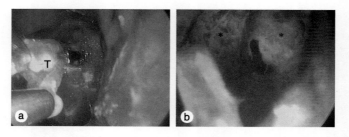

图18 图 15 病例的术中图片。**a** 分离后肿瘤囊壁予以切除;**b** 肿瘤切除后,脑室内探查发现双侧脉络膜丛和恢复的脑脊液循环。由于肿瘤粘连紧密,部分室管膜已擦伤。T=肿瘤;星号=脉络丛

内镜颅底外科手术入路

根据我们的经验,可使用吸引器和射频金属单极(SurgiMax,Ellman International,Inc.,Hewlett,N.Y.,USA)的方法来进行肿瘤实性部分的内减压和/或囊液的释放(图14a)。其中射频金属单极仅释放出极微弱的热量,因此能使神经血管结构在手术过程中受到最低限度的热损伤。内减压完成后,将蛛网膜与肿瘤包膜予以解剖分离。在此操作过程中,垂体柄、垂体背部、视交叉和双侧的垂体上动脉应仔细辨别和注意保护。内镜下持续冲洗和近距离直视下的钝性和锐性分离可避免损伤神经、血管结构,特别是一些小动脉穿支。分离时应注意蛛网膜的界面。一旦对蛛网膜与肿瘤的粘连得到有效松解后,肿瘤就可以进行分块或者整块切除。肿瘤切除后彻底仔细止血,保持术野的干净、无血。最后应仔细检查术野,必要时可使用角度镜反复观察和反复冲水。

颅底缺损重建

由于更广泛的硬膜开放导致术中持续脑脊液漏,故在病灶切除后需要更精确的颅骨缺损重建。颅底重建后应该密不透水,以防止术后脑脊液漏(常发生于病变切除时需广泛打开蛛网膜下腔或三脑室)。

对于这种扩大的入路,常规的鞍底重建技术是不够的,因为:(1)缺损的范围较大;(2)缺损口的形状不规则(因为视神经和颈内动脉之间的骨质-硬膜缺损的距离短);(3)缺乏蛛网膜屏障造成的广泛硬膜下死腔。

我们最近使用的方法是先在硬膜下腔放置一薄层纤维蛋白胶以作为脑脊液的第一道屏障,同时还可以填充死腔(图19a)。然后,放置一块固态或半固态的支撑物[由易于展开塑形的人造共聚物制成,如 LactoSorb(Walter Lorenz Surgical,Inc.,Jacksonville,Fla.,USA]和硬膜替代物[如 Tutoplast®(Tutogen Medical GmbH)]。可以根据骨质-硬膜缺损的大小来使用不同的重建方法,然而最有效的封闭方法似乎应该是硬膜外封闭法[23]。在这项技术中,一块较大的硬膜替代物放在硬膜外以覆盖硬膜缺损,紧贴着再放置一块可吸收的固态材料(LactoSorb,Lorenz Surgical,Jacksonville,Fla.,USA)覆盖其上,这样硬膜外的空间得以封闭[23](图19b)。当密不透水的屏障完成后,多层的硬膜替代物覆盖其上以支撑重建。最后将中鼻甲黏膜瓣或者鼻中隔黏膜瓣覆盖在蝶窦的后壁。脐周的脂肪组织和纤维蛋白胶(Tisseel®,Baxter,Vienna,Austria)用来填充蝶窦腔,从而减少死腔和保持重建材料的稳固性[24]。

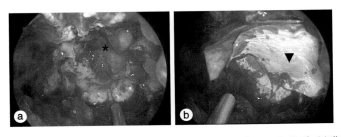

图19 蝶骨平台脑膜瘤切除后的骨质-硬膜缺损修补重建。**a** 在骨质-硬膜缺损内放置一块薄层的显微蛋白胶以形成对脑脊液的第一道屏障。**b** 多层不同的硬膜替代物叠置于颅底缺损处。星号=纤维蛋白胶;箭头=硬膜替代物

两到三个 Foley 尿管(12～14 号)可通过两侧鼻腔进入放置在鼻腔后部,打水使球囊膨胀成三角形以填充开放的蝶窦前方。这样能支撑重建材料,球囊尿管可放置 5 天。术后不需要腰大池引流。

与经颅手术不同之处在于,扩大经鼻蝶入路能在下方对对鞍上区域的神经血管结构达到直视,并且避免了对脑组织的牵拉;同时内镜下的此入路可显露中线和双侧的解剖结构。该入路最低限度的减少了术后视力的减退,与其对视交叉血供的良好保护紧密相关。事实上,供给视力系统的血管绝大部分来自于上方的大脑前动脉和前交通动脉的分支,因此从颅底下方入路比经颅手术带来的损伤要小的多。

内镜经鼻至鞍上入路与显微经蝶-鞍结节入路十分相似;然而,因为内镜本身的性能,使得它拥有一些优势。如该入路能提供一个更开阔、近距离的全景化术野,因此不论是在蝶窦内还是在硬膜下,均有利于术者更好的辨别各个手术解剖标识。在鞍上区域,能够使得术者在分离肿瘤时更安全有效的避免损伤神经、血管结构,同时不需要牵拉任何的脑组织和视觉系统。这个从下方进入的入路同样适用于许多颅底病变,比如在处理鞍结节脑膜瘤时,它能够较早的完成血管阻断,使得在进行肿瘤分块切除时出血更少,操作更容易。

同时,经鼻内镜手术可以减少甚至完全避免使用和/或过度使用鼻窥器牵拉相关的口-鼻并发症[3]。这项技术能够带来很好的美观效果,从而带来患者更好的满意度。

值得注意的是,相比于经颅手术,在此狭小的空间内对大血管的止血以及术后脑脊液漏的高危性仍是一个挑战。然而,随着颅底重建技术的提高,以及新的材料和相关专用器械的使用,将明显降低上述风险[22-24]。

经鼻蝶-鞍结节入路能以更小的损伤和更短的入路到达鞍上区域,因此它可适用于一系列的鞍上中央区病变,如颅咽管瘤[25]、鞍结节脑膜瘤[26]、鞍上拉克氏囊肿,以及需要包膜外切除的巨大纤维变性的垂体腺瘤。这项技术同样适用于该区域经颅术后复发的病变。

然而,我们应该始终牢记:合适的内镜装备、图像导航系统、专用的手术器械以及日积月累的内镜手术经验,都是完成扩大经鼻蝶入路至鞍上区域手术的必不可少的基本要素。

参考文献

1 Cappabianca P, Cavallo LM, de Divitiis E: Endoscopic endonasal transsphenoidal surgery. Neurosurgery 2004;55:933–40, discussion 940–941.

2 de Divitiis E, Cappabianca P, Cavallo LM: Endoscopic endonasal transsphenoidal approach to the sellar region; in de Divitiis E, Cappabianca P (eds): Endoscopic Endonasal Transsphenoidal Surgery. New York, Springer, 2003, pp 91–130.

3 Cappabianca P, Cavallo LM, Colao A, de Divitiis E: Surgical complications associated with the endoscopic endonasal transsphenoidal approach for pituitary adenomas. J Neurosurg 2002;97:293–298.

4 Castelnuovo P, Pistochini A, Locatelli D: Different surgical approaches to the sellar region: focusing on the 'two nostrils four hands technique'. Rhinology 2006;44:2–7.

5 Dusick JR, Esposito F, Malkasian D, Kelly DF: Avoidance of carotid artery injuries in transsphe-noidal surgery with the Doppler probe and micro-hook blades. Neurosurgery 2007;60:322–328, discussion 328–329.

6 Oldfield EH, Vortmeyer AO: Development of a histological pseudocapsule and its use as a surgical capsule in the excision of pituitary tumors. J Neurosurg 2006;104:7–19.

7 Cappabianca P, Cavallo LM, Esposito F, Valente V, De Divitiis E: Sellar repair in endoscopic endonasal transsphenoidal surgery: results of 170 cases. Neurosurgery 2002;51:1365–71, discussion 1371–1372.

8 Weiss MH: The transnasal transsphenoidal approach; in Apuzzo MLJ (ed): Surgery of the Third Ventricle. Baltimore, Williams & Wilkins, 1987, pp 476–494.

9 Mason RB, Nieman LK, Doppman JL, Oldfield EH: Selective excision of adenomas originating in or

内镜颅底外科手术入路

extending into the pituitary stalk with preservation of pituitary function. J Neurosurg 1997;87:343–351.

10 Kato T, Sawamura Y, Abe H, Nagashima M: Transsphenoidal-transtuberculum sellae approach for supradiaphragmatic tumours: technical note. Acta Neurochir (Wien) 1998;140:715–719.

11 Cook SW, Smith Z, Kelly DF: Endonasal transsphenoidal removal of tuberculum sellae meningiomas: technical note. Neurosurgery 2004;55:239–244.

12 de Divitiis E, Cappabianca P, Cavallo LM: Endoscopic transsphenoidal approach: adaptability of the procedure to different sellar lesions. Neurosurgery 2002;51:699–705, discussion 705–707.

13 Kassam A, Snyderman CH, Mintz A, Gardner P, Carrau RL: Expanded endonasal approach: the rostrocaudal axis. I. Crista galli to the sella turcica. Neurosurg Focus 2005;19:E3.

14 Couldwell WT, Weiss MH, Rabb C, Liu JK, Apfelbaum RI, Fukushima T: Variations on the standard transsphenoidal approach to the sellar region, with emphasis on the extended approaches and parasellar approaches: surgical experience in 105 cases. Neurosurgery 2004;55:539–550.

15 Kim J, Choe I, Bak K, Kim C, Kim N, Jang Y: Transsphenoidal supradiaphragmatic intradural approach: technical note. Minim Invasive Neurosurg 2000;43:33–37.

16 Kouri JG, Chen MY, Watson JC, Oldfield EH: Resection of suprasellar tumors by using a modified transsphenoidal approach: report of four cases. J Neurosurg 2000;92:1028–1035.

17 de Divitiis E, Cavallo LM, Cappabianca P, Esposito F: Extended endoscopic endonasal transsphenoidal approach for the removal of suprasellar tumors. Part 2. Neurosurgery 2007;60:46–58; discussion 58–59.

18 Dusick JR, Esposito F, Kelly DF, Cohan P, DeSalles A, Becker DP, Martin NA: The extended direct endonasal transsphenoidal approach for nonadenomatous suprasellar tumors. J Neurosurg 2005;102: 832–841.

19 Kaptain GJ, Vincent DA, Sheehan JP, Laws ER Jr: Transsphenoidal approaches for the extracapsular resection of midline suprasellar and anterior cranial base lesions. Neurosurgery 2001;49:94–101.

20 Cappabianca P, Frank G, Pasquini E, de Divitiis O, Calbucci F: Extended endoscopic endonasal transsphenoidal approaches to the suprasellar region, planum sphenoidale and clivus; in de Divitiis E, Cappabianca P (eds): Endoscopic Endonasal Transsphenoidal Surgery. New York, Springer, 2003, pp 176–187.

21 Laufer I, Anand VK, Schwartz TH: Endoscopic, endonasal extended transsphenoidal, transplanum transtuberculum approach for resection of suprasellar lesions. J Neurosurg 2007;106:400–406.

22 Hadad G, Bassagasteguy L, Carrau RL, Mataza JC, Kassam A, Snyderman CH, Mintz A: A novel reconstructive technique after endoscopic expanded endonasal approaches: vascular pedicle nasoseptal flap. Laryngoscope 2006;116:1882–1886.

23 Cavallo LM, Messina A, Esposito F, de Divitiis O, Dal Fabbro M, de Divitiis E, Cappabianca P: Skull base reconstruction in the extended endoscopic transsphenoidal approach for suprasellar lesions. J Neurosurg 2007;107:713–720.

24 Kassam A, Carrau RL, Snyderman CH, Gardner P, Mintz A: Evolution of reconstructive techniques following endoscopic expanded endonasal approaches. Neurosurg Focus 2005;19:E8.

25 de Divitiis E, Cappabianca P, Cavallo LM, Esposito F, de Divitiis O, Messina A: Extended endoscopic transsphenoidal approach for extrasellar craniopharyngiomas. Neurosurgery 2007;61(suppl 2): 219–227.

26 de Divitiis E, Cavallo LM, Esposito F, Stella L, Messina A: Extended endoscopic transsphenoidal approach for tuberculum sellae meningiomas. Neuosurgery 2007;61(5 suppl 2):229–237.

第六章 内镜经鼻入路垂体瘤切除术

Robert G. Louis · Nader · Pouratian · John A. Jane Jr.

Department of Neurological Surgery, University of Virginia, Charlottesville, Va., USA

译者:首都医科大学宣武医院 陈革

摘要

垂体腺瘤手术治疗的目的包括三方面:使过度分泌的激素水平正常化,缓解腺瘤引起的压迫症状并保留正常垂体功能。因此,应该尽量保护鼻窦功能、避免脑脊液漏和减少周围重要结构(如颈内动脉和视神经)的损伤。对于绝大多数垂体腺瘤来说,经蝶入路是到达鞍区的最安全和最有效的入路。虽然内镜和显微镜经蝶入路各具优缺点,但内镜技术提供了更广阔的视野和更佳的照明,尤其在切除大型垂体腺瘤时更具优势。总之,对于经验丰富的术者,内镜经鼻蝶手术相关的致残率和致死率都很低,而最常见的并发症(术后脑脊液鼻漏,血管损伤和鼻窦并发症)通常较轻和短暂。肿瘤的大小、侵袭程度和术者经验是决定预后的重要因素。

垂体腺瘤占颅内肿瘤的 10%~15%,总体患病率为 16.7%[1]。虽然绝大多数患者无症状,但那些易引起临床症状的患者发病率更高。垂体腺瘤通常表现为激素过度分泌综合征或/和占位效应。分泌性腺瘤通常表现为特定激素过度分泌引起的综合征。相反,非分泌性腺瘤称为无功能腺瘤,通常在临床上不易引起注意,直到肿瘤长大产生占位效应。随着影像检查的普及,因其他原因而做影像检查时偶然发现垂体腺瘤的比例增加。除了内分泌表现形式,根据肿瘤大小分为:直径小于 1cm 的微腺瘤和大于 1cm 大腺瘤。无功能腺瘤常在压迫周围结构(如视神经或正常垂体)产生症状后,才会得到临床关注。然而,功能腺瘤更容易产生症状,并在体积较小时就被诊断。

泌乳素腺瘤是最常见的功能性腺瘤,约占垂体腺瘤的 40%[2]。泌乳素瘤的临床表现因性别而异。女性表现闭经/溢乳,男性通常为阳痿和性欲降低。泌乳素腺瘤是垂体腺瘤中唯一首选药物治疗的亚型。当发生垂体卒中、患者不能耐受药物或药物不敏感(持续高泌乳素血症和占位效应)时应该考虑手术[3]。

生长激素腺瘤大约占垂体腺瘤的 20%,男性更常见。患者体内生长激素产生过多,导致成人肢端肥大和儿童巨人症。除了典型的和突出的容貌改变外,合并发生的糖尿病、高血压及器官肥大症可使患者致残和致死的风险显著提高。虽然最近已有报告支持药物治疗,但手术治疗仍然是所有生长激素腺瘤患者的一线治疗方法。

促肾上腺皮质激素(ACTH)腺瘤占垂体腺瘤 10%~12%。患者临床表现是继发于高皮质醇血症的作用,特征为高体重、高血压、皮肤紫纹、高脂血症、闭经、皮肤薄、骨质疏松以及认知和精神紊乱。内源性皮质醇过度产生的最常见原因是 ACTH 腺瘤(库欣病),占此类病例的 60% ~ 80%。和 GH 腺瘤一样,手术切除是所有 ACTH 腺瘤的首选治疗方法,首次手术的总体缓解率为 74%[4]。

促甲状腺激素(TSH)分泌性腺瘤少见,大约占垂体腺瘤 1%。这些肿瘤被诊断时可以长到相当大,并且表现为甲亢症状或占位效应引起的症状,包括头痛和视觉障碍。首选治疗是手术。

无功能腺瘤没有激素过度分泌及其导致的临床症状。事实上,只有 20% ~ 40% 的无功能腺瘤是真正的"无功能性细胞"肿瘤。绝大多数无功能腺瘤可见垂体激素染色,以促性腺激素(40% ~ 65%)最常见。无功能腺瘤大约占所有垂体瘤的 30%,超过 80% 是大腺瘤。大腺瘤患者最常表现为占位效应引起的症状,包括头痛,视力障碍(双颞侧偏盲),垂体功能不足和由于肿瘤侵犯到海绵窦内引起的颅神经麻痹。超过 10% 的无功能腺瘤表现为垂体卒中。和其他垂体腺瘤(除外泌乳素瘤)一样,无功能腺瘤首选外科手术。无功能腺瘤被诊断时都比较大,相比分泌性腺瘤更容易侵犯到海绵窦和鞍上区域,因此完全切除肿瘤更加具有挑战,需要更广泛的暴露并可能导致更高的致残率。

垂体腺瘤的手术入路

因为垂体腺瘤周围紧邻颈内动脉、视神经、下丘脑、正常垂体和海绵窦,所以成功切除肿瘤具有很大的挑战性。蝶鞍区位于头颅的中心,任何手术入路的操作通道都很长、空间都很小,既需要精准的技术,又需要较长的器械。

经蝶入路提供了一个通往蝶鞍区的最安全和有效的手术通道,对绝大部分垂体腺瘤可做到全切,但对于那些术后有实质肿瘤残余,或者侵犯到前中颅底的巨大肿瘤,二次开颅手术更适合。影响手术成功的重要因素包括肿瘤的大小,肿瘤侵袭的程度以及术者的经验[5]。总之,对有经验的术者,与经蝶入路相关的致残率和致死率都很低,常见的并发症(尿崩和脑脊液漏)通常较轻和短暂[6]。成功的经蝶手术医生都有很高的手术全切率,同时患者视力和内分泌障碍会得到相应的改善。例如 Young 等[7] 报告显示有 70% ~ 80% 视交叉受压患者,术后的视力症状会改善,正常垂体功能通常可以得到保护,甚至 65% 以上术前受损的垂体功能可以恢复[8,9]。

经蝶入路的演变

由 Schloffer,von Eiselsberg 和 Kocher 完成的最早期经蝶手术需要鼻外侧切开,为了减少这一入路的创伤,大家努力改进这项技术[10]。1910 年,Hirsch[11] 介绍了一种经鼻入路并报告两个病例,几乎同时 Halstead 开创了唇下部入路[12]。这两种术式都需要一定程度的切除鼻甲和打开筛窦,这是今天最常见的两种经蝶入路的早期版本。1914 年 Cushing 详细描述了经唇下部经鼻中隔入路手术技术[13]。

"通常的唇下部经蝶入路实施起来并无太大困难。剥离右侧鼻中隔黏膜而保留另一侧黏膜。沿鼻中隔向下一直剥离到蝶窦的前壁,充分暴露蝶窦前壁,切除蝶窦前壁,暴露扩大的鞍底,分块切除完整的鞍底骨质,直形切开突出的鞍底硬膜。"Cushing H:1914 年 4

月 28 日手术记录。

Cushing 描述的手术技术被认为创伤更小,但视野更好。随后被 Norman Dott、Guiot 和 Hardy 采用[10]。

从 Cushing 时代开始,不断的技术发展已经显著地改善了经蝶手术方法。最重要的发展是照明的改善和手术显微镜的应用。先进的放大和照明设备进一步改善了视野并较少地干扰正常解剖。内镜的应用使经蝶手术又多了一种强有力的工具,它可以与显微镜联合应用或者单独应用(纯内镜手术),Jho 和 Carrau[14] 于上世纪 90 年代晚期首先倡导使用这项技术。

纯内镜手术的优点和局限性

垂体手术的治疗目的包括三方面:使过度分泌的激素水平正常化,改善占位效应引起的压迫症状,保留正常垂体的功能。在实现以上目的的同时,还要避免损伤周围重要的结构。

与显微镜手术比较,内镜手术优势明显。虽然使用内镜和显微镜都可以成功地切除各种鞍区和鞍旁肿瘤(图 1),但我们不断发展的技术经验证明,内镜在某些情况

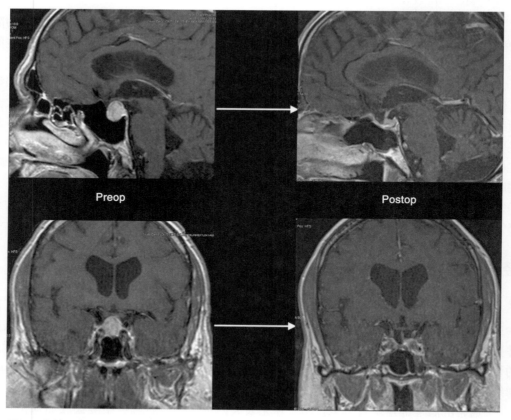

图 1 术前和术后 MRI 矢状位和冠状位增强像显示纯内镜手术切除局限于鞍内的无功能型垂体腺瘤

内镜颅底外科手术入路

下具有明显的优势。最重要的是,内镜可以提供全景画面(图4,5)。这一优点在遇到肿瘤侵袭范围超过鞍区时显得尤其重要,比如在无功能垂体腺瘤中,经常见到的侵袭鞍上、海绵窦和前颅底的情况(图2,3)。显微镜提供的有限视野,很少能够观察到视神经、颈内动脉隆突或视神经颈内动脉隐窝[10]。虽然在切除小的中线部位肿瘤时不是特别重要,但在避免灾难性的损伤,尤其在切除较大的和侵袭更广泛的肿瘤时,观察到这些重要的解剖标志就非常重要。内镜的另外一个优势是能够控制观察的方向。手术显微镜一旦固定好就只能提供一个固定的三维视野。内镜因为可移动而能够看到各个角落。这在切除视交叉附近的肿瘤和近距离观察垂体腺瘤和正常垂体腺界面时尤其具有优势(图6)。角度内镜(如30°或45°内镜)可使视野进一步得到改善(图7,8)。

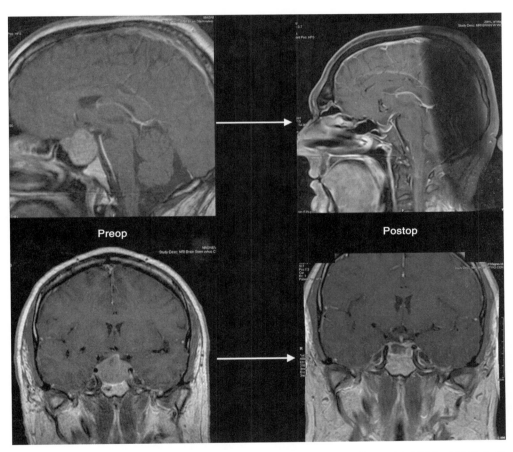

图2 术前和术后的矢状和冠状 MRI 增强像显示内镜下切除突入鞍上和压迫视交叉的无功能型垂体腺瘤

纯内镜手术不经唇下部或经鼻中隔入路,因此也避免了相关的并发症,如鼻腔填塞引起的脸痛和头痛。但患者可能还有嗅觉丧失,牙槽麻木,马鞍鼻畸形和鼻中隔穿孔[15]。然而,内镜手术采用推移鼻中隔和直接开放蝶窦的技术,减少了此类并发症的发生[16]。

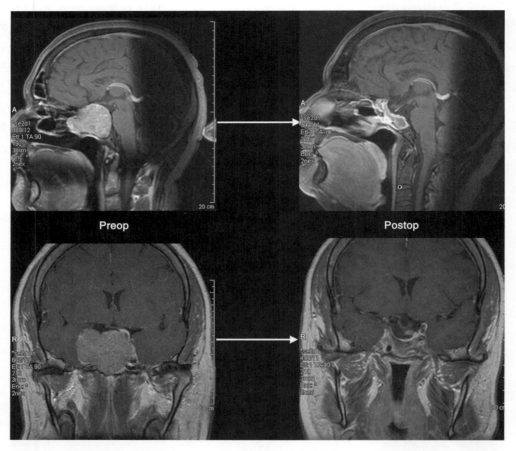

图 3 术前和术后的矢状和冠状 MRI 增强像显示内镜下切除侵袭双侧海绵窦的巨大无功能型垂体腺瘤。术后影像显示内镜下切除完全

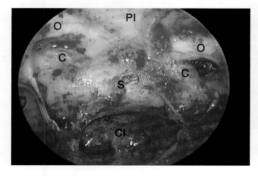

图 4 内镜全景图可见蝶鞍（S）、蝶骨平台（Pl）、斜坡隐窝（Cl）、视神经管隆凸（O）、颈内动脉隆凸（C）和视神经-颈内动脉隐窝

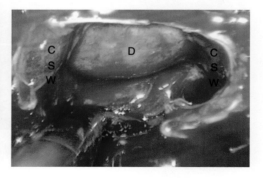

图 5 内镜置入鞍内后可见鞍隔（D）、海绵窦壁（CSW）、瘤床和鞍底

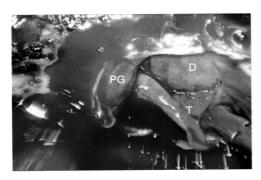

图6 肿瘤（T）/垂体腺（PG）交界面和鞍隔（D）。控制好照明的光线可以使术中分离过程的视野十分清晰

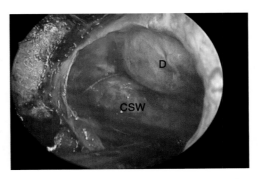

图7 从鞍隔（D）内所见及用45°内镜观察右侧海绵窦壁（CSW）。带角度的内镜可近距离观察并能看到视野死角

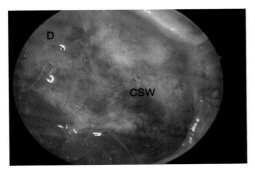

图8 从鞍隔（D）内所见及用45°内镜观察左侧海绵窦壁（CSW）

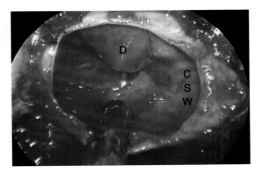

图9 从鞍内所见鞍隔（D）和左侧海绵窦壁（CSW）。缺陷在于内镜只能获得二维图像

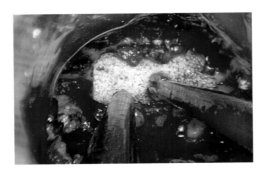

图10 使用人工骨板（porex）重建蝶鞍。将骨板的边缘塞入蝶鞍前壁骨缘下面

　　内镜手术所具有的优势并非是无代价的。内镜手术为熟悉显微镜手术的神经外科医生引入了一个全新的系统。外科医生对器械和影像系统的熟练掌握如何强调也不为过。在开展内镜经鼻手术过程中有一个明显的学习曲线，术者经验越多手术效果越好，且并发症也越低[5]。此外，内镜镜头在术野中的合理放置也是相当重要，内镜本身占据一定空间，会进一步限制手术器械的操作。由于内镜焦距有限，必须抵近观察，从而导致手术器械之间相互干扰。由于多个器械同时出现，很容易损伤鼻黏膜，因此需小心将中鼻甲充分

外移来减少损伤。最后,为了在握持内镜同时保持双手操作,需要助手协助实现"三手操作技术"。

尽管内镜视野宽广,但与显微镜的三维影像相比,内镜只能提供了一个二维的影像。这会增加无经验术者出现过度切除和其他并发症的风险,其中包括脑脊液漏等。然而随着内镜医生手术经验的积累,最终可以达到"假"3D 的视觉效果。

外科技术

病人体位

病人采用改良的"沙滩椅"体位,背部抬高大约 20 度,头部用 Mayfield 头架的马蹄形头托支撑。使用马蹄形头托有两个优点,第一避免了头钉置入头部产生的疼痛和相关并发症;第二允许术中将头位从一侧到另一侧做轻微的移动以增加显露。但是在那些术中需要导航的病例中,仍必须使用头钉牢固固定头部。习惯上术者通常站在患者右侧。患者右肩置于手术床的右上角。颈部从正中位向左肩侧屈,头部转向右侧。床的角度调整到鼻梁平行于地平面。最后把床转到使两耳连线平行于手术室的墙面。在我们的经验中,这种体位是使术者最靠近患者并且到达蝶窦嘴部最直接的入路。

患者准备和铺单

患者准备工作从术前等候区就开始了,在入手术室前指导患者使用 Afrin(羟甲唑林)鼻喷剂,每 5 分钟每个鼻孔喷两喷,一共喷 3 次。患者一旦进入手术室则被采用标准方式插管麻醉。气管插管置于左侧嘴角以便我们可以从右侧进入鼻腔。另外为减轻术后患者恶心呕吐的程度,我们常规经口置胃管以便在拔管前吸除胃和食道里的血。鼻子和上唇用 Sure-Clens 消毒。用羟甲唑林棉片塞入每个鼻孔,置于鼻中隔和中鼻甲之间,直到铺好手术单后才去除棉片。下一步用碘伏消毒脐周皮肤,擦干碘伏后用 Ioban(含碘手术薄膜)覆盖皮肤。用一个夹子夹在脐周区域的小巾上,以便在必须取腹部脂肪时容易找到消毒好的区域。用中间分开的小巾底部盖在上唇上,分开的小巾盖在鼻部的两侧。最后,上面的单子盖在额头。

鼻腔解剖

首先用 18cm 长的 0 度内镜观察双侧鼻腔。考虑到个体解剖差异,首先选择鼻腔空间大的鼻孔进行操作。我们先辨认鼻腔内解剖结构,向里看依次是下鼻甲,中鼻甲和后鼻孔。在内镜下向包括中鼻甲、鼻中隔和蝶窦前壁的鼻黏膜下注射 0.2% 的罗哌卡因(ropivicane)和 1:200 000 肾上腺素。用带吸引的剥离子向外推移中鼻甲,注意不要损伤黏膜。操作时应当避免过多出血,而使后续操作变得复杂。而且很重要的是不要在鼻甲根部施力过大,以免前颅底骨折。外推中鼻甲后上鼻甲可以清晰显露。中鼻甲向外侧移位充分的话,蝶窦开口应该在上鼻甲的下三分之一处可以看见。通过早期辨认解剖标志,我们希望避免操作方向太向上方而误入正对蝶窦前壁的前颅底。

辨清蝶窦开口后,用单极电凝烧灼并暴露蝶窦前壁。暴露范围要过中线暴露对侧蝶

内镜颅底外科手术入路

窦前壁和蝶窦开口。用垂体咬钳或高速磨钻去除蝶窦前壁,使早期明确看清鞍底并指导后续暴露过程。用软组织咬切钳或反向黏膜咬切钳咬除鼻中隔后部。操作要小心不要咬除鼻中隔太靠前,以中鼻甲前缘为鼻中隔切除范围的最前界。鼻中隔充分切除可以提供双鼻孔入路充分的操作空间。

蝶骨的解剖

经鼻内镜手术中,蝶窦前壁广泛切开的重要性无论怎么强调也不为过。考虑到内镜本身会占据一定的工作空间,肿瘤较大时还需要带角度的手术器械,因此显露范围越大就越能安全和成功地切除肿瘤。为了安全并充分地暴露并完成手术,深刻地理解蝶骨解剖是很重要的。在切除蝶骨时要时刻铭记蝶骨体与很多重要的动脉、静脉及神经结构有密切的关系。立方形的蝶骨体向两侧延伸成为两副翅膀即蝶骨大翼和蝶骨小翼。蝶骨小翼发自蝶骨体较上的部分突向外上方,而蝶骨大翼起自蝶骨体相对较低的部分。蝶窦在蝶骨体内。蝶骨小翼由于发自蝶骨体因而形成眶上裂的上缘,而下缘和外侧缘由蝶骨大翼组成。视柱本身是连接前床突和蝶骨体的骨桥,它将视神经管与眶上裂分隔开[17]。很明显,如果蝶窦切除和暴露过宽,可能会损伤走行在视神经管或眶上裂中的血管神经等内容物。内镜在这一区域的手术中可以提供广阔的视野,其最大优点就是可以直视这些结构,从而在较低风险下达到最大程度地暴露。

选择蝶窦开口之间的位置打开蝶窦后,可配合使用各种器械包括单极电凝,Kerrison钳(枪状咬骨钳),高速磨钻和软组织咬钳(显微吸切钳)向各个方向扩大蝶窦开口。在打开蝶窦时,下方必须暴露的足够低,这样才能够保证吸引器能够经蝶窦下方抵达鞍区。犁骨上方经常使用高速磨钻磨除。在磨除蝶窦前壁外下侧骨质时要注意避免损伤蝶颚动脉的鼻后支,这一动脉的损伤会引起突然鼻出血。上方的暴露范围要能充分直视蝶骨平台,视神经隆突和视神经颈内动脉隐窝[9]。进入蝶窦后经常会见到矢状面上的骨性分隔即蝶窦分隔。这些分隔因常被误认为中线的解剖标志而引起误导。真正的中线有时必须靠其他方法来辨认,虽然这种情况很少见。在内镜提供的全景视野下可利用其他解剖标志来判断中线,包括犁骨,视神经颈内动脉隐窝之间的中点,以及海绵窦(蝶鞍前壁被磨除后)。术中极少需要使用 X 线透视设备来帮助判断标志。

鞍区/海绵窦解剖

鼻腔内和打开蝶窦前壁的操作通常使用双手技术,并使用 18cm 的 0°内镜,在剩下的手术过程中,使用 30cm 长内镜进行手术,以便让第三只手操作镜头。如果鞍底骨质没有因为垂体腺瘤压迫变薄,通常需要使用磨钻或者骨凿在鞍底打开一个方形骨窗。暴露鞍底时需要小心不要损伤硬膜,骨窗边缘骨质使用 Kerrison 钳去除。鞍底暴露范围向下暴露到斜坡凹陷,向外侧暴露到海绵窦内侧缘。在这一区域扩大鞍底骨窗时要非常小心,因为此区域邻近颈内动脉海绵窦段。同样,在邻近鞍结节区域时也要小心,避免因过分去除骨质而导致脑脊液漏。

骨窗暴露满意后需要仔细观察硬膜,尤其是仔细辨认平行走行于两层硬膜间的上海绵间窦和下海绵间窦。要注意避免用双极过度烧灼上海绵间窦,因为此处靠近鞍上的蛛网膜而易发生脑脊液漏。同时,硬膜上常可辨认出一根硬膜血管走行于中线,可作为准确定位解剖中线的标志。

接下来可用11号或者15号刀片锐性切开硬膜,刀片可通过鼻窥器引导以避免损伤鼻黏膜。需在内镜直视下经鼻腔送入,避免不必要的鼻黏膜损伤。用刀片在硬膜上开个窗,注意避免损伤垂体或肿瘤外的包膜。保持垂体包膜的完整有利于找到肿瘤与垂体的解剖界面,并更易在微腺瘤切除过程中辨识肿瘤。如果需要进一步扩大暴露,可选择沿对角线十字切开硬膜或烧灼硬膜使硬膜收缩来获得满意的术野。

肿瘤切除

一旦肿瘤确认后,采用多种联合技术进行肿瘤切除。使用各种环形刮匙将肿瘤包膜从周围组织结构中分离出来。肿瘤包膜的分离首先从下方开始,然后分离外侧最后分离上方。在这一过程中,通过移动内镜可以直视重要结构来避免损伤。这一点在将肿瘤与海绵窦壁及视交叉分离开时尤其重要。内镜可以直视并观察到以前用显微镜观察不到的区域。

在肿瘤和垂体界面被找到,且肿瘤与海绵窦壁已经完全分离开后,较大的肿瘤会突然进入视线然后可以进行瘤内切除减压,使得更多鞍上的肿瘤下降。此外进一步使用带角度的内镜(如30°和45°的内镜)能够观察鞍上空间并切除侵入鞍上的肿瘤。

鞍上解剖

垂体大腺瘤侵袭到鞍上很常见。因此,深入理解相关解剖知识对安全切除这一区域的肿瘤非常重要。这一区域的肿瘤经常会涉及Willis环,压迫三脑室底甚至会累及大脑脚、颞叶内侧或者前颅窝。肿瘤涉及的这一区域相当于小脑幕切迹前部间隙,位于小脑幕两个游离缘之间和中脑前方[17]。这一区域的下方后面是大脑脚,后外侧是海马钩回,上方后面是终板,两侧是额叶内侧。这一区域包括脚间池和视神经池,这两个脑池之间由Liliequist's膜分隔。视神经位于第三脑室底的前界。视神经上方有大脑前动脉和前交通动脉走行,两侧有颈内动脉走行。非常重要的一点是,尽管大多数情况下视交叉都位于鞍隔的正上方,但有时视交叉的位置也可能偏前(位于鞍结节上方)或者偏后(位于鞍背上方)。因此,对于需要进行视交叉减压的手术,需在术前精确定位视交叉,以保证手术效果。

修补及重建技术

肿瘤切除完成后,肿瘤腔需使用0°、30°或45°内镜进行检查,以确保肿瘤不会因观察不到而残留。仔细止血后,我们开始进行鞍底重建。使用何种重建方式取决于是否发生术中脑脊液漏。如果术中未发现脑脊液漏,可根据鞍底开窗的大小使用裁剪合适的人工骨板(Porex)进行重建。如果有术中脑脊液漏,首先要使用自体脂肪进行修补。脂肪通常从脐周取,要取整块适当大小的脂肪而不是多块碎片脂肪。由于实际需要的脂肪大小很

内镜颅底外科手术入路

难估计,所以通常会多取一些脂肪组织以供选择。脂肪在植入之前,先用氯霉素浸泡,然后用棉片擦干,表面裹一层阿维烯胶原(avitene)。填塞的脂肪要足够结实防止 CSF 外漏,也不能太大造成压迫症状。如果能看到通过脂肪传递过来的脑搏动,说明蝶鞍填塞没有过份紧密。当脂肪填好后,使用人工骨板塞入骨窗内,卡在骨缘上来修补骨质缺损(图 10)。放置人工骨板时必须小心,以防损伤两侧的海绵窦和颈内动脉。最后鞍底覆盖一层密封胶(Dura-seal)。鞍底修补完成后,冲洗鼻腔并复位中鼻甲。在鞍隔完全切除出现高流量脑脊液漏的病例中,我们也经常在蝶窦中填塞脂肪。这种情况下,在植入脂肪前蝶窦黏膜需要被彻底清除以避免术后蝶窦黏液囊肿。此时,蝶窦的脂肪靠复位的中鼻甲支撑,而中鼻甲靠放置在双侧中鼻甲外侧的中空的膨胀海绵或纳吸绵来支撑。我们发现,在鼻腔内使用可吸收材料优于不可吸收填塞物,因为患者对不可吸收填塞物一般不太耐受。鼻腔处理完毕后,我们使用吸引器清除胃,食管和口咽的血以减少血液吸收导致患者术后的呕吐。即使出现术中脑脊液漏,我们也不常规进行腰大池引流,同时术后不常规使用抗生素,除非术中使用了膨胀海绵。

患者通常从麻醉恢复室直接返回病房,并于术后第 2 天出院。出院带药包括 2 日量的鼻腔收敛剂(收缩鼻黏膜,减轻充血)和 6 周的鼻腔喷雾剂和鼻腔冲洗剂。术后内分泌检测项目取决于肿瘤的分泌特性,通常包括尿崩症和肾上腺功能不足的监测。患者术后常规进行内分泌科随诊。

并发症

经蝶手术被认为是现代神经外科手术中最安全的术式之一,总体死亡率不到 1%[18]。死亡通常源于灾难性的血管损伤和脑膜炎。同时经蝶手术的总体致残率也相当低,有几种常见的手术并发症有必要讨论一下。其中,术后脑脊液漏是个很特殊的问题,因为可能导致患者脑膜炎,而且一旦患者离开医院就很难及早诊断。Cappabianca[6]等人报道术后脑脊液漏的发生率是 2%,这与我们的数据相近。虽然脑脊液漏通常发生在术后早期,但也可发生在术后数日至数周,患者通常会出现头痛和鼻腔有大量清水样液体流出。虽然临床诊断仍是最重要的,但脑脊液漏也可以通过在实验室测定漏出液的 beta-2-转铁蛋白来做出确定诊断。一旦脑脊液漏确诊,再次探查并重新封堵漏口是确保脑脊液漏修补成功的最有效的方法。虽然腰大池引流已被用来治疗脑脊液漏,但我们的经验认为这一方法的有效性并不确定。

垂体前叶、后叶、漏斗和下丘脑的损伤是另外一类必须关注的手术并发症。尽管此类损伤多由手术直接损伤引起,也可由术后出血或缺血所致。其中最常见的是尿崩症,其中约 2% ~3% 的患者存在永久尿崩症[9]。术后严密监测水和电解质平衡有助于早期发现和治疗尿崩症,必要时需使用垂体加压素。垂体前叶损伤可能是一过性的或持久的,术后皮质醇水平监测对于维持垂体功能很重要。下丘脑并发症包括多食,体温异常和记忆力减退,通常出现的时间较晚。但总体来说,内镜下经蝶手术的内分泌并发症发生率低于传统的显微镜手术[6]。

术后视力减退可由手术直接损伤或术后缺血性损伤引起,术中损伤常见的是对神经的过度牵拉和电凝止血时的直接烧灼,最常发生于将肿瘤从视交叉上分离下来时,视力减退常在术后立即出现。正如前文所述,内镜手术的优点在于能够在直视下进行分离操作,因而降低了手术损伤的几率。术后迟发的视力减退常由术后血肿压迫视神经引起。在此情况下,早期诊断并进行血肿清除对于保护视神经和恢复视神经的功能十分重要。

其他并发症包括血管损伤,最常见于颈动脉损伤,这一并发症可能是灾难性的,也许需要牺牲颈内动脉。这一并发症尽管少见,但死亡率很高,因而在把肿瘤从血管结构分离下来时要轻柔操作以避免血管损伤。与其他内镜颅底手术相同,内镜经鼻垂体手术也容易出现各种鼻窦并发症,如鼻窦炎,鼻出血。对这些并发症的更广泛讨论将在本书的其他章节中进行。

结论

内镜经鼻蝶入路切除垂体腺瘤是一项成功率高、并发症低的手术。优点是扩大了手术视野并改善了手术可操控性,使以前难以看到的手术区域可以在直视下手术。这对于那些侵犯至鞍上和鞍旁的大型垂体腺瘤的手术切除尤其重要。随着我们手术经验的增加和内镜影像技术的改进,我们的手术方法和疗效将会进一步改善。

参考文献

1 Ezzat S, Asa SL, Couldwell WT, Barr CE, Dodge WE, Vance ML, McCutcheon IE: The prevalence of pituitary adenomas: a systematic review. Cancer 2004;101:613–619.

2 Vance ML, Thorner MO: Prolactinomas. Endocrinol Metab Clin North Am 1987;16:731–753.

3 Melmed S, Colao A, Barkan A, Molitch M, Grossman AB, Kleinberg D, Clemmons D, Chanson P, Laws E, Schlechte J, Vance ML, Ho K, Giustina A: Guidelines for acromegaly management: an update. Acromegaly Consensus Group. J Clin Endocrinol Metab 2009;94:1509–1517.

4 Shimon I, Cohen ZR, Ram Z, Hadani M: Transsphenoidal surgery for acromegaly: endocrinological follow-up of 98 patients. Neurosurgery 2001;48:1239–1243.

5 Barahona MJ, Sojo L, Wägner AM, Bartumeus F, Oliver B, Cano P, Webb SM: Determinants of neurosurgical outcome in pituitary tumors. J Endocrinol Invest 2005;28:787–794.

6 Cappabianca P, Cavallo LM, Colao A, Divitiis E: Surgical complications associated with the endoscopic endonasal transsphenoidal approach for pituitary adenomas. J Neurosurg 2002;97:293–298.

7 Young WF, Scheithauer BW, Kovacs KT, Horvath E, Davis DH, Randall RV: Gonadotroph adenoma of the pituitary gland: a clinicopathologic analysis of 100 cases. Mayo Clinic Proc 1996;71:649–656.

8 Arafah BM, Kailani S, Nekl KE, Gold RS, Selman WR: Immediate recovery of pituitary function after transphenoidal resection of pituitary macroadenomas. J Clin Endocrinol Metab 1994;79:348–354.

9 Fatemi N, Dusick JR, Mattozo C, McArthur DL, Cohan P, Boscardin J, Wang C, Swerdloff RS, Kelly DF: Pituitary hormonal loss and recovery after transsphenoidal adenoma removal. Neurosurgery 2008;63:709–718.

10 Jane Jr JA, Han J, Prevedello DM, Jagannathan J, Dumont AS, Laws ER: Perspectives on endoscopic transsphenoidal surgery. Neurosurg Focus 2005; 19:E2.

11 Hirsch O: Endonasal method of removal of hypophyseal tumors: with a report of two successful cases. JAMA 1910;5:772–774.

12 Halstead AE: Remarks on the operative treatment of tumors of the hypophysis: with the report of two cases operated on by an oronasal method. Trans Am Surg Assoc 1910;28;73–93.

13 Cohen-Gadol AA, Spencer DD: Pituitary Adenoma in the Legacy of Harvey Cushing: Profiles of Patient Care. Stuttgart, Thieme, 2007, pp 19–22.

14 Jho HD, Carrau RL: Endoscopic endonasal transsphenoidalsurgery: experience with 50 patients. J Neurosurg 1997;87:44–51.

15 Sharma K, Tyagi I, Banerjee D, et al: Rhinological complications of sublabial transseptal transsphenoidal surgery for sellar and suprasellar lesions: prevention and management. Neurosurg Rev 1996;19: 163–167.

16 Jane JA Jr, Thapar K, Kaptain GJ, et al: Pituitary surgery: transsphenoidal approach. Neurosurgery 2002;51:435–442.

17 Rhoton AL: The Sellar Region in Cranial Anatomy and Surgical Techniques. Philadelphia, Lippincott Williams & Wilkins, 2003, pp 363–393.

18 Ciric I, Ragin A, Baumgartner C, Pierce D: Complications of transsphenoidal surgery: results of a national survey, review of the literature, and personal experience Neurosurgery 1997;40:225–236.

内镜颅底外科手术入路

第七章 嗅沟脑膜瘤内镜经鼻手术入路

Paul A. Gardner[a] · Allan Vescan[b] · John R. de Almeida[b] · Arif Janjua[b] · Amin B. Kassam[c] · Daniel M. Prevedello[d] · Ricardo L. Carrau[e] · Carl H. Snyderman[a,f]

[a]Department of Neurological Surgery, University of Pittsburgh, Pittsburgh, Pa., USA; [b]Department of Otolaryngology-Head and Neck Surgery, University of Toronto, Toronto, Ont., and [c]Department of Neurological Surgery, University of Ottawa, Ottawa, Ont., Canada; Departments of [d]Neurological Surgery and [e]Otolaryngology, Ohio State University, Columbus, Ohio, and [f]Department of Otolaryngology, University of Pittsburgh, Pittsburgh, Pa., USA

译者:大连市中心医院 李旭琴 金点石

摘要

背景:内镜下经鼻入路(EEAs)已广泛应用于前颅底病变。嗅沟脑膜瘤位于前颅凹底,手术具有挑战性。目的:评价内镜下经鼻入路手术技术治疗嗅沟脑膜瘤的利与弊。**方法**:深入讨论我们采用内镜下经鼻入路治疗嗅沟脑膜瘤的手术技术,展示此入路在早期离断肿瘤血供、避免脑组织牵拉方面的优势,并对结果,尤其是并发症进行回顾性分析。**结论**:内镜下经鼻入路手术治疗嗅沟脑膜瘤安全有效,此入路的优势在于可以直接到达肿瘤基底部。

内镜技术的演变

在过去的几十年里,对于颅底病变的手术治疗已大大进步[1-4]。1941 年 Dandy[5] 首次报道了开颅手术切除累及颅底的眼眶肿瘤。Smith[6] 等报道了经面颅联合入路切除起源于额窦的颅底肿瘤。1960 年 Ketchum 报道了双冠状切口入路联合面部入路切除鼻腔内肿瘤[7]。接下来几十年中,颅底外科手术变化不大。Yuen[8] 等报道了内镜辅助下切除鼻窦内恶性肿瘤。1999 年 Stammberger[9] 等报道了内镜下全切鼻腔嗅母细胞瘤。此后,相继出现内镜成功切除鼻腔嗅母细胞瘤和其他的颅底肿瘤的多个病例报道[9-12]。

内镜手术与开放颅底手术目标一致——完全切除肿瘤、周围组织无病理学残留[13]。外科医生必须把并发症降到最低,如视力受损等神经功能障碍,以及与手术相关的鼻窦疾病。患者在接受开放颅底手术时很注重外形美观。先进的内镜技术可以最广泛的切除肿瘤,避免面部或双额冠状切口。

目前关于嗅沟脑膜瘤颅底开放手术及内镜手术的对比回顾研究还未见报道。最近有回顾性报道研究了鼻腔乳头状瘤的开放手术与内镜手术[14]。内镜手术复发率明显低于非内镜手术(12% vs 20%)。Casler 等[15]对比研究了垂体瘤的开放手术与内镜手术,发现患者内镜术后疼痛少、出血少、并发症少、住院时间短,另外手术切口更小,术野更清晰,且没有脑肿胀[16-18]。然而,内镜手术与开放手术适应症不同,两组病人的比较可能会产生误导性的结论。

嗅沟脑膜瘤

尽管嗅沟脑膜瘤开颅手术方法已很成熟,但其治疗仍具有挑战。嗅沟脑膜瘤常可引起明显的脑水肿,并通常不直接接触额窦后壁,需要一定程度的额叶牵拉来显露。按照定义上来说,该肿瘤基于嗅神经走行筛孔周围的硬脑膜,与筛窦的顶部相邻。而内镜下经鼻蝶入路(EEA)针对于此解剖结构,具备无脑牵拉下切除该肿瘤的一系列优势。

内镜下经鼻蝶入路切除嗅沟脑膜瘤需要注意以下问题:完全切除需要适当的侧方入路;术中需要控制保护邻近及相关的脑血管;需要对颅内及鼻腔进行分离及重建,预防术后脑脊液漏。

本章主要介绍了内镜下经鼻蝶入路切除嗅沟脑膜瘤的手术进展,病例资料主要来源于匹兹堡大学医学中心,包括了内镜下经鼻蝶入路切除嗅沟脑膜瘤的手术技巧演变,同时也包括了如何管理该项手术技巧的学习曲线。

内镜入路

内镜下治疗嗅沟脑膜瘤需要神经外科医生与耳鼻喉科医生的共同协作及努力,无论是手术入路、切除还是重建,均需要按部就班完成。在充分暴露手术视野之后,按照既定手术步骤,一名外科医师双手操作进行手术,而另一名医生握持内镜,根据需要提供最佳的手术视野及可视角度,并协助手者根据术中情况进行手术方案的制定。这种具有不同技能及经验的外科医师协作进行手术治疗的方式,为促进跨学科的合作及最大化地提高手术质量提供了很大的帮助。除此之外,两名外科医师,四只手的技术模式可更方便地解决类似于主要血管损伤等一系列潜在的危险问题。

鼻腔内手术步骤

手术入路需要给手术操作的器械提供一定的空间。开放手术通道包括双侧钩突切除,筛骨切除和上颌窦造口术。如需要可将单侧或双侧中鼻甲切除。可将双侧蝶骨切除加上床突磨除及蝶窦间隔的切除。这样可以充分显露颈动脉及视神经。

辨认额窦开口后,改良内镜下 Lothrop 步骤(Draf Ⅲ术式),内镜下经鼻额窦底切除,包括额窦间隔切除,额窦底和上鼻中隔的切除[19-21]。可用高速磨钻将两侧额窦开口下方的鼻额嘴磨除。这个过程要注意避免损伤筛前动脉,此动脉位于额窦开口的后方,平颅底水平。用带吸引器的双极电凝鼻中隔下部后切除鼻中隔上部,切除范围前方扩大至额窦开口,后方至蝶骨平台。额窦广泛开放后,将筛前动脉结扎,阻断肿瘤血供,减少术中出血。

两侧筛前动脉走行从眶到前颅底,从后外走向前内。筛前动脉位于额窦开口后方,2～3筛骨片之间。通常骨片之间没有硬膜,要小心操作防止脑脊液漏。于鼻腔顶部可将筛前动脉结扎,也可在筛骨旁进行近端电凝动脉。在前颅面入路时侧位最容易处理筛前动脉,因为筛板与颅底交界位于侧面。从下至上咬除筛板可暴露该部位的血管。轻柔的侧向牵拉眶周脑组织可更好的显露此动脉。筛板切除可显露筛后动脉及副动脉,同样方法处理该动脉,可用电凝或动脉瘤夹处理动脉。

颅底前方、后方及侧方适当暴露后,可磨开颅底骨质。根据病变范围处理颅底骨质,一般前界至额窦后壁及筛板的交界,后界至蝶骨平台,侧方至眶内侧壁(筛纸样板)与颅底与眶壁交界的腭筛缝以内。神经外科医生双手操作高速磨钻磨除颅底骨质,耳鼻喉科医生把持内镜保证视野清晰。高速磨钻可以磨薄骨质直至露出硬膜,可进一步切开硬膜。

神经外科手术步骤

通过内镜下经鼻入路切除嗅沟脑膜瘤等同于常规方法下切除凸面脑膜瘤。最开始暴露的就是与肿瘤基底的硬膜与骨质。与凸面脑膜瘤相似,肿瘤血运的阻断及骨质的切除是内镜下经鼻入路切除肿瘤的最初关键点,同时也适用于其他脑膜瘤。而应用传统的开颅方法切除颅底脑膜瘤时,切除骨质及阻断肿瘤血运常常是困难的,甚至无法实现的。

骨质切除/暴露

嗅沟脑膜瘤常常侵袭筛板的骨质,被嗅沟脑膜瘤侵袭的骨质会增厚并伴有血管增生。高速显微金刚磨钻有助于磨除骨质并减少出血。然而有时候只有在磨除骨质、电凝硬脑膜和肿瘤囊壁后才能充分控制出血。

位于前颅窝的骨质通常可以经鼻磨除,骨质被中线的嗅束分为两部分。切除骨质时可以沿着位于筛窝处的筛板外侧壁进行(图1)。应用吸引器头部轻轻地牵拉眶骨膜,切除外侧壁骨质可以扩大眶顶。根据需要,骨质磨除可以从蝶骨平台扩大至额窦后壁。通过以上提及到的方法,当行此处外侧壁骨质磨除时,筛前动脉必须进行结扎处理(详见下面图2血运控制)。

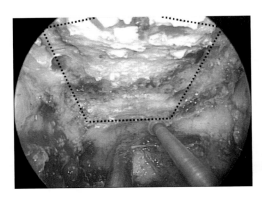

图1 神经内镜下显示经鼻窦通路前颅底图像。虚线代表切除骨质的范围

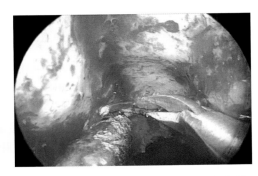

图2 经鼻神经内镜图像显示应用双极电凝止血并切断右侧筛板后动脉

另一个切除骨质的方法是通过蝶骨平台后进行。切除的确切位置根据肿瘤侵袭范围不同而变化,并且术中也可应用导航系统进行指导。有时必须磨除蝶骨平台。偶尔嗅沟脑膜瘤亦侵袭鞍结节及视交叉。在这种情况之下,保留部分视神经及鞍结节上的骨质,再切除余下的肿瘤是十分明智的。该部分骨质位于鼻内镜下手术区的后端。因此,该处手术常常是在非直视下进行,当器械进出入该处区域时,视神经往往被不经意的损伤。预防措施是在手术最后阶段视野较为清晰时再处理视交叉处骨质。

最后磨除骨质的方法是(应用高速磨钻)从前方到侧方,再到内侧面的鸡冠。骨质磨除范围尽量向前扩展到额窦后壁。可以借助于影像导航,从而确保达到足够的额窦开放的目的。在最后离断之后,前颅底被分为两部分骨片,中线为筛板。骨片以剥离子与硬膜分离,暴露前颅窝底的硬脑膜后,下方为肿瘤。

血管处理

无论哪种入路处理脑膜瘤,位于硬膜内外的供血动脉必须首先处理。前后筛动脉为肿瘤的硬膜外供血动脉。内镜经鼻手术较容易显露及电凝处理这些动脉(图2)。另外,骨质磨除后暴露肿瘤下方的硬膜,电凝后减少肿瘤的血供。此区域的脑膜瘤可能有大脑前动脉及前交通动脉包绕(图3)。手术前应仔细的研究肿瘤与血管的关系。内镜下经鼻手术如何避免损伤这些血管是个挑战。我们的经验是:和开颅一样,只要手术团队有丰富的经验就可以避免损伤这些血管。精细的显微技术、轻柔的牵拉及锐利的显微剥离子可以避免损伤血管。像开颅手术一样,运用双手操作,使用经鼻手术器械分离肿瘤。如果出现血管损伤,有经验的内镜专家可以保持一个清晰的术野来处理血管。

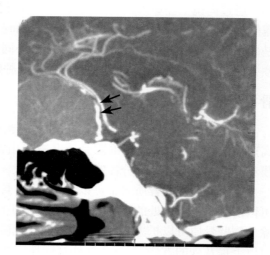

图3 术前 CTA 显示肿瘤囊壁与大脑前动脉粘连紧密

肿瘤切除

内镜下切除肿瘤的基本原则与显微镜下手术的类似。应用标准显微镜下手术技术在切除肿瘤内部之前需要仔细处理肿瘤的包膜。应用神经内镜切除肿瘤时,需要对一些器械做出相应改进,例如枪状手柄、角度显微剪刀、双极电凝、可扩大视野的钝头剥离子,但技术和理念上与标准显微镜手术相一致。

首先切开硬脑膜和肿瘤包膜,瘤内切除至大脑镰。在此过程中,小的滋养肿瘤的动脉可以电凝。早期断掉血管可以更好的阻断肿瘤血供。一旦大脑镰被分离隔开,就可以应用双极电凝止血并可以应用显微剪刀或显微切割工具的尖端仔细地进行离断。如此进行下去,可越来越深地进入肿瘤直到大脑镰被完全离断,可以形成一个肿瘤腔并且使肿瘤前方游离。这个过程一定要小心,确保额极动脉分支不与覆盖在大脑镰上的肿瘤粘连。在

内镜颅底外科手术入路

肿瘤内侧完全切除之前不应游离肿瘤的前方，避免额叶下降使术野不清。同样前方硬膜打开过多也会产生这个问题。

一旦肿瘤包膜与大脑镰的前部分离，继而可将肿瘤与其相粘连的皮层及相关结构（大脑前动脉和视神经）分离并切除。肿瘤及包膜的切除方式与应用显微镜手术方法相类似，也是按照解剖结构结合钝性与锐性分离进行（图4）。如果此过程中涉及与大脑前动脉粘连较紧，可从后方切开肿瘤包膜。

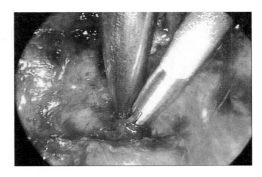

图4　内镜下肿瘤囊外分离，与开放手术技术相同（吸引器及显微剪刀），相似效果

颅底重建

手术开始前就应考虑颅底重建。带血管蒂的鼻中隔黏膜瓣应储存在鼻咽部，待重建时使用。与鼻腔内肿瘤不同，嗅沟脑膜瘤没有累及到鼻中隔黏膜，所以可以充分利用鼻中隔黏膜瓣来进行重建。如果颅底骨质磨除已到达额窦后壁，鼻中隔黏膜瓣长度或宽度可能不够覆盖颅底骨质缺损，这时应考虑其他的颅底重建方法。进一步的重建方法见于 Zanation 等所著的章节。

病例资料

2003 年至 2008 年，我们采用内镜下经鼻入路共手术 29 例嗅沟脑膜瘤。一例早期手术的病人由于肥胖、静脉充血引起继发出血，手术失败。另外一些病人行全切或部分切除达到神经减压的目的。

并发症包括无菌性的炎性肉芽肿，大脑前动脉假性动脉瘤引起的颅内出血，脑脊液漏，发生率占 25%（7/28）。带血管蒂的鼻中隔黏膜瓣大大降低了内镜下经鼻手术的脑脊液漏发生率[24]。除了 1 例出现大脑前动脉假性动脉瘤导致脑梗塞，其余患者术后无神经功能障碍。有 4 例出现血栓事件（深静脉血栓或肺梗塞），采用抗凝治疗。1 例术后出现心梗，1 例术后 3 个月死于肾衰引起的多器官功能衰竭。

内镜下经鼻切除嗅沟脑膜瘤的局限性

内镜下经鼻入路主要针对位于前颅底中线、前方、下方的病变，所以对于切除侧后方、上方的肿瘤有一定局限性。手术中可以通过血管的控制及安全的扩大颅底使局限性降到最小。

嗅沟脑膜瘤的切除侧面范围以眼眶垂直中线为限（图5）。通常手术受限的原因为神经，本例为视神经。切除筛板轻拉眶内容物可以到达眶顶。与开颅前颅底入路一样，经鼻入路向后方也受到限制。大多数嗅沟脑膜瘤生长不会超过鞍结节。肿瘤会将视神经及视交叉挤压至侧后方，将大脑前及前交通动脉挤压至上后方。内镜下经鼻手术可切除大部

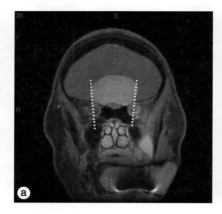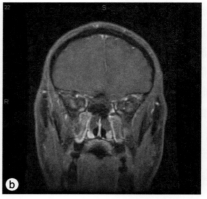

图5　MRI 冠状面 T1 相 **a** 显示切除肿瘤的侧面受到眶中垂直线的限制（虚线）。**b** 术后 MRI 增强显示肿瘤全切

分肿瘤,除非肿瘤生长将视神经及动脉包裹其中。

肿瘤向上方生长也需要注意。肿瘤向上生长的过高也很难切除,肿瘤的顶部没切除前,不能过多的切除肿瘤的下前方。额叶可能疝入这个区域而分辨不清。向上生长过高的肿瘤需要分步切除,待肿瘤下降再进一步切除,直至全切。

影像辅助

影像辅助导航系统对颅底内镜手术来说非常重要。新的影像导航系统可以帮助定位肿瘤、增加安全性和减少并发症。导航系统对初学者会增加他们的信心。导航可以确定肿瘤的轮廓边界,利于肿瘤全切,并可分辨炎性病变及相邻重要结构。理想的显露及导航可以将颈内动脉及颅神经分辨并分离[25]。导航系统的缺点就是需要 5 ~ 20 分钟的图像处理[26]。

学习曲线

内镜下经筛窦切除嗅沟脑膜瘤有一个困难的学习曲线,这样的特殊肿瘤需要有经验的团队来完成。具备丰富的解剖知识及熟练的显微解剖技术都需要一定的时间。关于学习曲线在本书其他章节有更好的阐述。我们认为最好在熟练掌握内镜技术后再开展嗅沟脑膜瘤的切除手术。术前评估肿瘤与大脑前动脉的关系非常重要。如果肿瘤与血管之间有少许脑组织,尽管肿瘤侵袭了蛛网膜及软脑膜,切除也是安全的。如果肿瘤与血管粘连紧密,术者应当知道如何分离他们。内镜下经鼻手术分离血管需要术者及助手丰富的经验。当血管被肿瘤包裹时,显微镜下切除很危险,所以多数医生认为不应该在内镜下手术切除。当内镜团队完成很多例无血管包裹手术后,可以尝试完成此类手术。

结论

内镜下经鼻手术切除嗅沟脑膜瘤是神经外科医生与耳鼻喉医生合作的最高境界,可以带来最大的肿瘤切除和最小的脑损伤,从某种意义上说,这种手术入路把颅底肿瘤变为了凸面肿瘤,因为此入路可以直达肿瘤基底的硬膜。

参考文献

1　Arbit A, Shah JP: Combined craniofacial resection for anterior skull base tumors. Neurosurg Operative Atlas 1991;1:342–352.

2　Patel SG, Singh B, Polluri A, et al: Craniofacial surgery for malignant skull base tumors: report of an international collaboration study. Skull Base 2003; 13(suppl 1):7–8.

3　Lund V, Howard DJ, Wei WI, Cheesman AD: Craniofacial resection for tumors of the nasal cavity and paranasal sinuses-a 17-year experience. Head Neck 1998;20:97–105.

4　Har-El G, Casiano RR: Endoscopic management of anterior skull base tumors. Otolaryngol Clin N Am 2005;38:133–144.

5　Dandy WE: Orbital tumor: Results following the Transcranial Operative Attack. New York, Oskar Priest, 1941, pp 168–188.

6　Smith RR, Klopp CT, Williams JM: Surgical treatment of cancer of the frontal sinus and adjacent areas. Cancer 1954;7:991–994.

7　Ketcham AS, Wilkins RH, Van Buren JM, et al: A combined intracranial facial approach to the paranasal sinuses. Am J Surg 1963;106:698–703.

8　Yuen AP, Fung CF, Hung KN: Endoscopic cranionasal resection of anterior skull base tumor. Am J Otolaryngol 1997;18:431–433.

9　Stammberger H, Anderhuber W, Walch C, et al: Possibilities and limitations of endoscopic management of nasal and paranasal sinus malignancies. Acta Otorhinolaryngol Belg 1999;53:199–205.

10　Snyderman C, Carrau R, Kassam A, Zanation A, Prevedello D, Gardner P, Mintz A: Endoscopic skull base surgery: principles of endonasal oncological surgery. J Surg Onc 2008;97:658–664.

11　Casiano RR, Numa WA, Falquez AM: Endoscopic resection of esthesioneuroblastoma. Am J Rhinol 2001;15:271.

12　Castelnuovo PG, Delu G, Sberze F, et al: Esthesioneuroblastoma: endonasal endoscopic treatment. Skull Base 2006;16:25–30.

13　Kaplan MJ, Fischbein NJ, Harsh GR: Anterior skull base surgery. Otolaryngol Clin N Am 2005;38:107–131.

14　Busquets JM, Hwang PH: Endoscopic resection of sinonasal inverted papilloma: a meta-analysis. Otolaryng Head Neck Surg 2006;134:476–482.

15　Casler JD, Doolittle AM, Mair EA: Endoscopic surgery of the anterior skull base. Laryngoscope 2005;115:16–24.

16　Krouse JH: Endoscopic treatment of inverted papilloma: safety and efficacy. Am J Otolaryngol 2001;22:87–99.

17　Baruah P, Deka RC: Endoscopic management of inverted papillomas of the nose and paranasal sinuses. Ear Nose Throat J 2003;82:317–320.

18　Kraft M, Simmen D, Kaufmann T, et al: Long-term results of endonasal sinus surgery in sinonasal papillomas. Laryngoscope 2003;113:1541–1547.

19　Dubin MG, Kuhn FA: Endoscopic modified Lothrop (Draf III) with frontal sinus Punches. Laryngoscope 2005;115:1702–1703.

20　Draf W: Endonasal micro-endoscopic frontal sinus surgery: the Fulda concept. Oper Tech Otolaryngol Head Neck Surg 1991;2:234–240.

21　Becker DG, Moore D, Lindsey WH, Gross WE, Gross CW: Modified transnasal endoscopic Lothrop procedure: further considerations. Laryngosocope 1995;105:1161–1166.

22　Floreani SR, Nair SB, Switajewski MC, Wormald PJ: Endoscopic anterior ethmoidal artery ligation: a cadaver study. Laryngoscope 2006;116:1263–1267.

23　Pletcher SD, Metson R: Endoscopic ligation of the anterior ethmoid artery. Laryngoscope 2007;117:378–381.

24　Kassam AB, Thomas A, Carrau RL, Snyderman CH, Vescan A, Prevedello D, Mintz A, Gardner P: Endoscopic reconstruction of the cranial base using a pedicled nasoseptal flap. Neurosurgery 2008;63(1 suppl 1):ONS44–S52, discussion ONS52–S53.).

25　Carrau RL, Snyderman CH, Curtin HD, Janecka IP, Stechison M, Weissman JL: Computer-assisted intraoperative navigation during skull base surgery. Am J Otolaryngol 1996;17:95–101.

26　Petruzzelli GJ, Origitano TC, Stankiewicz, Anderson DE: Frameless stereotactic localization in cranial base surgery. Skull Base Surgery 2000;10:125–130.

第八章　内镜下经鼻前颅底入路切除嗅神经母细胞瘤

Adam M. Zanation[a] · Roy R. Casiano[b] · Ricardo L. Carrau[c] · Carl H. Snyderman[e,f] · Amin B. Kassam[g] · Paul A. Gardner[f] · Daniel M. Prevedello[d] · Candace A. Mitchell[a] · Arlan H. Mintz[e]

[a]Department of Otolaryngology, Head and Neck Surgery, Chapel Hill, N. C. , [b]Department of Otolaryngology, Head and Neck Surgery, University of Miami Health System, Miami, Fla. , Departments of [c]Otolaryngology, Head and Neck Surgery and [d]Neurological Surgery, The Ohio State University Medical Center, Columbus, Ohio, and Departments of [e]Otolaryngology, Head and Neck Surgery, and [f]Neurological Surgery, University of Pittsburgh Medical Center, Pittsburgh, Pa. , USA; [g]Division of Neurological Surgery, University of Ottawa, The Ottawa Hospital Civic Campus, Ottawa, Ont. , Canada

译者:河北医科大学第二医院　张庆九　贾亮

摘要

　　嗅神经母细胞瘤(ENB)相对少见,约占鼻腔恶性肿瘤5%。本文从 ENB 的术前评估、影像特点、肿瘤分期几方面进行阐述,并分析比较内镜下经鼻入路和传统经面额下入路的各自特点。重点阐述内镜经鼻手术后的颅底重建技术。对实施内镜手术的患者的早期结果和辅助治疗放疗的作用进行总结。并回顾分析了 ENB 术后可能发生的各种并发症及其发生率,如:脑脊液漏、感染、血管性损伤等。

　　嗅神经母细胞瘤(ENB)相对少见,约占鼻腔恶性肿瘤3% ~ 5%[1,2]。Berger[3]在 1924 年对 ENB 进行了首次报道,但其组织来源、如何进展和治疗方法一直存在着争议。尽管历经80年,外科手术切除仍然是主要的治疗措施。而内镜下经鼻入路(EEA)切除起源于或者累及前颅底的 ENB 是目前治疗 ENB 的重要方法。EEA 可以提供清晰的手术视野,利于肿瘤全切,并且避免外部切口和额叶牵拉损伤。本研究的目的是对内镜手术切除 ENB 的手术技巧、术后并发症、辅助治疗、颈部的处理和治疗的结果进行详细的阐述和回顾性分析。

　　ENB 的组织起源一直有争议,主要包括:犁鼻器、蝶骨平台神经节、鼻腔黏膜的自律神经节、嗅神经上皮细胞。还有学者认为其是尤文氏肉瘤的变异和神经母细胞瘤。但是 ENB 缺少像尤文氏肉瘤典型的迁移特征[4,5],并且在基因学上不同于传统意义的神经母细胞瘤[6,7]。目前,大多数学者认为 ENB 起源于嗅神经上皮细胞,这也符合 ENB 和筛板、中线上部鼻腔组织及前颅底关系密切的特点。

概述

ENB 可见于任何年龄，其中 10 ~ 30 岁、50 ~ 70 岁为双高峰[3]，20% 的患者发病年龄小于 20 岁，目前报道最小的发病年龄为 3 岁[1]。

ENB 没有特异性的症状，最常见为鼻腔阻塞（70%），其他症状包括鼻出血、失嗅及少见的颅内神经症状、头痛、视野改变、精神异常、突眼、复视等。这些症状的出现，尽管不能提示特定的组织学诊断，但可以大致确定肿瘤的位置，判断其可能侵袭的周边结构。尽管如此，临床上 ENB 被误诊为鼻窦炎症的情况也时有发生。复视可能与眼眶结构受侵袭相关。扩展到颅内影响到额叶的可能没有任何特殊的症状。由于额叶是脑部哑区，最先出现的脑部症状可能是颅内压升高导致的头痛。进一步询问病史，会发现患者短期记忆力的缺失和性格改变。

由于肿瘤早期只在内在的腔隙里生长，因此直到后期外在的症状才会逐渐明显，例如位于前部缓慢生长的肿瘤直到后期才会出现鼻背部增宽和假性内眦间距增宽。肿瘤向侧方生长侵及眼眶会造成球结膜水肿、眶周水肿、突眼、眼球运动受限和复视。视力减退是后期出现的症状，常见于视交叉或眶尖临近起源的肿瘤。肿瘤向颅内生长扩展可能出现颅高压表现，如视乳头水肿。

肿瘤的占位效应、鼻中隔偏曲、鼻黏膜水肿或者阻塞性鼻息肉常导致鼻内检查困难，需借助于柔软的光纤内镜或者硬质内镜进行鼻腔内部检查。起源于鼻腔顶部累及嗅沟、中鼻甲附着点内侧的肿瘤多提示 ENB。若肿瘤自前颅底侵及上颌窦或者眼眶的多可确诊为 ENB。向后部检查，可能发现肿瘤侵及咽鼓管和鼻咽部，提示颈内动脉可能受累，需要进一步行颅内血管检查。

术前评估，影像学检查

常规行鼻内窥镜检查鼻腔和鼻咽部，可以了解肿瘤起源、范围及与血管的关系。其他检查包括术前嗅觉功能评估，采用 scratch-and-sniff panels 方法。眼科检查包括视力和视野，利于术后对比评估疗效。组织活检通常在手术室进行，以防止不必要的出血和脑脊液漏的发生。但是，对于较大的、覃伞样的、在鼻腔前部容易窥见的肿瘤，预估组织活检风险较小时，可以在病房的外科操作室进行。在进行影像学检查前不推荐实施病变切除操作，因为其可能会改变肿瘤在 MRI 上的特征，增加术中寻找肿瘤边界的难度。

鼻窦 CT 是首选的简易检查（图 1a-c），采用 1mm 甚至更薄的扫描以达到最大分辨率。CT 扫描能清楚显示肿瘤与前颅底、鼻旁窦的骨质有无侵蚀，尤其结合冠状位和矢状位 CT，其细节显示方面优于 MRI。增强 CT 可以显示肿瘤整体血运情况及与颅内血管的关系（图 1a-c）。MRI 提供更多软组织细节，是 CT 扫描的补充。MRI 对于骨质成像不佳，但对于判断肿瘤与硬膜及颅内有无侵及方面更有价值。MRI 对于判断周围神经有无受累也具有独特优势。当窦腔内被肿瘤和分泌物充满时，CT 扫描有时可能分辨不清。MRI T1 和 T2 加权像可以对肿瘤和内容物加以区别。

血管成像不作为常规检查，除非肿瘤侵及海绵窦或者中颅窝底骨质有破坏者。对于肿瘤侵犯颈内动脉的患者建议行 CTA 或者 MRA 检查。PET/CT 扫描用于了解肿瘤局部及远隔部位有无转移情况（图 1d）。

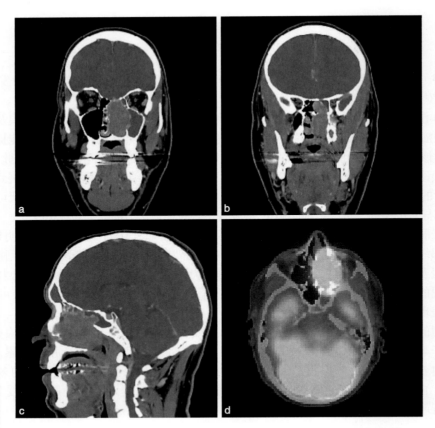

图1 **a** 左侧 Kadish C 级 ENB 患者冠状位 CT;**b** 冠状位 CT 显示蝶窦受侵蚀,但眶尖完好;**c** 矢状位 CT;**d** PET/CT

目前对于 ENB 有许多种评价方法。应用最广的是 1976 年提出的 Kadish 分期[8]。最近,TMN 分型系统被越来越多的应用,其可以评价肿瘤局部及远隔部位转移情况[9]。

改良的 Kadish 分期:

A 期:肿瘤局限于鼻腔。
B 期:肿瘤局限于鼻腔和鼻窦。
C 期:肿瘤不局限于鼻腔和鼻窦,侵犯筛板、颅底、眼眶或者颅内。
D 期:肿瘤转移至颈部淋巴结或者远隔部位。

依据 TMN 的 ENB 分期:

T1:肿瘤位于鼻腔和/或鼻窦(不包括蝶窦),除外最上的筛窦小房。
T2:肿瘤位于鼻腔和/或鼻窦(包括蝶窦),扩展或侵蚀筛板。
T3:肿瘤扩展至眶内或者侵犯前颅窝,但没有侵及硬膜。
T4:肿瘤侵及大脑实质。
N0:没有颈部淋巴结转移。

N1：伴有颈部淋巴结转移。

M0：没有远隔部位转移。

M1：伴有远隔部位转移。

传统开放颅面手术方法

经颅面入路的手术方法经常需要两种入路相结合：一种是经面部入路，另一种是开颅经额下入路。经面部入路需做鼻侧切开，掀开面部，或者采用 Weber-Ferguson 切口，根据情况决定是否行眶内容物摘除术。经面部入路显露完成后，横断鼻中隔作为肿瘤切除的下界。控制筛动脉，向外侧切除眶纸样板，明确肿瘤外侧边界，必要时可切除眶周或眶内容物。向后依次暴露蝶骨，蝶骨平台及视交叉，此为肿瘤切除后界。神经外科医师采用额下入路，双额冠状切口，行双额颅骨切开和眶上颅骨切开，抬起额叶显露前颅底及硬膜。对于 Kadish C 级肿瘤，可以切除部分额叶以利于暴露及全切肿瘤。经颅和经面部联合入路，需切除前颅窝底中线骨质，暴露两侧的眶纸板、额窦后壁及蝶骨平台，打开邻近硬膜，移除嗅球和嗅束。切除范围包括整个筛窦，鼻中隔上部，筛骨纸样板，前颅底骨质及硬膜。术中需仔细辨认周边结构以确保肿瘤全切。确认周边无肿瘤残存后，将预留的颅骨骨膜瓣覆盖额叶下方前颅底缺损处。然后将颅骨和眶上骨移植物——适型的金属板还原固定、恢复解剖结构。任何经面部入路都应该一丝不苟的关闭。大多数情况下不需要行鼻腔填塞，但通常使用止血材料——可吸收明胶海绵。经颅面部入路可提供直接的开放术野，能够暴露大范围的硬膜及肿瘤在颅内侵袭的各方向的边界（尤其是侧方至眶顶）。这种入路也可提供良好的有血运的组织进行完善的颅底重建。缺点包括术后面部畸形、术中对额叶牵拉、外光源照明的限制及外科医生放大镜的放大倍数的限制。即使对于技术娴熟的医生，术后并发症仍高达 30%~60%。

内镜联合开颅技术

经鼻内镜联合传统经颅额下入路。采用双额冠状切口，并应用骨膜瓣进行颅底重建修补。优点：没有面部切口，不影响美容，并拥有由内镜提供的较好的光源照明系统和放大倍率呈现的清晰的视野。缺点是不能避免开颅导致的创伤和额叶牵拉。

内镜下经鼻经前颅底扩大入路切除技术

我们前面章节已经描述了几种内镜下颅底和神经血管组织暴露的技巧。本章节结合 ENB 手术入路阐述前颅底及斜坡区域的手术技巧[10-15]。

患者采取仰卧位，保持头部正中，应用三钉头架固定，颈部轻度向右侧旋转。大部分 ENBs 切除需要暴露额窦（endoscopic Lothrop or Draf Ⅲ）。视频显示器放在病人的左侧。如果有两个视频显示器，则分别放在手术者及助手的前方。

鼻腔用 0.05% 的羟甲唑啉的棉条浸泡减轻黏膜充血，用 0°和 45°内镜观察（图 2a）。1% 利多卡因和 1∶100 000 肾上腺素溶液浸泡鼻腔外侧壁，中鼻甲前部附着区，鼻中隔前部和蝶

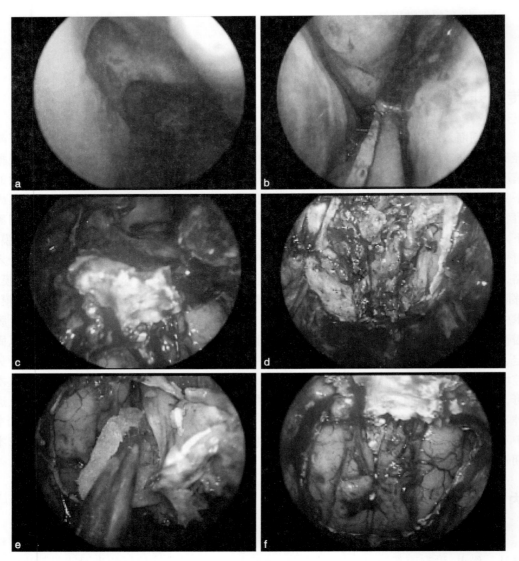

图2 **a** 0°内镜下术野。**b** 0°内镜下，HB 黏膜瓣的制作。**c** 45°内镜下（Draf Ⅲ型手术）窦腔被切除。**d** 0°内镜下，外侧硬膜切开，可见中线嗅沟完整。**e** 0°内镜下，去除前颅底硬膜。**f** 0°内镜下，去除整个前颅底

窦前部，以减少额外出血。血管收缩剂的浸泡应该避开带蒂血管黏膜瓣区域（见下面）。

　　首先进行肿瘤内减压和中鼻甲的切除。应用微小吸切器先行瘤内减压以暴露肿瘤边界、颅底和鼻腔边缘。切除中鼻甲可进一步扩大此区域的暴露范围。术中鼻窦的切开与鼻窦炎的治疗技巧是相似的。切开可以是单侧的或双侧的，取决于肿瘤的范围。钩突切除后，在其后下方识别并扩大上颌窦的开口。中鼻道上颌窦开窗术有利于识别眶下壁和眶内侧壁，并可暴露上颌窦后壁，以利于控制蝶腭动脉和后鼻动脉。切除前组、后组筛窦并显露鼻额隐窝后，仔细识别前颅底结构，包括筛凹、筛骨垂直板和水平板、嗅丝、筛前及筛后动脉隆起。采用 Draf Ⅲ 或内镜下 Lothrop 手术方法暴露额窦后壁，以进一步显露肿瘤前界（图2c）。

　　　　　　　　　　　　　　　　　　　　　　　　内镜颅底外科手术入路

此时,在不影响手术进程的情况下,制作并保留带血管蒂的鼻中隔黏膜瓣,以备颅底重建时应用(图 2b)。此前,内镜下颅底重建方式被限制于无血运组织,CSF 漏概率为 12% ~20%,是扩大入路的主要障碍。最近,Haddad-Bassagaisteguy flap(HBF)或鼻中隔黏膜瓣已经被证实为一种鼻内镜硬膜缺损修补有效方法[16]。应用此方法后,我们 CSF 漏发病率下降到 5%。它的优点是在内镜下可容易获取,并且不需要其他的方法。主要缺点是需在手术之前留取,而且带血管蒂的黏膜瓣在蝶窦开放术和鼻中隔切除术中可能会受到损伤。另外,假如再次手术时,黏膜瓣可能已经被第一次手术所用或者血管蒂已经被先前手术破坏。部分 ENB 患者的鼻中隔可能被肿瘤侵及,因此也不适合。

黏膜瓣应该根据预测的缺损大小来设计制作。但有时术前不好判断,有可能留取的不合适。所以我们倾向于制作预计缺损最大时的黏膜瓣。针状电极的使用是必要的。关键的操作要点如下:首先,沿着后鼻孔的游离边缘,从鼻腔外侧壁切至鼻中隔,从后向前包括两个纵向的切开。最下部的切开通常位于上颌嵴,亦可向外下方扩展留取鼻腔底部的黏膜性骨膜瓣。上部的切开位于筛板下 1 ~1.5cm,尽量保留嗅觉上皮组织。如果上部肿瘤侵及黏膜,切开部位需要下移。这种情况下,应该仔细从组织学上辨认肿瘤边界以确保黏膜瓣无肿瘤组织(图 2b)。上部切开在蝶窦开口水平跨越蝶窦嘴,这样留有跨越蝶窦前壁的一个蒂,宽度大约 1 ~2cm。然后,在鼻中隔黏膜结束的地方(刚好在鼻小柱后面)作一垂直切口,将前述的两个纵行切口相连接。所有的切开完成后,应在骨膜下从鼻中隔软骨上分离黏膜,从前向后掀起,直至蝶腭孔处的血管蒂起始部。应该在整个黏膜瓣都切开后再翻起,否则后续的切开会很困难。备用黏膜瓣可置于鼻咽部,或者行上颌窦开窗,将其储存于上颌窦内。

当肿瘤侵及黏膜瓣或者缺乏血供而不能留取黏膜瓣的情况下,首先在鼻中隔后部做一个垂直贯穿的切口,将鼻中隔从蝶骨嘴部分开。然后,在鼻额隐窝的后部水平,做一个类似的垂直贯穿切口(可以根据肿瘤向前的侵及范围做适当的改良)。第三个鼻中隔贯穿的切口,由后向前平行于鼻腔底部,连接前两个垂直贯穿切口,留下骨性鼻中隔附着于筛板。这些步骤亦是肿瘤切除的一部分,在前述 HBF 黏膜瓣制作完毕后亦要实施。接下来,扩大双侧的蝶窦开口,切除蝶窦前壁,显露蝶骨平台,辨认肿瘤后界。手术进行到此时,一边切除肿瘤,一边彻底暴露颅底,向外至两侧眶部,前至额窦,后至蝶鞍(图 3a)。有时需要切除眶纸板以进一步分离肿瘤外侧边界,有时需行内镜下上颌骨内侧切除术(单侧还是双侧取决于手术需要)。注意保护眶周组织。确认筛前和筛后动脉,轻轻刮除或者磨除其表面的骨质,暴露动脉,然后用双极电凝或夹子将其断开。

用高速磨钻(3 ~4mm 金刚砂钻头)分别在在蝶骨平台蝶骨嘴前部水平方向、额窦后壁后部水平方向、两侧的筛板外侧平行于眶内侧壁纵行方向切开骨质,这样形成一个矩形可将肿瘤和邻近组织包括在内,如鼻中隔,整个筛板和蝶骨平台。然后从前向后切除肿瘤。嗅神经确认后,电灼横断。另外一种可行的更加安全的方法是逐层的切除前颅底相关结构。首先切除黏膜和嗅神经上皮,然后是骨质,最后是硬膜(图 2d-f)。硬膜表面可以用双极电凝电灼后切开。可通过术中冰冻病理分析判断是否已经全切肿瘤。任何一个病理结果阳性的边界意味着需要更广泛的切除。嗅球和嗅束是否切除需根据术中快速冰冻结果来做决定,但无论结果如何,至少需要切除一侧的嗅球和嗅束。

第八章　内镜下经鼻前颅底入路切除嗅神经母细胞瘤

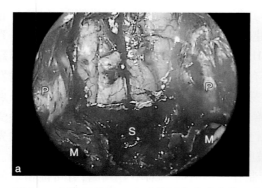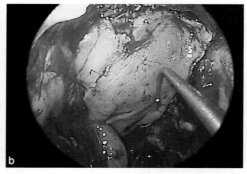

图3 a 内镜下观察 ACF 后前颅底重建之前已完整切除肿瘤后的各边界（P＝眶周；M＝上颌窦；S＝蝶窦）。b 在 ACF 缺损处放置 HB 黏膜瓣修补

鸡冠常常需要从剩下的颅底处分离。必须将其切除，以改善术野，并利于重建。值得注意的是鸡冠可以不同的深度延伸到颅腔。因此，需要从外向内先将其磨薄，然后再折断并去除。严格止血以完成前颅底的切除。如前所述，嗅球和嗅束可以单侧切除，以保留对侧鼻甲及嗅觉纤维，但仅限于肿瘤未侵及对侧时。

内镜下前颅底重建

我们已在另一章节主要讲述内镜下颅底重建技术，本节简要描述如下。胶原蛋白基质硬膜替代物放置在硬膜下。鼻中隔黏膜瓣覆盖缺损处，黏膜面朝向鼻腔（图3b，4a，b）。要求黏膜瓣覆盖整个缺损，运用 $1×1.5\mathrm{cm}^2$ 纤维素放置于边缘，像相框一样在四围固定 HBF 黏膜瓣。将 Dura-seal（Confuent Surgical 公司，Waltham，Mass，USA）喷洒在 HBF 上，然后依次填塞可吸收明胶海绵、膨胀海绵或者 Foley 导管球囊，以支撑黏膜瓣。在术中已经暴露视神经或视交叉的情况下，慎用 Foley 导管球囊，防止压迫重要神经结构。

异体移植物颅底重建技术也是一种选择，是迈阿密大学（Dr. Casiano）常用的颅底重建方法。在不能应用 HBF 的时候，匹兹堡医学中心也采用这种重建方法。这种方法主要用于修补较大的前颅底缺损，采用的高嵌体移植物包括 Alloderm（AlloDerm，Life Cell Corp. Woodlands，Tex.，USA）或者冻干硬脑膜（图5a，b）[22]。首先将移植材料放入颅内覆盖缺损骨质边缘，包括眶顶内侧壁，蝶骨平台和额窦后壁（图5）。然后将移植物边缘进一步向骨窗四周推进，向鼻外侧延伸到去表皮化的眶上内侧壁，额窦后下壁，蝶窦腔顶。再用 Gelfoam（Pharmacia and Upjohn，Kalamazoo，Mich.，USA）填满移植物覆盖颅底结构形成的各个间隙。最后用膨胀海绵（通常 2 个）填塞，提供反向压力支撑大脑重量。膨胀海绵术后七天拔除。明胶海绵不用处理，可待其自行脱落或吸收。重建的区域将会历经近 6 个月的轻微结痂、焦痂形成、二期愈合过程，期间通常无需特殊处理。此过程中，移植物被一层厚的重新上皮化的肉芽组织及纤维化组织替代。病人可以在重建后的一个月内进行放疗。有一些病人，可能会出现结痂延迟（>6 个月）。这些病人需接受局部伤口护理、局部应用抗生素等。

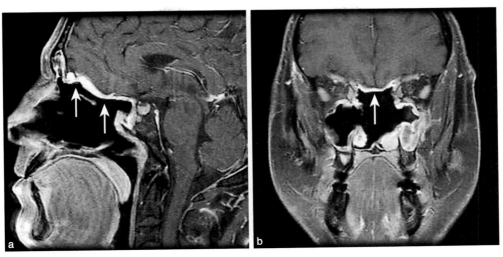

图4 术后矢状位(a)和冠状位(b)T1增强MRI,显示肿瘤全切及HB黏膜瓣重建颅底(箭头所示)

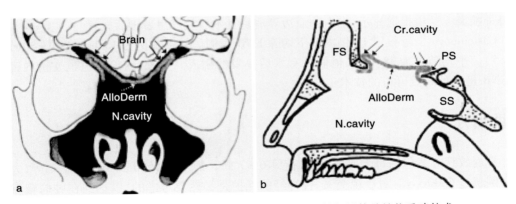

图5 示意图冠状位(a)和矢状位(b)显示前颅底缺损异体移植物重建技术

内镜下前颅底入路切除的相对禁忌证

1. 肿瘤侵及范围从眼眶的外侧到眶尖
2. 需要行眶内容物切除术
3. 侵及面部软组织
4. 需要微血管游离黏膜瓣用于重建(放化疗后的病人缺乏HBF)
5. 当肿瘤侵及大脑前部血管时,需要扩大脑组织切除

结果

最新的ENB数据分析显示,其5年的总生存率和无病生存率分别为45%和41%[9]。

这个比率要低于其他大型研究中心所报道的 60% ~ 70% 的比率,可能与这些研究中心可控的治疗协议、较激进的多模式治疗及良好的随访有关。这篇文献认为,基于 Hyams 分级的病理分级及是否合并颈部转移与预后相关。Hyams 分级 I ~ II 级的生存率是 56%,III ~ IV 级为 25%(OR 比值比为 6.2)。在最初的报道中,N+病人(近似 5% 的总的病人数)生存率为 29%,而 N0(即无远处转移)病人为 64%(OR5.1)。治疗方式不同,生存率不同。手术联合放疗为 65%,放疗联合化疗为 51%,单纯手术为 48%,手术联合放化疗为 47%,单纯放疗为 37%。手术联合放疗看起来是最好的治疗方式,在这篇研究中没有纳入内镜下切除的病例。外科术后放疗联合化疗的作用仍然不明确。

在一项由匹兹堡医学中心和迈阿密大学报道的系列研究中,回顾性分析了 23 名经内镜下 ENB 切除的病人的结果。其中 19 人为首次手术治疗,4 人为复发病例。最常见的分期是 B 期(58.9%),然后是 C 期(26.3%),A 期(10.5%)和 D 期(5.3%)。其中一个病人由经面入路转为内镜辅助入路,以探查眶上硬膜处有无肿瘤残余。只有一个病人眶尖已被肿瘤侵及(切缘阳性)。术后放疗的有 16 个病人。平均随访时间为 37 个月(3 ~ 144 个月)。所有的首次发病接受手术的病人在最后一次随访时没有肿瘤复发。4 个复发的病人中,3 个没有再次复发(NED)。并发症发生的概率是可接受的,没有高张力性颅内积气病例,有 8 个病例呈现慢性鼻腔结痂,4 例脑脊液漏,2 例出现泪囊炎,1 例鼻出血,1 例骨瓣骨髓炎。这组报道显示,术中肿瘤边界清楚且术后放疗患者预后较好。

Castelnuovo[17] 等报道 10 例内镜下切除 ENB 病例。其中 8 例为 Kadish A(n = 3)或 B(n = 5)。平均随访为 38 个月,他们没有术后复发的病人。另外,这篇报道也支持内镜切除 ENB 是一种高效可行的技术。

辅助治疗

常规放疗方案包括每天放射治疗,持续 6 ~ 7 周。剂量从 5500 到 7000cGy 不等,大多数病例超过 6000cGy。对于视交叉、视神经的保护是必然要考虑的,以达到在肿瘤靶点最大放射剂量,而对视力潜在的影响最小化。关于 ENB 术后的质子束放疗和 IMRT 的作用最近也正处于研究阶段。

新辅助化疗被一些团队所提倡,用于高级别的病人。在佛吉尼亚大学,Kadish 分期 C 期病人首先给予两个周期的化疗,接着给予全剂量的放疗,然后实施经面部入路手术切除肿瘤[18]。在这种治疗方式下,5 年生存率为 72%,10 年生存率为 60%。但是化疗在这组病例中的贡献尚不明确。在哈佛大学,有 9 名患者实施辅助化疗加质子照射放疗方案,而没有行手术切除。据报道显示,其中的 8 个病人有效,结果较好。这个数据是令人鼓舞的,但是数量太小,随访时间太短[19]。大量数据支持外科手术治疗为 ENB 多模式治疗方案的重要手段,而没有手术切除的方案只是处于临床试验阶段。

颈部治疗

关于 ENB 的颈部治疗仍存在争议。有确切的证据证明这个疾病有着高达 25% 颈部转移的概率,大部分可能到 2 年后才变的明显。在一项由 David 和 Weissler 的回顾研究中,Kadish C 级的病人（24/55）有着 44% 的颈部转移概率,Kadishi A 和 B 的病人为 18.8%（39/207）和 10%（15/152）[20]。大约有 5% 的病人以颈部转移为首发症状,治疗应该包括颈部淋巴结清扫和放疗[21]。另外 15% ~ 20% 病人在原发部位治疗之后出现颈部转移,继而实施挽救疗法[21]。在这些病人有新的颈部疾病的时候,可以行 PET/CT 检查以了解远隔部位有无转移。

并发症

新陈代谢

对于接受颅底手术的病人应该严密监测水、电解质平衡。术后低钠血症多是由于术中不合理补液导致。但是对于脑水肿或者脑挫伤的病人可能由于抗利尿激素分泌异常综合征(SIADH)或者脑性盐耗综合征所致。抗利尿激素的过度分泌通常可使血清钠水平降低至 130mmol/L。SIADH 经常呈现自限性,可以通过减少液体入量来控制,通常少于 1000ml/天,然而对于脑性盐耗病人应该应用含 NaCl 成分液体。假如病人出现意识模糊、癫痫发作、肌纤维兴奋性增高,可以给予 3% NaCl 溶液缓慢输入纠正低钠血症。

另外,下丘脑的缺血和损伤可能导致抗利尿激素分泌不足,导致尿崩症的发生。病人失去浓缩尿液的能力,导致大量低比重尿。血清钠经常高于 145mmol/L,尿比重低于 1.005。需要细致的液体出入量管理。有的病人尿量可能超过 2L 每小时,可以应用抗利尿激素(2.5u i. m. every 4h)或者醋酸去氨加压素(0.5μg i. v. or i. m. every 12h)替代治疗。另外应避免过量胃肠外应用 ADH 导致的医源性 SIADH。

在接受糖皮质激素治疗的病人中高血糖症也很常见。通过调整液体中的糖及胰岛素比例来治疗高血糖症。其他的电解质紊乱例如低镁血症(<0.75mmol/L),低磷酸盐血症(<0.65mmol/L),和低钙血症(<2.0mmol/L)也是颅底手术术后常见的。尤其在病人需要较大量失血后输血(>5 单位浓缩红细胞)的病人身上发生。这些紊乱会增加术后谵语状态和减少神清状态的发生。

血管

深静脉血栓通过应用医用弹力袜和步行来预防。肝素在术后早期应用是禁忌的,因为可能增加颅内出血的风险。快速失血和血制品替代治疗后可能发生凝血功能异常,因为失血可以在短时间内耗竭凝血因子。此种情况下,可以用新鲜冰冻血浆补充缺失的凝血因子。

中枢神经系统/颅底

额叶损伤导致的癫痫是很少见的。另外,在较重的脑挫伤或者脑实质被切除时,推荐预防性使用抗癫痫药物苯妥英钠(商品名狄兰汀)。癫痫大发作时,立即给予安定 10mg 静脉推注,保持气道通畅并吸氧,给予苯妥英钠 15mg/kg 的负荷剂量,然后以 5mg/kg/d 维持剂量。需排除电解质或酸碱失衡以及颅内占位性病变或者炎症导致的癫痫。

术后立即出现脑脊液漏的病人,应该即刻于内镜下修复漏口。一些高流量的脑脊液漏同时需要行腰大池持续引流。引流袋应该放置在肩膀水平，引流量保持在50~80ml/8h。这个速度近似生理24小时CSF产生量。过度引流可能导致颅内积气。漏口的修补通过移动或者支撑黏膜瓣来完成。病人出现脑积水时需要行脑室-腹腔分流术。自从应用鼻中隔黏膜瓣以后，CSF漏概率降至5%左右[19]。

少量的颅内积气在手术后早期经常发生。一般情况下在一周内可自行吸收。持续的或者大量的颅内积气提示CSF漏，需要谨慎的处理。高张力性颅内积气可能压迫脑组织并导致感觉中枢受损或者局部神经功能缺失。当有神经功能改变或者持续增高的颅内压时需要穿刺抽吸。高张力性颅内积气需要修补硬膜。对于需要正压面罩通气的患者，可能需要行气管切开术，以绕开上呼吸道。

伤口感染和脑膜炎是前颅底手术的少见并发症。抗生素治疗应用取决于CSF格兰氏染色和培养结果。完成颅腔与上呼吸-消化道的隔离是必需的，以减少颅内感染的发生。

脑膨出和搏动性突眼是术后后期罕见的并发症。它们需要通过重新手术及硬膜和缺损骨质的重建来纠正。眼眶内侧壁的缺失和不准确的内眦重组可能导致眼球不对称和不共调凝视。因此较大的眼眶缺损应该重建修补。

结论

ENB特殊的解剖位置导致其治疗的复杂性，容易对中枢神经系统及视器造成损伤。外科手术联合放疗提供了较长时间的疾病控制率，5年为45%~70%。此类疾病治疗方法方面的最新进展是内镜下经前颅面入路肿瘤切除术（ACF，anterior craniofacial resection）。这种方式相比于传统ACF，同样可以明确肿瘤的边界，做到肿瘤的全切，但避免了外部切口。借助于内镜的良好的手术视野和放大倍数，避免了额叶牵拉，并且能够于内镜下应用带血运组织进行颅底重建。本组23例经内镜下ACF方法的ENB病人相比于传统开放的ACF治疗方法，有着更高的疾病控制率及较低的并发症发生率（22/23）。对于受过内镜颅底肿瘤外科正规培训的医生，为ENB患者实施内镜下ACF手术是可取得，并且可以获得很好的治疗效果的。

参考文献

1　Broich G, Pagliari A, Ottaviani F: Esthesio-neuroblastoma: a general review of the cases published since the discovery of the tumor in 1924. Anticancer Res 1997;17:2683–2706.

2　Bradley PJ, Jones NS, Robertson I: Diagnosis and management of esthesioneuroblastoma. Curr Opin Otolaryngol Head Neck Surg 2003;11:112–118.

3　Berger L, Luc R, Richard D: L'esthesioneuro-epitheliome olfactif. Bull Assoc Fr Etude Cancer 1924;13:410–421.

4　Kumar S, Perlman E, Pack S, et al: Absence of EWS/FLI1 fusion in olfactory neuroblastomas indicates these tumors do not belong to the Ewing's sarcoma family. Hum Pathol 1999;30:1356–1360.

5　Mezzelani A, Tornielli S, Minoletti F, Pierotti MA, Sozzi G, Pilotti S: Esthesioneuroblastoma is not a

member of the primitive peripheral neuroectodermal tumour Ewing's group. Br J Cancer 1999;81:586–591.

6　Riazimand SH, Brieger J, Jacob R, Welkoborsky H-J, Mann WJ: Analysis of cytogenetic aberrations in esthesioneuroblastomas by comparative genomic hybridization. Cancer Genet Cytogenet 2002;136:53–57.

7　Bockmuhl U, You X, Pacyna-Gengel-bach M, Arps H, Draf W, Petersen I: CGH pattern of esthesioneuroblastoma and their metastases. Brain Pathol 2004;14:158–163.

8　Kadish S, Goodman M, Wang CC: Olfactory neuroblastoma: a clinical analysis of 17 cases. Cancer 1976;37:1571–1576.

9　Dulguerov P, Allal AS, Calcaterra TC:

内镜颅底外科手术入路

Esthesioneuroblastoma: a meta-analysis and review. Lancet Oncol 2001;2:683–690.

10 Kassam A, Snyderman CH, Mintz A, Gardner P, Carrau RL: Expanded endonasal approach: the rostrocaudal axis. Part II. Posterior clinoids to foramen magnum. Neurosurg Focus 2005;19:E4.

11 Kassam A, Snyderman CH, Mintz A, Gardner P, Carrau RL: Expanded endonasal approach: the rostrocaudal axis. I. Crista galli to the sella turcica. Neurosurg Focus 2005;19:E3.

12 Kassam A, Carrau RL, Snyderman CH, Gardner P, Mintz A: Evolution of reconstructive techniques following endoscopic expanded endonasal approaches. Neurosurg Focus 2005;19:E8.

13 Cavallo LM, Messina A, Cappabianca P, et al: Endoscopic endonasal surgery of the midline skull base: anatomical study and clinical considerations. Neurosurg Focus 2005;19:E2.

14 Snyderman CH, Kassam AB, Carrau R, Mintz A: Endoscopic reconstruction of cranial base defects following endonasal skull base surgery. Skull Base 2007;17:73–78.

15 Carrau RL, Kassam AB, Snyderman CH, Duvvuri U, Mintz A, Gardner P: Endoscopic transnasal anterior skull base resection for the management of sinonasal malignancies. Oper Tech Otolaryngol Head Neck Surg 2006;17:102–110.

16 Hadad G, Bassagasteguy L, Carrau RL, et al: A novel reconstructive technique after endoscopic expanded endonasal approaches: vascular pedicle nasoseptal flap. Laryngoscope 2006;116:1882–1886.

17 Castelnuovo PG, Delu G, Sberze F, Pistochini A, Cambria C, Battaglia P, Bignami M: Esthesioneuroblastoma: endonasal endoscopic treatment. Skull Base 2006;16:25–30.

18 Eden BV, Debo RF, Larner JM, et al: Esthesioneuroblastoma: long-term outcome and patterns of failure – the University of Virginia experience. Cancer 1994;73:2556–2562.

19 Bhattacharyya N, Thornton AF, Joseph MP, et al: Successful treatment of esthesioneuroblastoma and neuroendocrine carcinoma with combined chemotherapy and proton radiation: results in 9 cases. Arch Otolaryngol Head Neck Surg 1997;123:34–40.

20 Davis RE, Weissler MC: Esthesioneuroblastoma and neck metastasis. Head Neck 1992;14:477–482.

21 Ferlito A, Rinaldo A, Rhys-Evans, PH: Contemporary clinical commentary: esthesioneuroblastoma: an update on management of the neck. Laryngoscope 2003;113:1935–1938.

22 Casiano RR, Germani RM, Vivero R, Herzallah IR: Endoscopic reconstruction of large anterior skull base defects using acellular dermal allograft. Am J Rhinol 2007;21:615–618.

第九章　颅底旁中央区内镜入路

Daniel M. Prevedello[a] · Amin B. Kassam[c] · Bradley A. Otto[b] ·
Leo F. S. Ditzel Filho[a] · Danielle de Lara[a] · Ricardo L. Carrau[b]
Departments of [a]Neurological Surgery and [b]Otolaryngology, Head and Neck
Surgery, The Ohio State University, Columbus, Ohio, USA; [c]Department of Neuro-
logical Surgery, University of Ottawa, Ottawa, Ont. , Canada

译者：第四军医大学西京医院　高大宽　胡世颉　周跃飞

摘要

　　背景：内镜经鼻颅底外科已经发展成为颅底外科的重要组成部分。冠状位上旁中央区是指颅底腹侧走行的颈内动脉的外侧区域。内镜入路处理旁中央区病变是扩大内镜入路最为复杂的部分。**方法**：我们总结分析了 1000 余例内镜扩大经鼻颅底入路的手术经验。并在本文中，围绕颈内动脉在颅底前、中、后区域的位置进行了模块化分区。**结果**：前旁中央区涉及前颅底和眼眶，中旁中央区涉及中颅窝和颞叶，后旁中央区涉及后颅窝和颈静脉孔区域。根据颈内动脉的位置，中、后旁中央区的内镜入路又进一步分成 7 个区。**结论**：从解剖学上，规范统一这种模块化的颅底旁中央区域手术入路，可以简化运用内镜从中线到达旁中央区域的难度，优化手术策略，从而获得更好的结果。这种规范化的模块化入路为单独或联合运用内镜经鼻通道到达各个区域提供了一个系统方法。

　　旁中央颅底区域局部解剖复杂，包含重要的动脉血管，在海绵窦内有重要的颅神经穿行。因此，对该区域内的病变处理一直是个难点。到目前为止，对于该区域病变的手术方法大多数是采用常规开颅、渐进性颅底入路，在尽可能减少对中心区域神经血管结构骚扰的情况下，逐步到达颅底腹侧。但是，这种从外向内的入路方式需要对外围的神经血管结构进行移位，可能会导致一定的并发症。

　　采用经蝶入路处理颅底中线区域病变的手术已经开展近百年了。最初，这个入路只限于处理垂体窝内病变。近年来，随着内镜和计算机辅助定向导航系统的发展，外科医生拓展了该入路的手术范围，可以对一些复杂区域的病变进行处理，如旁中央区域。在旁中央区域内的操作需要对颈内动脉进行解剖分离，具有很大的风险。尽管颈内动脉并发症很少见，但是，一旦发生，后果很严重。因此，手术医生不仅要掌握颈内动脉相关解剖知识以减少不必要的动脉损伤，而且还要具备内镜下处理大血管破裂出血的技能。

颈内动脉

　　位于颅底腹侧的颈内动脉分为以下几个部分：咽旁上升段、水平岩骨段、破裂孔段（前膝）、斜坡旁段（海绵窦内近心端后侧垂直段）、虹吸段（海绵窦段）和床突旁段。在床突旁段远心端颈内动脉进入蛛网膜下腔。根据颈内动脉从尾端到头端的走行轨迹，定义其外侧区域为旁中央区。本文将详细描述到达该区域的内镜入路。

如要开展旁中央区域内镜手术，掌握颈内动脉在颅底腹侧的解剖是必须的。这在颈内动脉管受到破坏、动脉发生扭曲移位时，尤为重要。影像导航可用来帮助确认重要结构，但是，决不能替代临床医生的术中判断和熟知的解剖知识。

旁中央区域

本章节描述的旁中央区内镜入路在矢状位上从前到后分成三个部分。前旁中央区包括前颅窝和眼眶，中旁中央区包括中颅窝和颞叶，后旁中央区是指后颅窝。中、后旁中央区根据颈内动脉的走行进一步分区。翼管是识别颈内动脉岩骨段的可靠解剖标记，因此，翼管神经是中、后旁中央区扩大入路的重要解剖标记。

模块化入路

前旁中央区

前旁中央区入路用于处理位于视神经内侧的眶内或眶外病变。典型的眶外手术须保留眶骨膜，如眶内侧壁减压、视神经减压等。一些眶上病变也可采用此入路。眶内手术需要切开眶骨膜，进而切除视神经内侧病变。一般于下直肌和内直肌之间进入，重要的是要把这些肌肉分离出来，以避免不必要的损伤。经结膜在眼球附着处分离肌肉可以更容易移动眼肌，利于从鼻腔操作。而且，这种操作方式扩大了经鼻入路的范围，可以进一步进入眼眶前部区域。总之，这种入路方式可以使眼眶中部获得很好的显露。

中、后旁中央区

根据与颅底颈内动脉的关系，中、后旁中央区进一步分成 7 个解剖区域。本章节提及的岩下和岩上区域是指其与岩骨段颈内动脉的关系，不是指岩骨。7 个分区如下：

1 区：岩尖前部。

2 区：岩骨体中部，岩骨段颈内动脉水平段的下方。

3 区：岩上方形区域，内侧界是斜坡旁颈内动脉，下界是岩骨段颈内动脉水平段，外侧界是三叉神经第二支，上界为海绵窦内的外展神经。通过该区可到达三叉神经 Mechel's 腔和半月结。

4 区：海绵窦上外侧部分，该区域有动眼神经、外展神经、三叉神经第一支和外展神经穿行。

5 区：翼突和颞下区域，通过该区可直接进入中颅窝。

6 区：枕骨髁区，指下三分之一斜坡和枕骨大孔外侧区域。前外侧边界是咽鼓管和 Rosenmuller 窝，是外侧咽旁动脉的标记点。上界是岩斜区结合部。该区域的病变可能侵犯舌下神经管。

7 区：咽旁动脉外侧区，该入路沿上颌窦底向后扩展，包括翼突外板及周围软组织。最重要的是，该区包括后方的经静脉孔区域。

外科技术

准备:术前影像应包括 CTA 和磁共振薄层扫描,在术中用于无框架定向导航。患者麻醉后,三钉头架固定头部,适度后仰、右转。鼻腔常规采用 0.05% 羟甲唑啉棉片收缩黏膜。鼻部皮肤及鼻前庭采用常规方法消毒。脐周区域常规消毒备用,必要时获取自体脂肪组织进行颅底重建。

显露:常规使用 0°内镜进行操作。首先,切除病变同侧中鼻甲,使用单极或双极进行准确止血。对侧中鼻甲向外侧推开即可,必要时也可切除。如果需要,亦可骨折下鼻甲,以获得更大的操作空间,利于双鼻孔、双人操作。然后,制作鼻中隔黏膜瓣,通常是病变对侧。鼻中隔黏膜瓣可放置在鼻咽部或者开放的上颌窦内,避免手术过程中不必要的损伤。

一般来讲,在广泛开放蝶窦和后组筛窦后,鼻中隔后部也要做部分切除。切除后筛可为内镜置入提供更大的空间。对某些入路,如经眶入路,前组筛窦也需要切除。鼻中隔后部切除后,该区域悬空的黏膜可以翻转,覆盖到对侧制作黏膜瓣后裸露的鼻中隔上,可用可吸收线进行固定。

前旁中央区(前颅窝)

经眶入路

经眶入路需要切除眶纸板、视神经管内侧壁及部分眶顶。这个入路需要彻底切除前

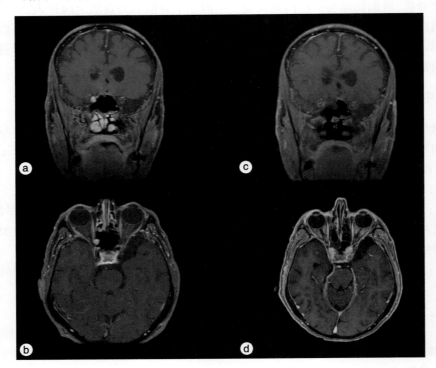

图 1　一例 72 岁男性患者眶尖神经鞘瘤冠状(**a**)、轴位(**b**)MRI。这例患者经过前旁中央区眶骨膜内入路得以切除。术后冠状(**c**)、轴位(**d**)MRI可见肿瘤完全切除

　　　　　　　　　　　　　　　　　　内镜颅底外科手术入路

筛及后筛,以充分显露鼻窦腔的外侧壁。根据病变范围可做单侧或双侧显露。眶纸板和眶尖是筛窦气房切除范围的外侧界。这个入路相关的最重要结构是视神经、筛前及筛后动脉、眼动脉及其中心视网膜动脉分支。

眶骨膜外经眶入路用于切除鼻窦腔内侵袭眶内侧壁的病变,如鼻窦腔恶性肿瘤;在不能全切的眶骨膜内病变时进行视神经减压,如视神经鞘膜瘤和视神经胶质瘤;亦可用于处理颅内前颅窝病变向外侧扩展部分,如处理嗅沟脑膜瘤硬膜尾征区域。

眶骨膜内经眶入路用于切除位于眶骨膜内的、视神经内侧的病变(图1)。典型病变包括眼眶神经鞘瘤、海绵状血管瘤及脑膜瘤。

中、后旁中央区

经翼突入路

中、后旁中央区内所有模块化入路都是以经翼突入路为基础。经翼突入路从病变同侧鼻孔实施。首先,行上颌窦造瘘,显露上颌窦后壁,找到蝶腭动脉及分支,并进行确实电凝或结扎。切除上颌窦后壁骨质,把翼腭窝内组织向外侧分离,进一步显露翼突基部,这样便可通过蝶窦外侧隐窝进入颞窝中部。此时,可清晰辨认翼突基部翼管内走行的翼管神经及伴行动脉。影像导航系统可帮助确认翼管的位置及长度。然后,进一步用高速磨钻磨除蝶窦底的骨质,直至与斜坡隐窝齐平。

理论上讲,在中央颅底会形成一个"H"状的解剖标志,对于术中定位很有帮助。上面的垂直支代表斜坡旁上升段颈内动脉,下面的垂直支代表翼突内板。水平短线代表蝶窦底。两个交汇点代表两侧的翼管开口。翼管是定位并显露颈内动脉的重要解剖标志。如前所述,磨除翼管周围骨质(从3点到9点范围),直至显露破裂孔内的颈内动脉。

中旁中央区(中颅窝)

岩上入路(3区)是一个方形区域。这个入路用于切除 Meckel's 腔内的病变。在确定颈内动脉破裂孔段位置后,进一步磨除蝶窦外侧壁颅中窝骨质。根据病变大小,可暴露三叉神经第二支下方的颈内动脉岩骨水平段,以及斜坡旁颈内动脉(海绵窦垂直段)。硬膜开放范围,内侧界为颈内动脉,外侧界为三叉神经第二支,下界为水平岩骨段颈内动脉,上界为斜向走行的外展神经。神经电生理监测在该区域手术中非常重要。硬膜切开前必须进行电刺激,以确认外展神经位置,防止不必要的损伤。在切除病变过程中,还要随时监测中颅窝区域颈内动脉外侧走行的动眼神经和滑车神经。

对于侵袭三叉神经半月结的病变,如鼻窦恶性肿瘤,无需考虑三叉神经,可连同被侵袭的三叉神经根一并切除。如果计划全切病变,术中病理是很必要的,决定是否需要清扫边界。对于位于 Meckel's 腔内下方的良性病变,推向中颅窝硬膜的外上方的三叉神经可完整保留。有时,可通过前内侧(第一和第二支之间)和前外侧(第二支和第三支之间)中颅窝三角到达 Meckel's 腔外侧区域,特别是当三叉神经被外侧病变推向内侧时。如果病变长入中颅窝,可进一步打开中颅窝内侧硬脑膜,从而进入中颅窝蛛网膜下腔切除病变。

该区域常见病变包括侵袭性腺样囊状癌、脑膜瘤、神经鞘瘤及侵袭性垂体腺瘤。重要的相关结构就是位于周边的颈内动脉、外展神经和三叉神经。

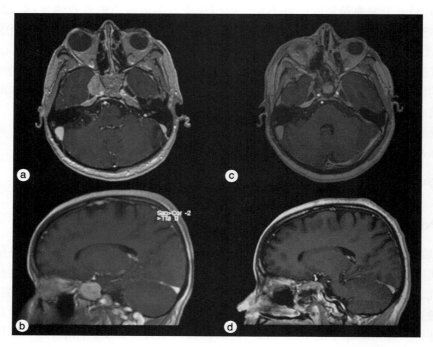

图2 一例腺样囊性癌术前 MRI 轴位(**a**)、矢状位(**b**)显示肿瘤侵袭 Meckel's 腔。经岩上入路可到达此病变所在方形区域。术后 MRI(**c、d**)显示肿瘤完全切除。该患者术后上颌疼痛消失

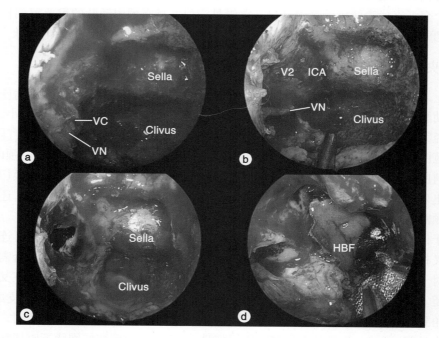

图3 图2所示病例手术中各步骤截图。**a,**在翼腭窝暴露翼管(VC)前端开口;**b,**开放翼管,暴露翼管神经(VN);**c,**通过此方形空间切除病灶后;**d,**用 H-B 黏膜瓣进行颅底重建。V2 = 上颌神经

内镜颅底外科手术入路

海绵窦入路(4区)

解剖学上讲,该入路是指蝶鞍区海绵窦颈内动脉的外侧区域,即通过颈内动脉虹吸段外侧进入海绵窦。这是一个结构很紧密的区域,内有Ⅲ,Ⅳ,Ⅴ,Ⅵ颅神经在颈内动脉外侧穿行。通常情况下,海绵窦内增长缓慢的良性残余肿瘤应该临床观察,有增大倾向时,采用放射治疗。

颈内动脉的显露和骨性部分的切除同前述(3区)。但是,硬膜开放范围在3区方形区域的上方。对于大多数病例,肿瘤已经已经将窦腔压闭,在打开硬膜时很少会遇到静脉出血。建议先打开蝶鞍区硬膜,确认鞍区内颈内动脉的内侧界。一旦从内侧确认颈内动脉的位置,即可在切开外侧硬膜时采用剥离子保护颈内动脉免受损伤。

该入路容易损伤的结构包括Ⅲ,Ⅳ,Ⅴ,Ⅵ颅神经和颈内动脉及伴行交感神经纤维。

颞下入路(5区)

该区域的肿瘤通常会在翼腭窝外侧,形成通过翼突上颌裂向头侧扩展进入中颅窝、向外侧进入颞下窝的通道(图4)。圆孔和破裂孔区颈内动脉的定位如前所述。在向外侧解剖过程中,颌内动脉及其分支必须稳步分离并确切结扎,直至显露外侧翼板。进一步磨除外侧翼板直至中颅窝底和卵圆孔平面。该区域常见病变包括侵袭性癌变、脑脊液漏、脑膜脑膨出以及颅底脑膜瘤。通常会遇到翼腭窝静脉丛的明显出血,可行填塞止血。该区的

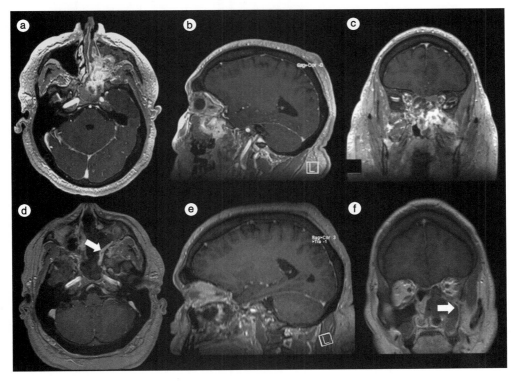

图4 一例广泛的青少年鼻咽血管纤维瘤术前MRI(**a ~ c**)显示其侵犯颞下窝。通过颞下入路(5区)完全切除肿瘤,用H-B黏膜瓣(白箭头)进行颅底重建。术后MRI(**d ~ f**)显示肿瘤全切除

骨性标记（内、外侧翼板）常被肿瘤侵蚀，使解剖结构很难辨认，因此，影像导航是非常必要的。

该区重要的相关结构包括颈内动脉及其分支、翼管神经、三叉神经（第二、三支），以及上方的眶上裂。

后中央区（后颅窝）

岩骨尖（1 区）

该区域是中三分之一斜坡入路向外侧的扩展。在确认并显露破裂孔颈内动脉后，把动脉向外侧移位，这样可直接到达下方的岩尖区域。磨除与岩尖相邻的斜坡骨质更便于这种从内向外的操作。这个入路最远可到达内听道内侧界。如果切开后方的硬膜，可进入后颅窝。软骨肉瘤和胆固醇肉芽肿是该区域典型病变。该入路密切相关的结构包括颈内动脉和紧邻岩骨上方的 Dorello's 管内的外展神经。

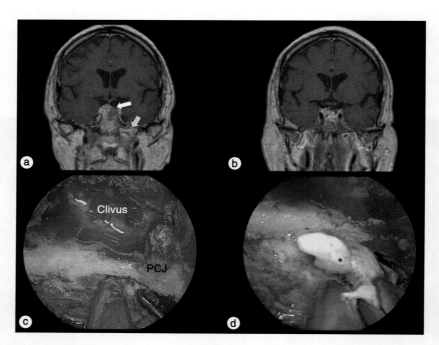

图 5　术前 MRI（a、b）显示一例复发垂体瘤（白箭）患者同时伴发左侧岩斜区病灶（白色箭头）。该患者曾在外院做过一次无功能型垂体腺瘤切除术。此次复发垂体瘤采用经蝶入路，岩斜区病变（星号）是先通过旁中央区（2 区）入路暴露破裂孔前方，然后切除（c、d）。病理结果提示为假单胞菌肉芽肿

岩下入路（2 区）

该入路用于切除岩斜区病变。首先做基本的经斜坡入路为进一步外侧显露提供空间。在确认并分离破裂孔颈内动脉后，采用高速磨钻和咬骨钳彻底去除岩骨体水平部分、破裂孔及斜坡旁区域覆盖于颈内动脉的全部骨质。在颈内动脉岩骨水平段下面磨除岩斜

交界外侧骨质。彻底磨除岩骨段颈内动脉下方骨质后,可显露后颅窝硬膜及静脉窦。该区的上外侧界是中颅窝。

软骨肉瘤是该区域最常见病变。如果需要,进一步切开岩骨后方显露的硬膜,可进入桥前池外侧旁中央区域,对于岩斜区脑膜瘤可进一步扩大手术通道。该区相关重要结构包括内耳及外侧的面听神经、上方的颈内动脉岩骨段及外下方枕骨髁内的舌下神经。

枕骨髁/舌下神经管入路(6区)

咽鼓管与岩骨内颈内动脉管相连,是确认颈内动脉咽旁上升段的重要解剖标记。其外侧是 Rosenmüller 隐窝。枕骨髁位于枕骨大孔外侧,舌下神经管位于其上外侧,需要仔细辨认。

常规双鼻孔入路操作后,进一步切除鼻咽部黏膜,显露中线肌肉结构(头长肌和头前直肌)和枕骨大孔中线部分。可在咽鼓管隆突水平把咽鼓管后端做部分切除,这样可直接显露深面进入颅底之前的咽旁动脉,其是该入路的外侧界。翼管神经和伴行血管是上内侧界。

如要向旁中央区进一步扩展,可把咽旁颈内动脉向外侧移位,进一步显露环椎上关节面及其与枕骨髁的关节结构。从内侧方向,大约磨除20%枕骨髁时,即可到达舌下神经管,并足以在远端控制椎动脉。磨除过程中要非常小心,舌下神经管就位于枕骨髁靠内,由内向外斜向走行。如果把枕骨大孔看作一个表盘,舌下神经管就位于2点和10点位置。另外,在磨除枕骨髁时,注意不要破坏关节囊,应该磨除关节上方的骨质。

6区的入路可分成两种做法。一种是经枕骨髁入路,如前所述枕骨髁部分切除;另一种是髁上入路,此时,枕骨髁解剖保留,只磨除枕骨髁上方直至岩斜交界区骨质。如果做髁上入路,颈静脉结节应该一并磨除(从颅内方向)。

该区域的病变主要是侵袭性癌变、副神经节瘤、神经鞘瘤及颅底脑膜瘤。相关重要结构包括颈内动脉、颈内动脉(外侧的咽旁段和上方的岩骨段)及下方舌下神经管内的舌下神经。

颈静脉孔入路(7区)

7区在6区的外侧。一旦确认了咽旁颈内动脉的位置,任何在其外侧的操作都属于7区入路。颈静脉孔就在颈内动脉外侧,舌咽神经、迷走神经、副神经就位于颈静脉和颈内动脉之间。

本入路要求能够在进入颅底动脉管之前从近端控制咽旁动脉。在翼管神经水平获得颈内动脉远端控制后,可在咽部咽鼓管水平对颈内动脉实施远端控制。因此,为了到达咽旁动脉外侧区域,需要把最初的上颌窦造瘘改成完全的上颌窦开放,甚至扩大至翼突上颌裂、整个翼腭窝以及颞下窝。内外侧翼板连同附着的肌肉一并切除。进一步分离颞下窝内组织结构,需确认卵圆孔,保护三叉神经第三支。

为从远端控制咽旁动脉,须明确辨认咽鼓管,并横行切断。如同在6区所述,咽鼓管隆突切除后,可清晰看到其外侧颈内动脉咽旁游离段。可看到咽旁动脉进入颅底动脉管,是本入路可达最外侧区域,也是实施近端颈内动脉控制的区域。

首先,把可移动的咽旁组织向内侧推移,即可切除向颈静脉窝扩展的咽旁颈内动脉外侧的肿瘤。然后，在颈内动脉和颈内静脉之间打开颈鞘，分离扩大空间，辨认颈内动脉外侧的颈静脉，在低位可对颈静脉进行控制。这样，即可直接进入颈静脉孔区。

该区主要病变包括侵袭性癌变、副神经瘤、神经鞘瘤及颅底脑膜瘤。相关重要结构包括颌内动脉、颈内动脉（咽旁和岩骨段）、三叉神经、以及颈静脉孔内的颈静脉、舌咽神经、迷走神经、副神经及下方舌下神经管内的舌下神经。

讨论

对于周边有重要神经血管结构的颅底病变，如果需要采用从中线到外侧入路，扩大经鼻入路是个很好的选择，具有一定的优势。这种入路可直接到达病变，能减少对周边结构的不必要的骚扰。

这种入路的主要禁忌证是，如果重要的神经血管结构位于病变的内侧或腹侧，此时，在切除病变前必须先处理这些重要结构。例如，如果病变位于眶内视神经的外侧，经鼻入路是完全不可取的。这种情况下，可能会对视神经骚扰过多，与神经血管保护原则完全相悖。我们认为，肿瘤大小、血供情况、纤维化程度或者钙化程度都不是问题。

采用扩大经鼻入路，我们可以切除巨大肿瘤以及明显钙化的病变，如软骨肉瘤。本文仅讨论了这些入路的解剖学及技术问题。除此之外，还有一个必须关注的重要问题，那就是术者的经验。我们认为，采用内镜下扩大经鼻入路处理旁中央区颅底病变，本身就是一项最复杂、最危险的手术。这需要团队合作，包括精通内镜及颅底手术的耳鼻喉科医生和精通内镜、颅底及脑血管外科的神经外科医生。

由于当前的高清内镜可提供全方位视野，这为切除鞍区以外的病变提供可能。尸体解剖研究结果显示，经鼻内镜入路前可到达鸡冠，下可到达齿状突。Cappabianca 团队回顾分析了从嗅沟到下斜坡区域的各种经鼻颅底入路[6,7]。他们总结了这种入路的许多优势，包括减少对脑组织的牵拉及对视觉通路的骚扰，可早期发现垂体，可能更好的保护内分泌功能。并最后得出结论，内镜经鼻入路处理颅底病变更有价值[3]。

运用内镜经鼻入路处理旁中央区病变可能减少并发症，缩短术后住院日。当然，还需要长期的临床观察数据来进一步证实这种手术方式是否能获得很好的远期疗效，包括并发症、死亡率及复发率。本文所述这种针对颅底病变的模块化入路，提供了一种基于颅底旁中央区的模块化分区来全面界定并到达病变方法。

我们完全相信，对于位于颞下窝和翼腭窝的颈内动脉外侧的大型病变，如果病变本身已经形成通过蝶窦或上颌窦与中线区域相连的通道，是可以尝试经鼻入路的。但是，必须强调的是，这些病变多数情况下可能会包裹或推挤颈内动脉、颌内动脉及翼腭窝静脉丛，均是发生术中动静脉出血的原因。

我们认为，在扩大经鼻手术中，对颈内动脉的显露和控制是必要的，也是最复杂和最危险的操作[3,8]。如果不首先分离解剖出相应颈内动脉部分，就尝试进入旁中央区是非常危险的。特别是对于那些可能粘连或破坏血管结构的恶性肿瘤，一旦手术区发生不可控的动脉出血，如果不能在颈内动脉近心端和远心端实现控制，将会发生致命性大出血[9]。

在更低的区域，颈内动脉和咽旁区域（咽鼓管）之间，由于此处都是软组织（翼状肌、咽鼓管及静脉丛），解剖结构很难辨认。该区域缺少正常的骨性结构，静脉出血多，而且可能还需要用角度镜,因此,手术过程中容易迷路。总之,尽管我们可以切除旁中央区域病变,但是主要是针对那些向中央区扩展的病变。而且,我们强调,这种手术是相当复杂的,只有经验丰富的医生才能尝试。

结论

本文详细介绍了相关解剖分区,为单纯经鼻、完全内镜下旁中央区入路提供操作指南。为各种模块化入路设置了关键的解剖标记。根据病变的大小、范围,各个模块可单独使用,也可联合运用。

旁中央区内镜经鼻入路应用过程中的两点关键注意事项:

1. 重要的神经血管结构必须位于病变的周边;

2. 手术团队必须具有循序渐进的全内镜经鼻手术经验。熟练掌握颈内动脉及局部解剖结构是成功的必要条件。这些只能通过循序渐进的系统训练获得。

我们必须进一步强调的是,一个计划为患者实施经鼻内镜手术的团队,必须应当可以为该患者熟练实施传统开放手术。这个手术团队必须能够根据每个病例的解剖特点设计合理的手术入路。只有能够熟练实施传统颅底外科手术,而且具备经鼻颅底外科丰富经验的医生,才能够为患者提供最佳治疗方案。

参考文献

1 Hadad G, Bassagasteguy L, Carrau RL, et al: A novel reconstructive technique after endoscopic expanded endonasal approaches: vascular pedicle nasoseptal flap. Laryngoscope 2006;116:1882–1886.

2 Snyderman CH, Pant H, Carrau RL, Prevedello D, Gardner P, Kassam AB: What are the limits of endoscopic sinus surgery? The expanded endonasal approach to the skull base. Keio J Med 2009;58:152–160.

3 Kassam AB, Gardner P, Snyderman C, Mintz A, Carrau R: Expanded endonasal approach: fully endoscopic, completely transnasal approach to the middle third of the clivus, petrous bone, middle cranial fossa, and infratemporal fossa. Neurosurg Focus 2005;19:E6.

4 Kassam AB, Vescan AD, Carrau RL, et al: Expanded endonasal approach: vidian canal as a landmark to the petrous internal carotid artery. Journal of Neurosurgery 2008;108:177–183.

5 Kassam AB, Prevedello DM, Carrau RL, et al: The front door to meckel's cave: an anteromedial corridor via expanded endoscopic endonasal approach-

technical considerations and clinical series. Neurosurgery 2009;64(3 suppl):71–82; discussion 82–73.

6 Cappabianca P, Frank G, Pasquini E, de Divitiis E, Calbucci F: Extended endoscopic endonasal transsphenoidal approaches to the suprasellar region, planum sphenoidale and clivus; in de Divitiis E, Cappabianca P (eds): Endoscopic Endonasal Transsphenoidal Sugery. Wien, Springer, 2003, pp 176–187.

7 Cavallo LM, Messina A, Cappabianca P, et al: Endoscopic endonasal surgery of the midline skull base: anatomical study and clinical considerations. Neurosurg Focus 2005;19:E2.

8 Cavallo LM, Messina A, Gardner P, et al: Extended endoscopic endonasal approach to the pterygopalatine fossa: anatomical study and clinical considerations. Neurosurg Focus 2005;19:E5.

9 Snyderman C, Kassam A, Carrau R, Mintz A, Gardner P, Prevedello DM: Acquisition of surgical skills for endonasal skull base surgery: a training program. Laryngoscope 2007;117:699–705.

第十章　海绵窦:内镜经鼻手术入路

Giorgio Frank[a] · Ernesto Pasquini[b]

[a]Center of Surgery for Pituitary Tumors, Department of Neuroscience, Bellaria Hospital, and

[b]Center of Endoscopic ENT Surgery, ENT Department Sant'Orsola-Malpighi Hospital, Bologna, Italy

译者:首都医科大学附属北京天坛医院　桂松柏

摘要

到达海绵窦区域的内镜经蝶扩大入路是近几年才开始用于临床并逐渐发展,其有助于治疗部分海绵窦区域病变。和其他内镜经蝶扩大入路的特点一样,该入路同样是通过脑外途径直接到达病变,具有快速和微创的优点。根据肿瘤延伸生长的不同方式选择许多不同途径(正中内镜经蝶入路,经筛-经翼-经蝶内镜入路,经上颌-经翼内镜入路),目的是能够更好地到达肿瘤累及的部位。**临床资料:**从1998年至今,我们已经完成了793例内镜经蝶手术。其中,141例(18%)累及海绵窦。在本章节中,累及海绵窦最常见肿瘤依次为垂体瘤、脊索瘤和脊索肉瘤(共132例)。侵袭海绵窦的垂体瘤(103例患者,107次手术操作)是侵犯海绵窦上部肿瘤的最有代表性的病例群体。其次,是脊索瘤和脊索肉瘤病例组(19例患者,25次手术操作),这一类肿瘤主要累及海绵窦下部。**结果:**垂体瘤的平均住院时间为4天。脊索瘤和脊索肉瘤的平均住院时间为5天。根据手术后MRI评估,垂体瘤全切率为53%,脊索瘤/脊索肉瘤为44%。根据现代内分泌评估标准,功能性腺瘤的生物学治愈率为27%。大多数患者因为解除了肿瘤压迫,所以神经系统症状(三叉神经痛和眼肌麻痹)会有所改善。**主要并发症包括:**1例动眼神经麻痹,4例迟发性脑脊液鼻漏,1例残余肿瘤卒中出血,1例颈内动脉损伤。没有围手术期死亡病例。**结论:**因为累及海绵窦肿瘤的生物学和形态学特点不同,手术步骤也不同。内镜经鼻手术是颅底外科的一类重要技术。对于某些病例(海绵窦内、肿瘤质软、未侵犯血管和/或神经)尤其适合。该技术安全、损伤小、手术效果明确。手术依然是治疗海绵窦肿瘤的主要手段。有时,单纯手术即可治愈。但多数情况下,需要多种治疗手段的联合使用以辅助控制肿瘤,例如药物治疗和放射治疗。

海绵窦因其解剖和结构的复杂和重要性,该区域手术一直是神经外科医生所面临的巨大挑战。从上世纪六十年代开始,随着对该区域解剖知识的增加,许多神经外科医生开始对该区域病变的手术产生兴趣。此前,海绵窦被认为和其他硬脑膜静脉窦一样,仅仅是一个硬脑膜内的普通静脉窦。这个理念来自于Claudius Galen,他做动物解剖的时候发现鞍旁颈内动脉浸浴在静脉血中,并将这一发现推论到人类。Winslow[1]推测认为该结构类似于阴茎的海绵体,所以将该结构定义为海绵窦。第一例主动进入海绵窦的手术为治疗海绵窦内的长期动静脉瘘。术中发现海绵窦内菲薄的动脉化静脉既不像海绵体,也不像硬脑膜静脉窦,而是一个静脉丛[2]。综合手术、大体解剖以及显微观察,目前认为:这个蝶鞍侧方的结构位于硬脑膜外,内含由薄壁静脉组成的不同静脉丛。该结构沿着斜坡延伸,向后和脊柱的硬膜外空间相续,前方和眶上裂相续,其内结构排列顺序和眼眶内相似。由于"海绵窦"并不能反映该结构特点,有学者提出用"鞍旁结构"替代传统名称"海绵窦"命名该区域解剖结构[3]。虽然该名称不够准确,但是目前所有的学术文献都称呼该结构为海绵窦,所以我们在本章也同样延续旧称。

海绵窦区域手术的先驱们[2,4,5]首先采用开颅入路从海绵窦上壁和侧壁的神经之间的狭窄间隙进入海绵窦。开颅入路的优势是可以控制颈内动脉的近端和远端。此后20年都热衷于此类术式。但由于其他治疗手段(例如放疗)的出现及此类手术的高致残率,使用逐渐减少。上世纪80年代,一位著名的颅底神经外科医生在关于海绵窦手术中写道:因为一些术后患者预后不良以及出现的各类并发症,海绵窦手术的早期热情一定会逐渐回归理性[5]。目前,海绵窦区域疾病的治疗理念已经改变。治疗目的已经不是必须全部切除病变,而是控制占位效应、改善症状和避免增加神经功能损伤[6]。所以,目前提倡包括手术、放疗和药物的综合治疗。开颅手术目前依然是治疗该区域脑膜瘤、血管畸形以及大部分位于硬脑膜内瘤体的首选术式。

目前,该区域手术热点集中在从前方颅外入路到达海绵窦区域,治疗位于海绵窦内的肿瘤或者累及海绵窦的硬脑膜外肿瘤。

Laws等[7]在1979年描述了第一例从前方到达海绵窦的颅外入路,用于治疗海绵窦内的动静脉瘘,采用的是经对侧筛蝶入路。此后,相继提出了几种前方显微入路治疗海绵窦病变:经蝶筛入路[8],经上颌-蝶入路[9],经上颌入路[10],经上颌联合经鼻入路[11]以及近期提出的经后组筛窦的扩大经蝶入路[12]。这些入路的目的是避免经蝶入路只能显露中线区域的缺点,扩大手术通道,以充分显露海绵窦区域。

随着内镜在神经外科领域的应用[13],我们可以在有限的手术通道里显露更广阔的手术区域。

详细的解剖研究[14,15]显示了使用内镜到达海绵窦的可行性和优势。目前有三种经鼻入路(鼻中隔旁入路、中鼻甲切除入路以及中鼻道入路。根据肿瘤向外侵袭范围的不同,选择相应入路。

有关到达海绵窦的内镜入路,Bologna提出了"远外侧"入路:经筛-翼突-蝶入路,该入路适合切除侵犯到海绵窦外侧部分的肿瘤[16]。另外,还有进一步的极外侧入路:经上颌-翼突入路,该入路更适用于切除从海绵窦内沿着圆孔生长至翼腭窝的肿瘤。所以,根据肿瘤累及海绵窦部位不同选择不同的内镜入路。

解剖学概述

下述章节并非为了描述海绵窦解剖,而是为了更好地理解手术入路。

海绵窦邻近头颅中心位置,环绕蝶鞍和蝶骨体。从前床突的下方及眶上裂的后缘延伸到后床突。海绵窦有四个壁:外侧壁,内侧壁,顶壁以及后壁。顶壁毗邻基底池,外侧壁毗邻颞叶,内侧壁毗邻蝶鞍、垂体以及蝶骨体,后壁毗邻后颅窝。外侧壁和内侧壁于下方山脊样汇合于上颌神经的上缘水平。内侧壁可以分为上部（鞍部）和下部（蝶骨体部）[17]。海绵窦的各个壁包裹着颈内动脉海绵窦段以及其内的分支、交感神经丛、Ⅲ、Ⅳ、Ⅵ颅神经以及多种静脉结构。

　　海绵窦的各个壁都由两层组成：外层为硬脑膜层，内层为内膜层。只有内侧壁（包括鞍部和蝶部）仅有一层组成。其中，鞍部由硬脑膜层组成，蝶部由内膜层组成[17]。连接两侧海绵窦的海绵间窦位于覆盖蝶鞍前方表面、后方表面以及下方表面的两层膜之间。Ⅲ、Ⅳ以及V1位于海绵窦的外侧壁内[18]。外展神经以及包绕颈内动脉海绵窦段的交感神经丛是真正走行在海绵窦内的神经。外展神经从Dorello孔进入海绵窦后壁，走行于海绵窦内颈内动脉水平段的外下方以及三叉神经眼支的内侧，然后进入眶上裂。

　　海绵窦内的颈内动脉起始于颈内动脉岩骨段进入破裂孔的位置，终止于其离开海绵窦的部位（从前床突的上表面水平向内突破硬脑膜进入颅内）。Alfieri和Jho[14]提出了一个适合内镜经鼻手术的颈内动脉分段方法。颈内动脉可以在蝶窦后壁根据其骨性隆起分为上方的鞍旁段和下方的斜坡旁段。斜坡旁段包括：（1）下方的破裂孔段（对应于颈内动脉海绵窦内、外节段的交界处）；（2）上方的海绵窦内段，或命名为三叉神经段（因为三叉神经半月节位于其后方，三叉神经的分支位于其外侧）。破裂孔段的标志是翼管（位于破裂孔的下内侧）[19]。鞍旁颈内动脉管骨性隆起为C型，弓形朝向前方。该段包含ICA的四个节段：（1）隐藏节段；（2）下水平段；（3）前垂直段；（4）上水平段。隐藏段位于鞍底后部水平，包括ICA的后曲。从经鼻角度看，下水平段似乎最短，但实际上是海绵窦内颈内动脉最长的一个节段。其沿着鞍底水平的侧方走行。前垂直段包括床突段，走行于视柱的内侧，被近端和远端的硬脑膜环固定，延续为颈内动脉的蛛网膜内节段。海绵窦内颈内动脉有两个主要分支：从后曲内侧分出的脑膜垂体干以及从下水平段的内侧或外侧表面发出的下外侧干。

　　海绵窦内颈内动脉将海绵窦内的空间分为四个部分：内侧部、外侧部、上后侧部、前下侧部[20]（图1）。

　　海绵窦内侧部位于颈内动脉和内侧壁之间，海绵窦外侧部位于颈内动脉和外侧壁之间。后上部位于颈内动脉和海绵窦顶壁之间。前下部位于颈内动脉后曲的下方。内侧部和后上方部其实并无界限，其内没有神经，因此没有损伤神经的风险，可以作为手术通道。前下部和外侧部包含外展神经，如果作为手术通道，可能损伤外展神经。

经鼻内镜海绵窦手术的适应证

　　关于经鼻内镜海绵窦手术的适应证，我们赞同大多数作者的意见[3,21]，认为。根据硬脑膜外病变采取硬脑膜外入路的原则，我们认为对于位于硬脑膜外的海绵窦内肿瘤可以采取经鼻内镜手术（最常见的是垂体腺瘤、脊索瘤以及脊索肉瘤）。硬脑膜外入路有很多优势：可以避免脑组织牵拉；从内侧壁的蝶鞍部进入海绵窦可以不经过任何颅神经，手术涉及的通道也没有损伤颅神经的风险（内侧部和后上方部）或损伤风险较低（前下部和外侧部）。如果肿瘤生长于硬脑膜内，则选择开颅或者联合内镜入路或者分期手术。

　　具有完备的海绵窦手术器械，并根据肿瘤累及的海绵窦部位选择合适的入路，都非常重要。

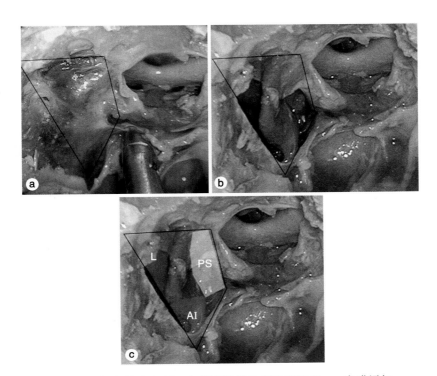

图1 右侧海绵窦解剖。右侧海绵窦的四边形界限。**a** 内膜层切除前；**b** 内膜层切除后；**c** 海绵窦内分区；L＝外侧部；AI＝前下部；PS＝后上部（内侧部和后上部相连续）

设备

内镜手术需要 300 瓦冷光源、内镜摄像设备和录像设备，以及 0°、30°和 45°Hopkins® 内镜（直径 4mm，长度 18cm）。用冲水泵清洗镜头，以避免镜体因为视野不清楚而反复进出鼻腔。在接近肿瘤及切除肿瘤阶段，我们使用内镜机械支持臂，使医生可以进行双手操作。良好的景深可使手术野更清晰，镜体可以离手术野更远些，从而避免手术区域出血导致镜头模糊。

辅助设备

神经导航和微型超声有助于在切开海绵窦壁以及切除肿瘤时精确定位颈内动脉。现代电磁导航尤其适合内镜手术。其可以获得连续导航的效果，避免医生手术中一会儿看导航显示器，一会儿看手术操作监视屏。

术中 MRI 和 CT 都很有价值。我们认为在技术上这些设备更先进，但不能代替导航和多普勒。

手术技巧

手术技巧的描述以最常见的垂体瘤为例。

气管插管全麻。患者半坐位,头转向手术医生,头放置于马蹄形头托上。口咽部填入湿纱布以防止血液和分泌物通过手术野进入胃部。鼻腔和面部使用肥皂水清洗,收缩鼻腔黏膜。腹部备皮,以备术中可能需要获取脂肪。

切除累及海绵窦肿瘤有多种入路以供选择:中线经蝶内镜入路(MTea)、经筛-翼突-蝶内镜入路(EPSea)、经上颌-翼突入路(TMPea)(偶尔需要使用)。

累及海绵窦不同部位肿瘤选择不同相应入路。对于位于中线以及海绵窦后上区域的肿瘤,MTea 就能够充分显露。当肿瘤侵犯到海绵窦前下部和外侧部或者侵犯整个海绵窦,则需要选择 EPSea 入路。在很少见的情况下,肿瘤会从海绵窦外侧部沿着圆孔侵袭入翼腭窝,此时需要 TMPea 入路。

最初,我们进行单鼻孔手术。如果使用 MTea,我们选择空间更大的鼻道。如果使用EPSea,我们选择肿瘤累及海绵窦的对侧鼻孔。目前,我们使用双侧鼻道到达术野,切除鼻中隔后部,此时鼻道的选择就不再重要了。

中线经蝶内镜入路

手术操作分为三个阶段:入路阶段、肿瘤切除阶段、颅底重建阶段。

阶段 I:入路阶段

向侧方推移上、中鼻甲显露蝶筛隐窝和蝶窦开口。使用枪状咬骨钳或磨钻扩大蝶窦开口。于犁状骨上做半月形弧形黏膜瓣,并从骨质上剥离。如果难以辨认蝶窦开口,则直接从蝶骨和鼻中隔后部连接处离断骨质,从前方直接进入蝶窦(位于后鼻孔上缘上方1cm)。蝶窦前壁的切除应该尽量充分,垂直方向切除范围为从蝶窦顶部到底部,侧方要超过蝶窦开口。为方便进入双侧鼻腔,使用反咬钳切除鼻中隔后部(约1cm)。

切除所有蝶窦分隔。可以保留蝶窦黏膜。因为蝶窦前壁的广泛磨除可以避免术后黏膜囊肿的发生风险。保留黏膜有利于手术后蝶窦内部环境的更快稳定,从而降低蝶窦炎症的发生率。

首先,使用磨钻磨除部分鞍底骨质,然后使用枪状咬骨钳扩大鞍底骨质切除范围。骨质切除范围应该足够大,上方显露前海绵间窦,下方显露下海绵间窦,两侧显露到双侧海绵窦。海绵窦肿瘤侧的显露应该小心咬除视神经管-颈内动脉隐窝骨质以及斜坡旁颈内动脉管骨质,侧方需要咬除鞍底旁1cm范围内的骨质,充分显露鞍旁颈内动脉的弯曲。这样,通过轻柔的牵拉海绵窦前侧壁,使得海绵窦内部结构充分显露。

阶段 II:肿瘤切除阶段

硬脑膜切开起始于鞍区。首先切除鞍内部分的肿瘤。然后,进入海绵窦的内侧部。方法是通过扩大原有肿瘤导致的海绵窦内侧壁裂口进入或者在海绵窦内侧壁的安全区域再做一个切口(通常在内侧壁的后 2/3 部分)进入海绵窦(较少使用)。辨认该安全区域首先要求能够辨别海绵窦隆起是否为肿瘤,另外,必须精确定位颈内动脉的走形(通过直视、导航和多普勒)。在直视下切除海绵窦内侧部和后上部的肿瘤,没有神经损伤的风险,因为该处没有神经走行。通常 0°镜足以完成该部位手术操作。向外侧轻柔推开海绵窦前内侧壁有助于增加该部位的显露。

内镜颅底外科手术入路

阶段Ⅲ：手术野的观察和颅底重建

使用棉条填塞术野止血。在手术的最后阶段，建议使用30°和45°镜观察整个术野。

如果没有脑脊液漏，术腔可以简单填塞 Gelfoam®。如果有脑脊液漏或者可疑脑脊液漏，建议多层修补颅底。首先向手术残腔内置入自体脂肪，如果有碎骨片或者软骨，可以将其放置于鞍底硬脑膜外，最后覆盖中鼻甲或鼻中隔黏膜瓣。必须牢记，去除骨质表面的黏膜，将植入物直接贴敷在渗血的骨质表面，以保证自体组织存活。蝶窦内填入 Gelfoam，最后将中鼻甲归位。鼻腔不常规填塞。不需要腰大池引流。

经筛-翼-蝶内镜入路（EPSea）

当肿瘤侵犯到海绵窦前下部和外侧部或者侵犯整个海绵窦，则需要选择 EPSea 入路。

该入路暴露很充分，可以显露整个海绵窦，可以同时直接控制海绵窦的所有区域（图 1，2）。该入路也可以分为三个阶段。

阶段Ⅰ：入路阶段

手持内镜操作。通常使用 0°镜，很少需要 30°镜。切除病变同侧中鼻甲，可以获得更宽的术野，并增加手术器械操作便利。

使用经筛入路，广泛切除蝶窦前壁和后组筛窦。切除上颌窦的内侧壁（靠近鼻腔的壁）以充分暴露上颌窦后壁和上腭骨的垂直突起。

电凝切断蝶腭动脉后，磨除内侧翼突。切除内侧翼突可以方便显露海绵窦内侧壁

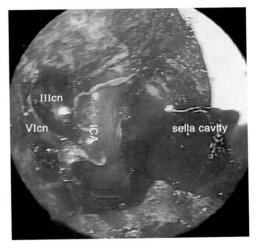

图 2 EPSea 术中观察右侧海绵窦

的下外侧部分。切除部分翼突时，必须事先评估蝶窦外侧隐窝的气化程度，并规划手术中真正需要观察的蝶窦外侧壁和蝶窦下壁的范围。切除蝶窦内分隔。和 MTea 入路一样，使用反咬钳切除鼻中隔后部的 1cm 范围以方便器械从对侧鼻道进入手术野。

阶段Ⅱ：进入海绵窦，切除肿瘤

我们将该阶段分为两步：（1）切除海绵窦表面骨质；（2）切开海绵窦表面硬脑膜。

（1）切除骨质：为显露前方的海绵窦，必须切除部分蝶窦后外侧壁的骨质。切除骨质的范围为外侧的一个四边形，内侧缘为视神经-颈内动脉管隐窝和斜坡颈内动脉管，外侧缘从眶尖到圆孔，下缘为三叉神经上颌支隆起。终止于蝶窦后壁的翼管是指示颈内动脉岩骨内水平段和垂直向上的颈内动脉斜坡段结合部的重要解剖标志，可以指引到达海绵窦内侧壁的下部[19]。

（2）切开海绵窦表面硬脑膜：该步骤可以将内镜固定于支持臂上操作。切开海绵窦内侧壁下部的位置必须注意避开颈内动脉，该部位颈内动脉受到肿瘤的推挤，可以向内侧移位，也可以向外侧移位，取决于肿瘤主体位于海绵窦内颈内动脉的外侧还是内侧。此

时,海绵窦表面硬脑膜切开的位置应该相应选择在颈内动脉的外侧或内侧的安全位置。

　　另外,除了需要重视颈内动脉在冠状位上的移位,也需要重视其在矢状位上的移位。当肿瘤累及海绵窦前下部时,ICA通常被向后推挤;在这种情况下,肿瘤覆盖在动脉上,从表面切开相对安全。相反,如果肿瘤位于海绵窦后上部位,则颈内动脉被推挤向前,和海绵窦硬脑膜紧贴。此时,切开硬脑膜前,必须通过导航和微型多普勒超声精确定位颈内动脉位置。除非肿瘤仅仅位于海绵窦的外侧部,硬脑膜切开位置一般首先局限于鞍底区域,然后随着肿瘤的切除逐渐由内向外、向下扩展硬脑膜切口。如前述,当在颈内动脉前方切开海绵窦硬脑膜时必须做好充分的评估和定位,以避免损伤血管;同时也要注意避免损伤位于海绵窦内侧壁下部的外展神经。外展神经走形紧贴海绵窦内侧壁,从下外侧走行进入眶上裂(图2)。

　　硬脑膜切开后,使用刮圈、吸引器以及标本钳切除肿瘤。通过肿瘤的分块切除,逐渐获得更大的手术空间,更有利于观察和控制海绵窦内组织结构。

阶段Ⅲ:手术野的观察和颅底重建

　　静脉出血通常不必恐慌。随着肿瘤切除,静脉出血可能会越来越明显,但是可以通过使用止血明胶或者海绵填塞获得良好彻底的止血。

　　肿瘤主体切除完毕后,使用30°和45°角度内镜观察瘤腔,同时切除可能残留的肿瘤。手术后,使用一个 Merocel® 填塞鼻腔,通常两天后拔除。

经翼腭窝内镜入路(PMea)

　　当肿瘤由海绵窦通过圆孔生长入翼腭窝时(通常这种情况很少见,多见于脑膜瘤或者神经鞘瘤),使用该入路[22]。这种入路是 EPSea 和内镜下上颌窦后壁内侧部切除的结合。

　　该入路先切除肿瘤侵犯海绵窦同侧的蝶窦前壁以及筛窦,然后切除下鼻甲,磨除上颌骨的垂直部分,切除上颌窦内侧壁。这样,上颌窦的外侧壁和后壁可被充分显露。在泪囊下方横断鼻泪管,以保持其通畅。第二步是在切除上腭骨垂直突起和内侧翼突后辨别翼管。上颌窦后部

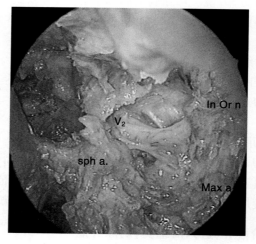

图3　右侧翼腭窝解剖。V2 = 三叉神经第二支;sph a. = 翼腭动脉;In Or n = 眶下神经;Max a = 上颌动脉

骨质磨除的范围上方到眶下神经,以显露圆孔周围的翼上颌窝。能够充分显露延伸入翼上颌窝的肿瘤即可。解剖标志包括:内侧,翼管内的翼管神经能够定位斜坡旁颈内动脉;外侧和下方,上颌动脉和翼肌;上方,眶下神经和V2(通过圆孔,可以到达海绵窦的下外侧部)(图3)。

内镜颅底外科手术入路

病人和方法

在1998年5月和2007年12月之间,意大利博洛尼亚医院神经外科,共完成了793例侵犯鞍区和鞍旁区域肿瘤的经鼻经蝶内镜手术。我们评估了每一个病例的海绵窦侵袭情况[16]。其中141例发现侵袭海绵窦。在本研究中,我们报道了我们103例垂体瘤患者(107次手术)和19例脊索瘤和脊索肉瘤(25次手术)的经验(表1)。其他零星种类侵袭海绵窦的肿瘤不在本报道中。

表1 不同肿瘤发生海绵窦侵袭的情况

肿瘤类型	例数	海绵窦侵袭例数	%
垂体腺瘤			
GH	154	27	16.8
PRL	91	15	16.4
ACTH	97	7	7.2
TSH	10	2	20
NF	328	56	17.3
小计	680	107	15.7
脊索瘤	27	21	77.7
软骨肉瘤	4	4	100
小计	31	25	80.6

手术入路类型总结见表2。

表2 本组肿瘤类型及手术入路

入路类型	肿瘤组织学类型						术中脑脊液漏	
	垂体腺瘤,例数	%	脊索瘤,例数	%	软骨肉瘤,例数	%		
MTes	63	59	5	24			19	28
MTes	43	40	13	62	3	75	14	24
PMAea	1	1	3	14	1	25	1	20
总计	107		21		4		34	25

使用三种参数评估结果:(1)根据手术后三个月的MRI结果评估肿瘤切除程度;(2)手术后三个月的症状改善程度;(3)总结临床症状改善和MRI检查的详细评估(不少于6个月的随访期)(表3)。根据MRI评估肿瘤切除程度:(1)全切:没有肿瘤残留;(2)次全切:残余肿瘤少于20%;(3)部分切除:残余肿瘤少于50%;(4)少部分切除:残余肿瘤大于50%。

表 3　手术治疗效果判断

	MRI 评估	临床评估	综合评估
1	根治 完全切除 无残留	症状消失 症状缓解	治愈(无残瘤、无症状、内分泌改变消失)
2	次全切除 残余<20%	症状持续 部分或无缓解	控制(残余肿瘤,但无症状;或无残余肿瘤;有轻微症状)
3	部分切除 残余<50%		
4	切除不完全 残余>50%		未愈(残余肿瘤,有症状,或者其余治疗也不能控制)

术后三个月复查,将肿瘤占位效应导致的临床症状(偏盲、眼肌瘫痪和三叉神经痛)评估为改善或没有改变。

最后,综合评估被定义为:(1)治愈:肿瘤全切,临床和激素治愈(根据严格的现代评估标准)[16];(2)控制:次全切、症状缓解,或者全切、症状无改善,伴或不伴有激素过量分泌;(3)未愈:肿瘤残余,症状无改善,伴或不伴有激素过量分泌。

我们的手术后治疗方案包括:手术后第三天、第一个月、第三个月以及第六个月的内分泌评估;手术后 72 小时和 3 个月复查 MRI,然后每年复查一次。手术后一个月进行一次内镜下鼻腔的观察和评估,以了解鼻腔和蝶窦腔的恢复情况。对于手术前后有视物功能障碍的患者三个月后行眼肌和视力的神经评估。

结果

垂体腺瘤

平均手术时间 90(60～180)分钟,没有需要输血的病例。术中脑脊液漏见于 26(24%)次手术,手术中行鞍底修复。总之,如果鞍隔菲薄(术后破裂风险大)、有轻微脑脊液漏,我们一般在瘤腔内填入自体腹部脂肪,然后用下方的蝶窦黏膜覆盖。如果脑脊液漏较大,则使用脂肪和蝶窦开口附近的黏膜瓣进行多层重建。最后,如果缺损巨大,则使用阔筋膜和蝶窦口周围黏膜,或者少数情况下使用带蒂鼻中隔黏膜瓣进行多层重建。

4 例脑脊液漏分别出现于手术后 3 天(3 例)和 4 天(1 例),需要内镜经蝶修补。1 例患者由于鞍内填塞物较多,导致视力下降加重;虽然早期二次手术减压,但只有部分恢复。另外一个患者,肿瘤部分切除,因为残余肿瘤卒中出血,行二次开颅手术。

有 1 例颅神经麻痹:在 1 例 TSH 腺瘤发生动眼神经麻痹,发生于中线入路过程中,由于盲刮肿瘤所致。无术中或围手术期死亡病例。

103 例患者,共进行 107 次手术,随访 3 个月评估肿瘤切除程度(图 4,5)。整体结果显示 59% 的病例没有肿瘤残余;32% 的患者次全切;9% 的患者部分切除;1% 的患者少部分切除(表4),由占位效应导致的肿瘤压迫症状(偏盲,眼肌瘫痪和三叉神经痛)86%消失,14%没有改善(表5)。仅对那些随访超过6个月的患者进行详细评估。对89例平均随访时间32月(6~102个月)的患者进行了分析(表6)。

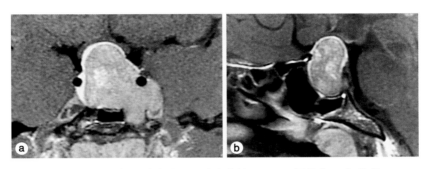

图4 侵犯左侧海绵窦的 GH 腺瘤术前 MRI。**a** 冠状位;**b** 矢状位

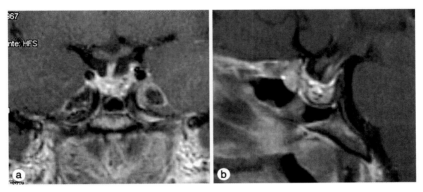

图5 侵犯左侧海绵窦 GH 腺瘤术后 3 个月 MRI 显示鞍内和左侧海绵窦肿瘤被切除。**a** 冠状位;**b** 矢状位

表4 术后3个月评估肿瘤切除程度

肿瘤类型	术后3个月随访情况				
	患者例数	1	2	3	4
GH	26	16	8	2	
PRL	15	7	7	1	
ACTH	7	3	3	1	
TSH	1		1		
NF	54	35	13	5	1
小计	103	61(59%)	32(31%)	9(9%)	(1%)
脊索瘤	21	7	10	2	2
软骨肉瘤	4	4			2
小计	25	11(44%)	10(40%)	2(8%)	(88%,2%)

表5 手术前后神经系统症状对比

症状	垂体腺瘤		脊索瘤/软骨肉瘤	
	术前	术后	术前	术后
眼肌麻痹	13	2	17	2
视力视野障碍	40	5	1	1
视觉神经痛	4	1	6	0
其他颅神经麻痹			2	1
总计	57	8	26	4

表6 对于随访超过6个月的患者的综合评估结果

肿瘤类型	治愈	控制	未愈
垂体腺瘤			
GH	8	15	1
PRL	3	9	1
ACTH		1	2
TSH		1	
NF	27	19	2
小计	38(43%)	45(50.5%)	6(6.5)
脊索瘤	5	3	7
软骨肉瘤	4	0	0
小计	9(47%)	3(16%)	7(37%)

其中,治愈43%,控制50.5%,病变继续进展6.5%。4例患者手术后由于肿瘤继续进展死亡:分别是手术后3个月,1年,5年,6年。所有死亡病例在MRI或尸检时发现多发脑转移。

脊索瘤和脊索肉瘤

平均手术时间120(60～260)分钟,没有需要输血病例。7例术中发生脑脊液漏(28%),即行修补,术后无脑脊液漏病例。无手术导致颅神经损伤发生。颈内动脉破裂发生1例,术腔填塞止血,手术停止。该例患者没有手术后神经功能缺损发生,一周后行介入栓塞治疗创伤性颈内动脉动脉瘤。

平均随访37个月(11～112个月)。MRI被用于评估肿瘤切除程度(图6-9);全切率44%,次全切率40%,部分切除率8%,少部分切除率8%(表4)。85%病例视力和神经功能改善(表5)。仅对那些随访超过6个月的患者进行综合评估:47%的患者治愈,16%的患者病情得到控制,37%的患者病情继续进展。4例患者分别在手术后16、23、25、80个月因为病情进展去世(表6)。

内镜颅底外科手术入路

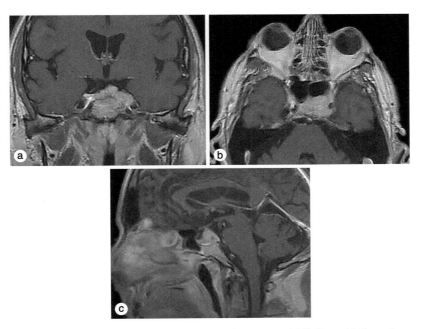

图 6 侵犯左侧海绵窦的斜坡脊索瘤术前 MRI。**a,**冠状位;**b,**轴位;**c,**矢状位

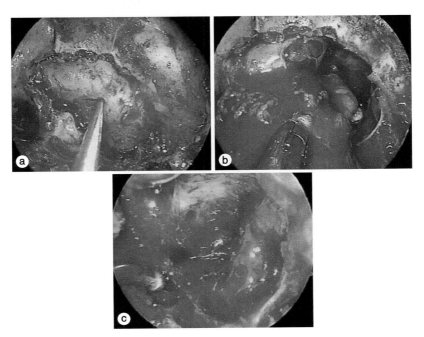

图 7 侵犯左侧海绵窦的斜坡脊索瘤术中所见。**a,**切开左侧海绵窦下壁;**b,**从左侧颈内动脉的斜坡旁段以及鞍旁段附近切除肿瘤;**c,**肿瘤切除后瘤腔观察

表 7　手术相关并发症

	垂体腺瘤（n=107）		脊索瘤（n=25）	
	例数	%	例数	%
手术并发症				
术后脑脊液漏	4	3.7	1	4
鼻出血	1	0.9	1	4
血肿	2	1.8	0	–
动眼神经麻痹	1	0.9	0	–
过度填塞	1	0.9	0	–
颈内动脉损伤			1	4
内分泌并发症				
肾上腺皮质激素缺乏	2	1.8	0	–
暂时性尿崩	1	0.9	0	–
永久性尿崩	2	1.8	0	–

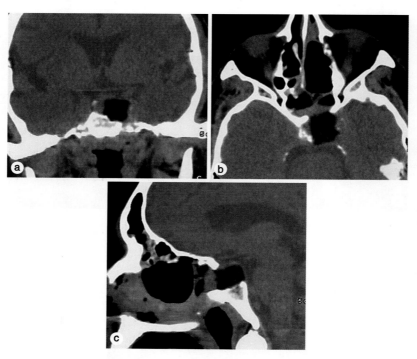

图 8　侵犯左侧海绵窦的斜坡脊索瘤。术后 1d 的 CT 可以清楚显示手术途径:通过筛骨区域,磨除了翼突内侧以及蝶窦后壁和左外侧壁。a,冠状位;b,轴位;c,矢状位

内镜颅底外科手术入路

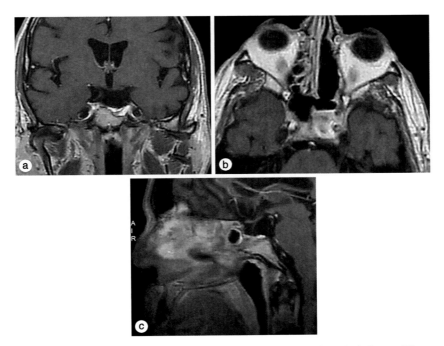

图 9 侵犯左侧海绵窦的斜坡脊索瘤术后 MRI 提示肿瘤没有残余。**a**,冠状位;**b**,轴位;**c**,矢状位

讨论

海绵窦手术开始于二十世纪 60 年代。从那时开始,一些神经外科先驱们[2,4,5]开始在这一以前被认为是"禁区"的区域进行手术操作。

随着对外科手术兴趣的增加,对该区域的解剖也开始重新评估[3,17,18,20,21]。目前,对"海绵窦"这一名称也存有争议,因为该区域被认为是一个硬脑膜外的静脉空间,和其他类似硬脑膜外静脉空间(眼眶部位,基底窦以及脊柱部位)相延续[3,21]。然而,该名称已经被使用了 250 年,已经被广泛熟知,我们继续使用"海绵窦"这一名称。另外,新提出的"外侧部分"目前被认定为仅是海绵窦的一部分。

目前,到达海绵窦有不同入路。包括开颅硬脑膜内入路和硬脑膜外入路,以及扩大经蝶入路。没有金标准。选择入路必须考虑很多因素:肿瘤的生长方向,肿瘤的生物学性质,外科医生的经验和技巧。

我们认为扩大经蝶入路是到达海绵窦的可供选择入路之一,特别是位于硬脑膜外的肿瘤;主要是垂体腺瘤和脊索瘤、脊索肉瘤[16,23]。

扩大经蝶入路到达病变的路径更直接,而且无需牵拉脑组织,可以通过切开海绵窦内侧壁进入海绵窦(可以避免损伤颅神经)。在静脉丛内操作,损伤神经的风险和肿瘤侵袭的部位密切相关。海绵窦的内侧部以及上后部不包含神经;所以,该处病变的手术操作没有损伤患者颅神经的风险。外侧部和前下部包含外展神经(走行于颈内动脉的下外侧,然后进入眶上裂)。通常,肿瘤将神经推挤在其四周,所以分离肿瘤边界时需注意避开该神经。其他神经（Ⅲ、Ⅳ、Ⅵ颅神经）走行在海绵窦外侧壁的硬脑膜层和内膜层之间,切开外侧壁的操作可能损伤这些神经。

早期使用显微镜进行扩大经蝶入路到达海绵窦的手术操作[6-12]。神经外科领域内镜技术可以通过狭小手术通道获得腔内广泛视野,从而减少入路的手术创伤和避免使用鼻窥器(有创伤,并且限制手术通道的大小)[13]。解剖学研究为内镜经鼻到达海绵窦入路提供了可能性[14,15],此后有了相应的临床手术报道[16]。目前为止,关于显微镜扩大经蝶入路到达海绵窦的报道很少。然而,Kitano 等[24]最近报道的使用显微镜扩大经蝶入路切除侵袭海绵窦垂体瘤,疗效良好,也印证了我们的认识。然而,我们的结果和 Kitano 比较,还是有些区别。例如,我们对于生长激素腺瘤的全切和次全切率更高些(92%),但生物学治愈率却较低(32%)。另外,我们没有 Kitano 等[24]报道的出血问题。我们仅有 1 例一过性动眼神经麻痹(可以导致眼肌瘫痪)。所有扩大经蝶入路的缺点是控制颈内动脉出血的困难较大。我们有 1 例脊索瘤患者,术中损伤颈内动脉,虽然出血汹涌,但通过海绵窦内填塞止住了出血。后期造影提示动脉瘤形成,介入手术闭塞了该处颈内动脉。53 天后,再次为她进行了脊索瘤切除术。

近期,技术和设备的进步对于内镜扩大经蝶手术具有明显的推动作用。电凝设备的进一步改善使颈内动脉的小破口可以用电凝止血[25]。在颈内动脉出血处,可以使用枪式夹钳经鼻放置暂时性或永久性动脉阻断夹[24]。然而,更重要的是如何避免这种情况的发生。要么是选择肿瘤没有严重累及颈内动脉的患者,要么术中使用各种设备定位动脉走行。我们避免使用内镜手术切除累及颈内动脉管壁的脑膜瘤和恶性肿瘤。在手术中,我们不断通过导航和多普勒定位颈内动脉走行。

除了手术治疗,放疗和药物治疗也有很大的进步。放疗可以控制许多肿瘤的生长(脑膜瘤、腺瘤),而且并发症发生率低[26]。对于功能性腺瘤,药物治疗可以控制或者缩小大部分泌乳素腺瘤[27],可以使多数生长激素腺瘤患者的生长激素水平恢复到正常范围[28]。所以,目前手术已经不适合泌乳素腺瘤,因为药物有效并且副作用小。对于侵犯海绵窦的生长激素腺瘤,我们可以治愈33%的患者,而更多的患者(62.5%)则需要药物控制[29,30]。所有这些进展需要我们正确认识手术在海绵窦肿瘤治疗中的作用。目前的策略是控制占位效应,而不是必须全切,从而改善症状,减少神经损伤[6]。神经痛和肿瘤体积有关,所以切除肿瘤可以改善本组85.5%患者的神经痛(表5)。因此,选择的策略是联合治疗方案:手术、放疗和药物治疗共同使用以提高治疗效果。

然而,必须强调手术依然是海绵窦肿瘤综合治疗的核心手段。手术有利于临床诊断,从而提高诊断水平。手术可以通过术中观察证实是否侵袭海绵窦,并且可以提供肿瘤标本进行病理诊断。手术有助于减少肿瘤的占位效应,改善症状,增加放疗[26]以及药物治疗[29,30]的安全性和有效性。总的来说,许多患者仅行手术治疗就获得了治愈[16,24]。

结论

我们的经验是:内镜经鼻手术因为视野更广阔,可以避免盲目刮除肿瘤。

MTea 入路用于切除侵犯海绵窦内侧部以及上后部的肿瘤已经足够。我们使用 EPSea 入路切除主要累及海绵窦外侧部和前下部的肿瘤。

内镜颅底外科手术入路

内镜经鼻入路并发症发生率低,对患者有益。所以,在外科众多手术方法中,应该考虑首选,特别是对于垂体瘤。可以清楚判断是否侵袭海绵窦,可以获得病理诊断。如果手术无法治愈,可以尽量去除肿瘤,有助于增强后续辅助治疗的效果。

参考文献

1　Winslow JB: Exposition Anatomique de la Structure du Corps Humain. London, N. Prevast, 1734, vol II, p 29.

2　Parkinson D: A surgical approach to the cavernous portion of the carotid artery: anatomical studies and case report. J Neurosurg 1965 23:474–483.

3　Parkinson D: Lateral sellar compartment OT (cavernous sinus): history, anatomy, terminology. Anat Rec 1998;251:486–490.

4　Dolenc VV: General approach to the cavernous sinus; in Dolenc VV (ed): Anatomy and Surgery of the Cavernous Sinus. New York, Springer, 1989, pp 139–169.

5　Sekhar LN, Goel A, Sen CN: Cavernous sinus tumors; in Apuzzo MLJ (ed): Brain Surgery: Complication Avoidance and Management. Churchill-Livingstone, New York, 1993, pp 2197–2218.

6　Couldwell WT, Weiss MH, Rabb C, Liu JK, Apfelbaum RI, Fukushima T: Variations on the standard transsphenoidal approach to the sellar region, with emphasis on the extended approaches and parasellar approaches: surgical experience in 105 cases. Neurosurgery 2004;55:539–547.

7　Laws ER Jr, Onofrio BM, Pearson BW, McDonald TJ, Dirrenberger RA: Successful management of bilateral carotid-cavernous fistulae with a transsphenoidal approach. Neurosurgery 1979;4:162–167.

8　Lalwani AK, Kaplan MJ, Gutin PH: The transsphenoethmoid approach to the sphenoid sinus and clivus. Neurosurgery 1992;31:1008–1014.

9　Fraioli B, Esposito V, Santoro A, Iannetti G, Giuffre R, Cantore G: Transmaxillosphenoidal approach to tumors invading the medial compartment of the cavernous sinus. J Neurosurg 1995;82:63–69.

10　Sabit I, Schaefer SD, Couldwell WT: Extradural extranasal combined transmaxillary transsphenoidal approach to the cavernous sinus: a minimally invasive microsurgical model. Laryngoscope 2000;110:286–291.

11　Rabadan A, Conesa H: Transmaxillary-transnasal approach to the anterior clivus: a microsurgical anatomical model. Neurosurgery 1992;30:473–481; discussion 482.

12　Kitano M, Taneda M: Extended transsphenoidal approach with submucosal posterior ethmoidectomy for parasellar tumors: technical note. J Neurosurg 2001;94:999–1004.

13　Jho HD, Carrau RL: Endoscopic endonasal transsphenoidal surgery: experience with 50 patients. J Neurosurg 1997;87:44–51.

14　Alfieri A, Jho HD: Endoscopic endonasal approaches to the cavernous sinus: surgical approaches. Neurosurgery 2001;49:354–360.

15　Cavallo LM, Cappabianca P, Galzio R, Iaconetta G, de Divitiis E, Tschabitscher M: Endoscopic transnasal approach to the cavernous sinus versus transcranial route: anatomic study. Neurosurgery 2005;56(2 suppl):379–389.

16　Frank G., Pasquini E: Endoscopic endonasal cavernous sinus surgery, with special reference to pituitary adenomas. Front Horm Res 2006;34:64–82.

17　Yasuda A, Campero A, Martins C, Rhoton AL Jr, Ribas GC: The medial wall of the cavernous sinus: microsurgical anatomy. Neurosurgery 2004;55:179–189; discussion 189–190.

18　Umansky F, Nathan H: The lateral wall of the cavernous sinus – with special reference to the nerves related to it. J Neurosurg 1982;56:228–234.

19　Kassam AB, Vescan AD, Carrau RL, Prevedello DM, Gardner P, Mintz AH, Snyderman CH, Rhoton AL: Expanded endonasal approach: vidian canal as a landmark to the petrous internal carotid artery. J Neurosurg 2008;108:177–183.

20　Harris FS, Rhoton A: Anatomy of the cavernous sinus: a microsurgical study. J Neurosurg 1976;45:169–180.

21　Taptas JN: The parasellar osteo-dural chamber and the vascular and neural elements that traverse it: an anatomical concept that would replace the cavernous sinus of classical anatomy. Neurochirurgie 1990;36:201–208.

22　Pasquini E, Sciarretta V, Farneti G, Ippolito A, Mazzatenta D, Frank G: Endoscopic endonasal approach for the treatment of benign schwannoma of the sinonasal tract and pterygopalatine fossa. Am J Rhinol 2002;16:113–118.

23　Frank G, Sciarretta V, Calbucci F, Farneti G, Mazzatenta D, Pasquini E: The endoscopic transnasal transsphenoidal approach for the treatment of cranial base chordomas and chondrosarcomas. Neurosurgery 2006;59(1 suppl 1):ONS50–57.

24　Kitano M, Taneda M, Shimono T, Nakao Y: Extended transsphenoidal approach for surgical management of pituitary adenomas invading the cavernous sinus. J Neurosurg 2008;108:26–36.

25　Kassam A, Snyderman CH, Carrau RL, Gardner P, Mintz A: Endoneurosurgical hemostasis techniques: lessons learned from 400 cases. Neurosurg Focus 2005;19:E7.

26　Shin M, Kurita H, Sasaki T, Tago M, Morita A, Ueki

K, Kirino T: Stereotactic radiosurgery for pituitary adenoma invading the cavernous sinus. J Neurosurg 2000;93(suppl 3):2–5.

27 Molitch ME: Medical management of prolactin-secreting pituitary adenomas. Pituitary 2002;5:55–65.

28 Melmed S, Vance ML, Barkan AL, Bengtsson BA, Kleinberg D, Klibanski A, Trainer PJ: Current status and future opportunities for controlling acromegaly. Pituitary 2002;5:185–196.

29 Colao A, Attanasio R, Pivonello R, Cappabianca P, Cavallo LM, Lasio G, Lodrini A, Lombardi G, Cozzi R: Partial surgical removal of growth hormone-secreting pituitary tumors enhances the response to somatostatin analogs in acromegaly. J Clin Endocrinol Metab 2006;91:85–92.

30 Petrossians P, Borges-Martins L, Espinoza C, Daly A, Betea D, Valdes-Socin H, Stevenaert A, Chanson P, Beckers A: Gross total resection or debulking of pituitary adenomas improves hormonal control of acromegaly by somatostatin analogs. Eur J Endocrinol 2005;152:61–66.

内镜颅底外科手术入路

第十一章　内镜经鼻扩大入路治疗斜坡病变

Amir R. Dehdashti[a,b] · David A. Omahen[a] · Fred Gentili[a]

[a]Division of Neurosurgery University Health Network, Toronto Western Hospital, University of Toronto, Toronto, Ont. , Canada; [b]Department of Neurosurgery, Geisinger Clinic, Danville, Pa. , USA

译者:深圳大学第一附属医院(深圳市第二人民医院)　黄国栋　李维平

摘要

近年来,随着内镜技术的广泛应用,内镜经鼻扩大入路已用于治疗鞍上、前颅底或斜坡病变。根据应用标准内镜入路治疗垂体窝病变的经验,我们改良了内镜经鼻扩大入路治疗斜坡病变的方法。处于中线位置的斜坡肿瘤是内镜微创技术的良好适应证。然而,向两侧广泛生长的病变通常不能单纯利用内镜解决,需要开颅手术和内镜手术的联合应用。下面我们要讨论的手术方法结合了近年来内镜经鼻手术、无框架立体定向术和颅底重建技术方面的最新进展。结果显示在肿瘤切除率、并发症和生存率的比较上与以往的报道相似。微创理念以及良好的治疗效果使内镜技术在处理某些斜坡病变时成为可供选择之一。

斜坡病变位置深,常侵犯周围骨质,使其很难被完全切除,至今仍是颅底外科医师的巨大挑战。某些病变,例如脊索瘤,有着很高的复发率。同时,斜坡病变紧邻诸如颅神经、脑干等重要的神经血管结构,常带来显著的术后并发症。尽管单纯靠手术治愈大部分脊索瘤有较大困难,手术切除结合辅助放疗似乎可以为脊索瘤患者提供最佳的生存机会[1]。理想的手术方法应该尽可能地做到病变全切,同时减少术后并发症的可能。良性的斜坡病变病程隐匿,治疗上应选择损伤更小的手术方式。

内镜技术在经鼻手术和其他颅底病变的使用开启了颅底外科手术的新篇章。内镜技术具有微创和通用性的优点,其应用范围已经从原来的垂体窝病变扩展至远离鞍底的病变区域。内镜经鼻扩大入路可以通过微创的方式暴露向前至额窦,向下至斜坡和枕骨大孔和齿突的整个颅底区域。在本章,我们将阐述内镜经鼻扩大入路在解剖与技术操作两方面对于治疗斜坡病变的意义,报道我们的手术经验,将我们的手术结果与传统开颅手术作对比。

斜坡解剖

颅底斜坡区从解剖上分为上斜坡、中斜坡、下斜坡 3 个部分。上 1/3 为上斜坡,从鞍背和后床突至 Dorello 管;中 1/3 为中斜坡,起于岩尖 Dorello 管处,止于颈静脉孔神经部;下 1/3 为下斜坡,指从颈静脉孔神经部至枕骨大孔的区域。鞍底至斜坡下部的平均距离为 34.5mm,内镜经鼻扩大入路可以暴露整个区域。斜坡的平均厚度为 9~18mm,至舌下神经管的平均直线距离为 5.8mm。上 2/3 的斜坡与脑桥毗邻,借岩斜裂与颞骨的岩部分开。

斜坡后解剖

位于上斜坡后、两层硬脑膜之间,基底静脉丛向上与海绵窦相连,外侧与岩下窦相连,向下与边缘窦相连,可跨越从三分之一到整个斜坡的长度。同时,展神经位于两层硬脑膜之间靠外侧,与硬脑膜出现处平均相距 20mm,这解释了斜坡病变可导致外展神经麻痹。

完全打开硬膜,可以暴露椎基底血管和其分支、乳头体、脑干、垂体柄、视神经和视交叉、以及第 3 至 6 对颅神经。大多数侵袭性的斜坡病变(比如脊索瘤和软骨肉瘤)都会累及硬膜。

术前评估

术前 CT 扫描可以显示骨性解剖结构,而术前 MRI 检查可提供软组织的解剖关系,在任何手术方式之前,必须先明确视神经和颈动脉的位置。蝶窦的气化程度和间隔也应进行术前评估。MRA 或 CT 血管成像可以提供更多关于动脉血管结构的有用信息。

手术适应证

内镜经鼻扩大入路适用于中线位置的斜坡病变。对于横向侵犯越过海绵窦或后外侧侵犯的斜坡病变,开颅手术是唯一的手术方法或作为内镜手术之前的辅助。经鼻扩大入路的一个理想的应用是为明确诊断获取组织标本。目前,内镜活检具有极低致残率和极短住院时间的优点。内镜手术的另一适应证是为患者进行姑息性减瘤手术以提高生活质量。

手术入路

患者体位

患者处仰卧位,Mayfield 头架固定患者头部,床头抬高 20°~30°。颈部自然伸直或微屈曲(可以为斜坡区域提供更好的视野),同时稍偏向术者一侧。无框架立体定向导航(Stealth,Medtronic®,Jacksonville,Fla.,USA)可提供可靠的术中影像定位。第一个视频显示器放置在患者头部后面,术者视线的正前方,另一个显示器被放在助手的对面。患者面部消毒,肾上腺素(稀释比 1/1000)浸润的纱条填塞双鼻孔。与此同时,密切监测患者血压、心率。围手术期常规应用抗生素(头孢唑啉、甲硝唑)。

手术方法

所有患者在内镜经鼻手术中均使用零度、长18cm、直径4mm的内镜(Karl Storz GmbH & Co., Tuttlingen, Germany)。自动内窥镜冲洗系统(Clearvision, KarlStorz)已被证明非常有用。

对于鼻腔和硬膜外操作,采用的是内镜鼻窦手术的标准鼻通道设置。对于硬膜内操作,采用精细的内镜手术器械,特别是专门设计的双极电凝。必须强调,选择适当的设备对于内镜经鼻手术是非常必要的。具体手术操作根据肿瘤的位置和范围而定。双鼻孔操作时,负责维护视野的术者将内镜置于右侧鼻腔,另一名术者可双手双鼻孔操作进行肿瘤切除。

根据需要可选择性的切除双侧中鼻甲,双侧钩突,移除包括上颌嵴在内的鼻中隔后半部分以广泛暴露蝶骨嘴,烧灼蝶腭动脉后支,打开蝶窦,向下达鼻咽部,可获得更好的暴露及双手操作空间。磨钻磨除蝶窦外侧隐窝后,可见颈内动脉-视神经隐窝和斜坡-颈内动脉隆起,这是对余下操作非常重要的解剖标志。这时,肿瘤往往是可见的,特别是当斜坡骨质被侵犯时。在一些罕见情况下,若不能确认肿瘤,那就要依靠术中导航来明确肿瘤位置。可以先磨除上斜坡,斜坡-颈内动脉隆起内侧壁是斜坡暴露的边界,沿蝶窦底进一步向下磨除,可到达中斜坡和下斜坡,然后通过正中切口打开斜坡前筋膜并翻向两侧。切除内侧翼突可以暴露肿瘤下部向外侧延伸的部分。

肿瘤侵犯硬膜并向颅内生长的情况并不少见。在这些情况下,在正中线性切开硬脑膜可更好地暴露肿瘤的硬膜内部分。切开硬膜前,需应用影像导航来定位双侧颈内动脉,并用多普勒超声来确认颈内动脉的位置。然后术者可在内镜相比显微镜更加广泛的视野下切除肿瘤。

若肿瘤只累及上斜坡,内镜经鼻扩大入路需暴露上部斜坡及鞍背。如果肿瘤位于中线并向沿斜坡向下延伸,上颌窦和筛窦切除术可增加肿瘤的暴露程度。对于延伸到枕骨大孔区的肿瘤,将鼻中隔下部连同上腭一同切除可获得最大暴露,斜坡下部的骨质也应该磨除。

颅底重建

颅底重建是扩大入路手术最具挑战性步骤之一,一般采用多层重建的方式。内置一层止血纱布或Duragen®人工硬膜以重建蛛网膜屏障,一层自体阔筋膜放置在硬膜下,第二层阔筋膜外置,用于覆盖硬脑膜和骨缺损边缘,一层薄的纤维蛋白胶或bioglu®用于密封边缘,然后应用脂肪覆盖外层阔筋膜。我们用带蒂鼻中隔黏膜瓣(基底在鼻后中隔动脉)来修补颅底缺损[2],再用自体阔筋膜瓣遮盖,纤维蛋白胶和明胶海绵覆盖整个重建。为了防止移植物迁移和脑脊液漏,我们用一个14号Foley导管给移植物施压并固定;Kassam等[3]改进了这项技术,使用球囊支架,Foley导管保留3~4天。

案例分析

案例1

　　37 岁的男性患者,诉头痛,神经系统查体正常。影像学检查提示斜坡病变并向斜坡后生长(图 1a)。采用内镜经鼻入路全切肿瘤。图 1b 显示术中见肿瘤起源于斜坡。图 1c 显示斜坡后结构。图 1d ~ f 详细阐释阔筋膜、游离脂肪修补缺损,并用 Foley 导尿管球囊支持。最后病理报告为脊索瘤。

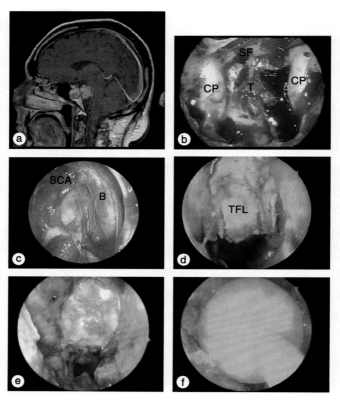

图1　a 术前 MRI 示斜坡占位;b 内镜下见斜坡脊索瘤,T 代表肿瘤;CP 代表颈内动脉隆起;SF 代表鞍底;c 肿瘤切除后,术中可见斜坡后解剖结构,B 代表基底动脉;SCA 代表小脑上动脉;d,e 自体阔筋膜修补颅底(d),游离脂肪瓣覆盖(e);f Foley 导尿管球囊支撑重建物

案例2

　　39 岁男性,诉不典型头痛,无局部神经功能损害。图 2a 和 b:MRI 显示斜坡巨大脊索瘤并压迫脑干,头颅 CT 见骨质侵蚀。采用二期手术分段切除肿瘤,一期行右侧远外侧经乙状窦后入路切除肿瘤硬膜内部分。图 2c 和 d:二期手术行内镜经鼻蝶入路切除肿瘤剩

余硬膜外部分。图2e:术中见肿瘤起源于斜坡。图2f:内镜经鼻入路可清晰显示脑干及斜坡后结构。

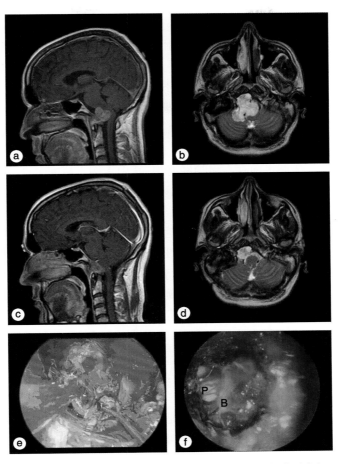

图2 术前MRI提示斜坡脊索瘤伴硬膜内生长和脑干压迫(**a**、**b**)。先行远外侧乙状窦后入路切除肿瘤硬膜内部分,剩余硬膜外部分(**图c**、**d**);**e**内镜经鼻入路双手双鼻孔操作切除肿瘤硬膜外部分,术中见瘤床;**f**内镜下显示斜坡后结构,P代表脑桥,B代表基底动脉

内镜经鼻扩大入路切除斜坡肿瘤的结果

2005年以前,我们采用经典的颅底手术(鼻侧切开术、额底开颅术,显微镜下经鼻蝶手术,远外侧入路)治疗斜坡病变。自2005年6月起,15名患者行内镜经鼻扩大入路手术治疗斜坡病变。所有患者术前均接受了CT扫描和MRI评估。其中脊索瘤12例,骨化性纤维瘤2例以及骨肉瘤1例。2例颅底巨大脊索瘤并广泛横向延伸,先行开颅手术切除部分肿瘤。2患者分别在8、10年前行鼻侧切开术,1患者7年前行显微镜经鼻蝶手术,现肿瘤复发。所有3例肿瘤复发患者手术后都接受了放疗。新诊断的患者在术前均未行放疗。

放射学检查:所有患者术前均接受了 CT 和 MRI 评估。所有患者的 CT 均有骨质侵蚀的表现。9 例处于中线位置的不均质肿瘤,磁共振 T2 加权成像呈高信号,术前初步诊断为脊索瘤。所有肿瘤注射对比剂后均有中度至明显的不均匀强化。

肿瘤切除:肿瘤切除程度的评估主要基于术中所见和术后 MRI 复查,包括术后立即复查和术后三个月再次复查。如果术中见肿瘤完全切除,术后立即复查 MRI 无增强表现,可认为全切。但我们认为即使在这些手术令人满意的案例中,特别是脊索瘤,可能有少量肿瘤细胞残留在骨质内,因此,全切不等于治愈。15 名患者,其中 9 例(60%,术后 MRI 复查未见肿瘤残余)全切,6 例(40%)次全切(切除大于 80%)。肿瘤体积过大、广泛骨质侵犯、肿瘤基底部横向延伸、以及复发肿瘤中的瘢痕组织是导致次全切的主要原因。

术前和术后对比:7 例术前存在展神经麻痹,其中 4 例术后完全恢复,1 例部分恢复,2 例术后无变化,其中 1 例同时有视交叉受压,术后视力部分改善。其中 3 例还有后组颅神经缺陷,术后 2 例好转,1 例恶化。

在脑干受压和有椎体束征的患者中,术后可观察到明显改善。一例巨大复发脊索瘤,术前存在后组颅神经缺陷和脑干受压,术后出现出血,再次行术中探查及血肿清除,术后患者出现肢体偏瘫和后组颅神经症状加重,行临时气管切开术。

并发症:术后并发症少。最严重的是 1 例术后出现血肿和新的神经功能损害,合并脑积水,行临时脑室外引流。脑脊液漏 4 例,其中 2 例腰大池引流后治愈,剩余 2 例行术中探查和多层颅底重建,术后腰大池引流 5 天。1 例张力性气颅,行钻孔引流。

讨论

虽然完全切除斜坡病变是可取的,尤其是脊索瘤,但这往往带来高致残率。在我们的病例统计中,只有处于中线位置的斜坡病变可以做到全切。Colli 和 Al-Mefty 报道了 53 例脊索瘤,证实根治性手术辅助放疗是主要治疗方法[1]。其他斜坡病变多为良性病程,手术策略应根据病变的组织病理学特征进行调整。脊索瘤 5 年期生存率在 65% ~ 79% 之间,但 10 年期生存率显著下降[4,5]。这凸显了微创技术在治疗这类无法完全治愈病变的重要性。

现有手术方法与技巧

关于手术入路,包括各种开颅手术、标准经鼻蝶入路和经口入路或几种手术入路的组合均可用于治疗斜坡病变。具体手术入路的选择取决于肿瘤的位置、肿瘤侵袭的范围以及手术医生的经验和手术操作舒适度。斜坡肿瘤通常位于中线,压迫脑干向背侧或背外侧移位,经前正中线的入路更可取,比如经额基底、经额扩展[6]、经鼻蝶[7]、经上颌[8]、面中掀翻和经口入路[9]。但如果斜坡病变横向延伸至鞍旁、岩骨和枕髁,需要采用侧方入路或联合前正中入路。软骨肉瘤,常生长在侧方,内镜经鼻扩大入路不是理想的手术方式,我们更多地采用经颅手术。

对于中线位置斜坡病变,我们建议采用内镜经蝶扩大入路,达到对脑干减压的目的。最大程度地减少其他创伤大、高侵袭手术方式带来的不利影响,增加患者的舒适度。

采用显微镜和内镜经鼻蝶扩大入路治疗斜坡胆脂瘤和其他累及斜坡的病变已经发展了几十年[11-13]。

内镜经鼻扩大入路治疗颅底病变的方法在当今文献中仍不多见。与显微镜相比,内镜视野能提供全景视野,对鞍旁结构也能很好显示。在内镜技术下进行双鼻孔操作,避免了鼻窥器的使用,有更大的灵活性、可视性和可操作性。此外,术中超声多普勒探头和计算机辅助神经导航的应用使内镜经鼻手术更加安全[14,15]。

Jho 等[16] 2001 年有关内镜治疗斜坡病变的系列报道取得了良好的效果。Kassam 等[3]、Solares 等[17]以及 Cappabianca 等[18]描述了内镜治疗不同鞍旁和斜坡病变的技术方法和可行性。

Kingdom 等[19]报道了 10 例内镜治疗斜坡病变,所有病例均有明确的病理诊断,包括腺癌、胆固醇肉芽肿、浆细胞瘤、转移瘤(脂肪肉瘤、肾细胞癌)、骨纤维结构发育不良、脑膜脑膨出和畸胎瘤。Frank 等[20]报道了 11 例颅底病变(9 例脊索瘤和 2 例软骨肉瘤)。他们总结出内镜技术是开颅手术治疗此类病变的重要辅助。我们的团队[21]和 Stippler 等[22]报道了单纯内镜切除脊索瘤的经验,结果与传统手术类似。

切除率和并发症

如前所述,斜坡病变,特别是脊索瘤,全切是很难达到的,只有少数位于中线位置的局部病变有可能完全切除。在一个 18 例脊索瘤的系列报道中,应用显微镜经鼻扩大入路,全切 12 例(66%),但其中 3 例颈内动脉损伤,3 例神经功能损伤和颅神经损伤[11]。Kelley 等[23]在 1999 年报道了 7 例内镜经鼻入路治疗斜坡病变,其中 5 例诊断明确,1 例出现脑脊液漏,1 例出血。Frank 等[20]报道了单纯内镜下治疗脊索瘤,全切率达到 33%(3/9),主要并发症是术中颈内动脉损伤,2 例脑脊液漏,3 例因肿瘤复发死亡(随访时间 10~20 个月)。Stamm 等[24]在 2006 年报道了 36 例斜坡肿瘤,而在我们的系列报道中,脊索瘤是最常见的肿瘤(13/36)。他们同时还治疗了 6 例脑脊液漏,6 例胆固醇肉芽肿,4 例真菌病,2 例脑膜膨出,2 例粘液囊肿,3 例恶性肿瘤,1 例血管纤维瘤,1 例畸胎瘤,主要并发症包括脑脊液漏、出血、眼眶血肿、脑损伤和蝶鞍内并发症。

在我们的报道中,9 例(60%)全切,6 例(40%)次全切。4 例出现术后脑脊液漏,其中 2 例对腰大池引流反应良好,另外 2 例行术中探查及修补。我们认为脑脊液漏发生率高与经斜坡入路时较大的骨窗紧邻发达的中脑前池和桥前池有关。

可行性和安全性

我们的研究结果显示,内镜手术治疗斜坡病变时在可行性、等价性和安全性方面与其他手术方式类似[18,20]。我们不推荐把这种手术作为治疗位于侧边病变的唯一方式,例如广泛延伸的脊索瘤或者软骨肉瘤。处理这类病变时,无法为海绵窦内的结构提供保护,会增加血管损伤(比如颈内动脉撕裂)的风险。若病变靠近斜坡下部并横向延伸,手术时也会很危险。尽管我们在应用这种新方法时,有选择性地选择患者,仍有 1 名巨大复发脊索瘤的患者手术后出现延髓前区血肿,导致偏瘫和后组颅神经损害加重。但是,血肿发生的原因与手术入路本身无关。

内镜经鼻扩大入路的局限

这种内镜手术的主要限制是肿瘤广泛横向延伸,广泛的硬膜内侵袭,位于斜坡下部并向枕髁延伸。在这些情况下,开颅手术可提供更好的肿瘤暴露和切除率。

尽管在合适的并例中,肿瘤体积巨大不是一个限制因素,但和其他开颅手术类似,内镜手术也很难做到全切。硬膜侵犯不是内镜手术的禁忌证,但广泛硬膜侵犯会带来与开颅手术相同的挑战。我们认为,脑组织侵犯是内镜经鼻扩大入路的禁忌证,尽管可能引发争议,我们觉得开颅手术更适合处理有脑组织侵犯的病变,特别是在切除软脑膜下肿瘤和处理出血时。内镜经鼻扩大入路的进展或许能在今后改变这一现状。

脑脊液漏

脑脊液漏仍是一个巨大挑战,但鼻中隔黏膜瓣在重建斜坡缺损时有广阔前景。在我们的系列报道中,没有脑脊液漏发生。对于肿瘤复发,鼻中隔黏膜瓣的使用有局限性的,这是由于疤痕组织或者前次手术中鼻中隔已被切除。Fortes 等[25]建议使用下鼻甲黏膜瓣作为鼻中隔黏膜瓣的替代。

结论

内镜经鼻扩大入路是经颅或经口入路治疗斜坡病变的一种可靠的替代方法。主要的适应证是处理位于中线位置的斜坡肿瘤或者作为开颅手术治疗广泛侵袭肿瘤的辅助手段。微创特性使其在处理某些病变时拥有迷人前景,与传统手术比较,可降低致残率,提高患者的舒适度。早期研究结果显示内镜技术能取得与其他手术方式类似的效果,但远期疗效还有待观察。内镜可作为颅底外科医师的常备器械,可作为某些精心选择的斜坡肿瘤病例的重要手术治疗方式。

参考文献

1 Colli B, Al-Mefty O: Chordomas of the craniocervical junction: follow-up review and prognostic factors. J Neurosurg 2001;95:933–943.

2 Hadad G, Bassagasteguy L, Carrau RL, et al: A novel reconstructive technique after endoscopic expanded endonasal approaches: vascular pedicle nasoseptal flap. Laryngoscope 2006;116:1882–1886.

3 Kassam A, Carrau RL, Snyderman CH, Gardner P, Mintz A: Evolution of reconstructive techniques following endoscopic expanded endonasal approaches. Neurosurg Focus 2005;19:E8.

4 Gay E, Sekhar LN, Rubinstein E, et al: Chordomas and chondrosarcomas of the cranial base: results and follow-up of 60 patients. Neurosurgery 1995;36: 887–896, discussion 96–97.

5 Crockard HA, Steel T, Plowman N, et al: A multidisciplinary team approach to skull base chordomas. J Neurosurg 2001;95:175–183.

6 Sekhar LN, Nanda A, Sen CN, Snyderman CN, Janecka IP: The extended frontal approach to tumors of the anterior, middle, and posterior skull base. J Neurosurg 1992;76:198–206.

7 Laws ER Jr: Transsphenoidal surgery for tumors of the clivus. Otolaryngol Head Neck Surg 1984;92: 100–101.

8 James D, Crockard HA: Surgical access to the base of skull and upper cervical spine by extended maxillotomy. Neurosurgery 1991;29:411–416.

9 Crockard HA, Sen CN: The transoral approach for the management of intradural lesions at the cranio-

内镜颅底外科手术入路

vertebral junction: review of 7 cases. Neurosurgery 1991;28:88–97, discussion 98.

10 George B, Lot G, Velut S, Gelbert F, Mourier KL: French language Society of Neurosurgery. 44th Annual Congress, Brussels, 1993. Tumors of the foramen magnum. Neurochirurgie 1993;39(suppl 1): 1–89.

11 Couldwell WT, Weiss MH, Rabb C, Liu JK, Apfelbaum RI, Fukushima T: Variations on the standard transsphenoidal approach to the sellar region, with emphasis on the extended approaches and parasellar approaches: surgical experience in 105 cases. Neurosurgery 2004;55:539–547, discussion 47–50.

12 Dusick JR, Esposito F, Kelly DF, et al: The extended direct endonasal transsphenoidal approach for non-adenomatous suprasellar tumors. J Neurosurg 2005; 102:832–841.

13 de Divitiis E, Cappabianca P, Cavallo LM: Endoscopic transsphenoidal approach: adaptability of the procedure to different sellar lesions. Neurosurgery 2002;51:699–705, discussion 707.

14 Di Rocco F, Oi S, Samii A, et al: Neuronavigational endoscopic endonasal sellar and parasellar surgery using a 2-mm-diameter lens rigid-rod endoscope: a cadaver study. Neurosurgery 2007;60(4 suppl 2): 394–400.

15 Gong J, Mohr G, Vezina JL: Endoscopic pituitary surgery with and without image guidance: an experimental comparison. Surg Neurol 2007;67:572–578.

16 Jho HD: Endoscopic transsphenoidal surgery. J Neurooncol 2001;54:187–195.

17 Solares CA, Fakhri S, Batra PS, Lee J, Lanza DC: Transnasal endoscopic resection of lesions of the clivus: a preliminary report. Laryngoscope 2005;115:

1917–1922.

18 Cappabianca P, Frank G, Pasquini E, de Divitiis O, Calbucci F: Extended endoscopic endonasal transsphenoidal approaches to the suprasellar region, planum sphenoidale and clivus; in de Divitiis E, Cappabianca P (eds): Endoscopic Endonasal Transsphenoidal Surgery. Wien, Springer, 2003, pp 176–187.

19 Kingdom TT, Delgaudio JM: Endoscopic approach to lesions of the sphenoid sinus, orbital apex, and clivus. Am J Otolaryngol 2003;24:317–322.

20 Frank G, Sciarretta V, Calbucci F, Farneti G, Mazzatenta D, Pasquini E: The endoscopic transnasal transsphenoidal approach for the treatment of cranial base chordomas and chondrosarcomas. Neurosurgery 2006;59(1 suppl 1):ONS50–57.

21 Dehdashti AR, Karabatsou K, Ganna A, Witterick I, Gentili F: Expanded endoscopic endonasal approach for treatment of clival chordomas: early results in 12 patients. Neurosurgery 2008;63:299–307, discussion 309.

22 Stippler M, Gardner PA, Snyderman CH, Carrau RL, Prevedello DM, Kassam AB: Endoscopic endonasal approach for clival chordomas. Neurosurgery 2009;64:268–277, discussion 277–278.

23 Kelley TF, Stankiewicz JA, Chow JM, Origitano TC: Endoscopic transsphenoidal biopsy of the sphenoid and clival mass. Am J Rhinol 1999;13:17–21.

24 Stamm AC, Pignatari SS, Vellutini E: Transnasal endoscopic surgical approaches to the clivus. Otolaryngol Clin North Am 2006;39:639–656, xi.

25 Fortes FS, Carrau RL, Snyderman CH, et al: The posterior pedicle inferior turbinate flap: a new vascularized flap for skull base reconstruction. Laryngoscope 2007;117:1329–1332.

第十二章　齿状突和头颈交界区内镜扩大经鼻入路

Paul A. Gardner[a] · Matthew J. Tormenti[a] · Amin B. Kassam[b] ·
Richard M. Spiro[a] · Daniel M. Prevedello[c] · Ricardo L. Carrau[d] ·
Carl H. Snyderman[a,e]

[a]Department of Neurological Surgery, University of Pittsburgh, Pittsburgh, Pa., USA;
[b]Department of Neurological Surgery, University of Ottawa, Ottawa, Ont., Canada;
Departments of [c]Neurological Surgeryand[d] Otolaryngology, Ohio State University,
Columbus, Ohio, and [e]Department of Otolaryngology, University of Pittsburgh,
Pittsburgh, Pa., USA

译者：中国医科大学附属第一医院　王义宝　魏宏权

摘要

　　背景：内镜下扩大经鼻入路可以处理从鸡冠到斜坡的颅底病变，利用该入路还可以通过一个相对自然的通道，达到齿状突以及头颈交界区域。**目的**：评估内镜下经鼻入路处理头颈交界区域的手术技术、面临的挑战、该入路优点以及局限性。**方法**：介绍我们能够处理齿状突和头颈交界区域的内镜经鼻外科手术技术，展示该入路优点，例如可以避免口腔黏膜的损伤，后者会带来感染率的增加和术后吞咽延迟和功能恶化。内镜经鼻入路能够达到头颈交界区域的最下端位置在本章中会有详细的讨论，同时介绍在影像学上可通过鼻腭线评估内镜经鼻入路能够达到术区的最下端范围。最后，进一步通过病例展示内镜经鼻入路的优点和缺点。**结论**：内镜经鼻入路可以安全有效的处理头颈交界腹侧以及齿状突周围病变，并且不会带来经口入路导致的吞咽相关问题。

　　由于受到面部结构和颅骨的环绕，头颈交界和上部颈椎腹侧面的病变通常难于处理，既往经口入路是处理此类病变的标准入路[1-8]。然而，经口入路可能带来潜在的并发症。口腔黏膜的切开可能把口咽部的细菌带入手术区域，术后的经口进食也要适当延迟。延髓部位的病变，例如合并颅底陷入的齿状突压迫，由于经口入路的角度问题，入路中往往需要做腭骨切开；如果存在张口困难，经口手术通常需要下颌骨切开[9]，上述两者都增加了致残率和患者的不舒适度。另外，经口经腭入路可以引起腭骨功能不全[10]，在高风险的病例以及张口困难的病例，为了防止上呼吸道的梗阻，需要行气管切开[8,11]。最后，经口入路中手术牵拉器和器械也可能损伤患者的舌和牙齿。

手术技术的演进

在传统的经鼻蝶窦入路基础上[12]，伴随着内镜的运用和耳鼻喉科与神经外科医生之间的配合和协作，内镜扩大经鼻入路可以扩展到其他颅底区域[13,14]。内镜经鼻入路还可以通过一个自然和相对简单的技术改进，向下扩展到齿状突区域[15,16]。自从该入路首次报道以来[16]，越来越得到普遍认可[17-22]。

优点和缺点

内镜扩大经鼻至齿状突入路有很多的优点，在该入路中黏膜切除的范围局限在鼻咽部而不必显露口咽部和口咽隐窝，后者所在位置的细菌和病毒的数量以及致病力都要比鼻咽部要高[23]。病人可以在术后立刻经口进食，从而增加了患者的舒适度，并且可以避免经口入路带来的腭骨和咽部裂开、吞咽困难以及鼻反流。在我们早期的病例中，仅仅有一例患者因为既往存在吞咽困难和误吸，需要行气管切开[20]。

内镜下扩大经鼻入路对于齿状突和头颈交界疾病不存在术区最上端限制，经鼻入路提供了一个达到延髓顶部病变的自然通道，头颈部交界病变的患者通常合并一定程度的颅底陷入，受限于经口入路的角度，如果病变上方达到延髓部位，在经口入路中，此部分的充分减压非常困难，但是在经鼻入路中，通常不存在这个限制。

内镜扩大经鼻至齿状突入路有其局限性，需要经历内镜技术相关的学习曲线，该入路存在最下端显露限制。如果病变延伸超过齿状突达到 C2 椎体水平，经鼻入路处理起来会很困难，除非是合并颅底陷入的患者。目前为止，我们还没有遇到过不能通过经鼻经路处理的头颈部联合（寰枕或寰枢椎）退行性病变。不同于显微镜的 3D 视野，内镜 2D 视野会影响术中景深的感觉，但这并不是该入路的主要阻碍。刚开展手术时，内镜经鼻入路可能需要更长的手术时间，但是随着经验的提升手术时间会缩短，并且可以被前述提到的优点所弥补。

适应证和禁忌证

内镜下扩大经鼻至齿状突和头颈交界入路可以处理很多颈延髓腹侧病变，与颅底中线入路一样，该入路适合中线和旁正中线部位起源的病变，病变通常将重要神经血管结构推移向外侧。我们主要是通过上述入路来处理骨性或者类风湿性关节炎引起的颈髓狭窄。但是这个入路也被用来处理过头颈联合部位的硬膜内病变包括脑膜瘤、骨瘤以及转移瘤。

在儿童患者中，该入路也非常有用，我们已经成功用它来完成合并先天性头颈畸形和颅底陷入的颈髓减压。考虑到儿童患者口腔较小并且张口受限，相比经口入路而言，内镜经鼻入路实际上可以提供更好的观察和进路。

内镜扩大经鼻入路有少许的禁忌证。在累及硬脑膜的病变中，耳鼻喉科诊断的急性鼻窦感染是一个绝对禁忌证，术前需要彻底的治疗。术中不可预料的硬膜裂口会导致严重的脑膜炎。感染的治疗可能会延迟手术 1~2 周。起源于后正中以及后外侧的病变应该首先采取后入路而不是经鼻入路，特别是需要采取后固定融合的患者。一些患者咽段颈内动脉可能扩张变异，移位到鼻咽部（图 1），但是只要术前认识到这个现象，这只是一个相对禁忌证，在术中可以通过在动脉上部切开鼻咽部组织，把动脉推移后进行手术。另外内镜经鼻

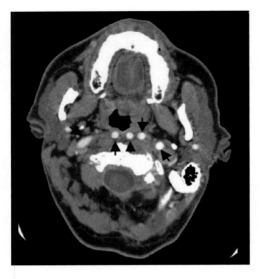

图1 轴位 CT 造影显示环绕的、扩张的咽旁颈内动脉(箭头所示),阻碍到齿状突的进路

手术暴露范围限制包括后外侧的舌下神经、硬脑膜内的椎动脉以及后组颅神经。

我们强烈推荐内镜扩大经鼻入路应该由耳鼻喉和神经外科两位专科医生来配合完成。大多数耳鼻喉科大夫非常熟练鼻窦内镜技术,同时可以帮助神经外科大夫熟悉鼻腔局部解剖。内镜经鼻咽至齿状突入路术野很深,在整个手术过程中,一个稳定成熟的内镜助手非常重要。这可以在术中实现更好的视野、提供稳定的近景观察以及必要的器械协助。最后,同经口入路一样,对于术后鼻咽部黏膜的局部处理和护理,耳鼻喉科医生也更在行。

术前检查及评估

体格检查

需要减压的颈延髓腹侧病变患者通常有严重的脊髓病,另外,由于压迫的部位,患者通常有一定程度的吞咽困难,对此应进行术前评估,以免影响围手术期的治疗进程。如果有声带麻痹或瘫痪,无论何种入路,应考虑做预防性气管切开术,根据我们的经验,单纯经口插管就可以一过性的加重声带麻痹,这也是团队协作的支持论据,因为耳鼻喉科医生更精通吞咽缺失以及气道的管理。颈部活动范围术前也应评估,确定是否存在活动受限以及头颈部不稳定性的证据,这些因素可能限制手术体位。

放射线检查

齿状突及其周围的病变不可避免会有骨性、神经结构和血管累及。因此每种情况都需要适当的影像学评价。精细的 CT 血管造影检查可以在重建的矢状面和冠状位提供骨质及血管影像,精细的 T2 和 T1 轴向序列增强 MRI 检查可以显示神经受累以及血管畸形成的程度。

CT 造影可以很好的评价骨质受累程度、鼻咽部颈内动脉的走行以及手术通道充分与否。在先天性畸形的儿童患者,充分理解骨质解剖及其变异可以保证术中做到充分的减

内镜颅底外科手术入路

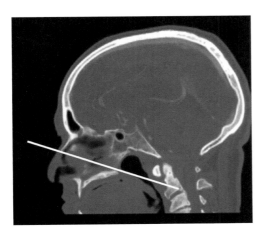

图 2　鼻腭线在中线矢状位 CT 的显示，鼻腭线可以评估内镜经鼻入路术中可以达到最下端的显露范围

压。在颅底陷入患者，下斜坡需要磨除以保证可以充分切除陷入到延髓水平的齿状突。中线矢状位重建可以显示这种关系，并且可以在术前提供术区最下端进路角度的评价。鼻腭线指的是鼻骨脊到硬腭后缘的连线，延伸到齿状突水平及其以下（图2），这条线给出了内镜经鼻入路能够达到的最低位置，当然这其中忽略了术中软组织对手术的限制。

如果可能的话，术中影像学检查对于评估减压和切除的充分性也很重要。我们医院有一个附带 CT 扫描的手术室，对于这种评估非常理想。另外，术中 MRI 以及缺损处灌注放射显影染料的横向上颈椎片前后位 X 光片也可以用来帮助确认是否完成充分减压。

患者教育

术前应该充分跟患者说明整个恢复过程，特别是在术中可能开放硬膜的情况下，无论是术中故意还是偶然开放硬膜。如果存在脑脊液漏，采用带蒂黏膜瓣修补的患者，在整个术后期间应该避免抬举、过度弯腰和负重。

对于重建的患者，术区的修复需要 3~4 周，如果没有移植物，缺损处黏膜修复通常需要 6~8 周。检测黏膜的修复过程以及局部结痂的清理可以在门诊内镜下完成。

术前计划

手术入路

在计划内镜经鼻至齿状突进路的时候，非常重要的一点是评估病变最下端的显露是否是充分的。就像前面提到的，包含鼻子和腭骨的中线矢状位 CT 上可以用来画出达到齿状突的鼻腭线，这个可以提示经鼻手术中的最下端显露程度[22]。实际术中可能达到的范围可能仅高于此点几个毫米。如果鼻腭线显示经鼻入路无法充分的显露病变，那么就应该考虑经口、经颈或者后外侧入路。

设备和器械

在所有的病例中我们均采用术中导航技术。通常采用 CT 造影和 MR 成像的融合技术，可以在术中连续层面上显示任何需要的骨质、软组织以及神经结构。在检查过程中，一个值得注意的问题是，在检查扫描的时候，患者的体位最好保持与术中相似的位置，因为在头颅注册的导航系统，头部的弯曲、过伸以及旋转都会影响术中导航对上位颈椎显示的精确度。

在所有病例中采用柱状内镜（4mm，Storz Endoscopy，Tuttingen，Germany）观察。绝大多数的手术过程中采用0°镜。在经齿状突入路的少数情形中角度镜会有所帮助。角度镜可以提高对侧面、上面以及下面的观察，有利于确保充分的减压和重要神经结构的识别。

传统的鼻窦器械：包括垂体和筛窦咬骨钳、Cottle骨膜剥离器、Bovie可吸引电凝、咬切器械等对内镜经鼻咽进路非常有用。但是，对于深部以及更精细的操作，需要用到一些特殊精细的器械，包括延长的剥离子、精细咬骨钳、枪式剪刀、带有不同方向的双极深部电凝（Storz Endoscopy，Tuttingen，Germany）。最后对于骨性减压，我们使用特制的超高速电钻，采用延长的混合钻石切割头以及一个延伸的弯曲钻头（Stryker TPS，Kalamazoo，Michigan）来提高对术腔最低面的操作，传统的Kerrison咬骨钳对骨性减压也有帮助。

止血剂等颗粒样的凝胶泡沫产品可以采用一个连接注射器的吸引管送达止血部位。最后，我们也偶尔采用U-型夹吻合器（Medtronic，Inc.）来修补硬膜缺损，这是一个具有自动环绕属性的镍钛合金圈，在不用打结的情况下实现组织的缝合。

手术室的设置

在所有的手术中，两位术者都站立在患者的右侧，病人采用仰卧位，麻醉的设备在患者的左侧，洗手护士站立在患者脚的位置，位于术者的右面。采用立位放置的内镜监视器或者将监视器悬垂于天花板上，手术室推荐采用多个内镜监视器，监视器跟监视器之间可以保持45°～90°的夹角，术者和助手可以看不同的屏幕，这样可以维持一个更符合人体工程学的体位，手术医生可以站立的舒服一些。屏幕高度应该放置的稍微低于手术医生肩部位置，这对于长时间手术而言，更符合人体工程学，可以减少颈部和肩部的压力和疼痛。导航装置放置在患者的头部。

手术技术

手术中患者采用仰卧位置，保持一个平躺或者头部略微弯曲的头位，必须注意的是对于已经有神经压迫症状的患者要避免头部过屈和过伸。为避免风险，在摆动体位的过程中可以不断监视体感诱发电位（SSEPs）。轻微把头旋转向外科医生可以提高术者的舒适度。必须要考虑到，体位的改变可能导致头部和上位颈椎之间的位置改变，因为它们可能会影响到术中导航的精度。

内镜放入右侧鼻孔并辨识鼻腔内结构，中、下鼻甲，会咽部、咽鼓管都是手术开始的重要标志（图3）。可以把下鼻甲外移以获得最大的空间。后下一小部分的鼻中隔可以切除，这样可以防止对侧鼻孔器械碰触引起这部分移位的时候，影响右侧内镜的观察。但是，这并不是必须的，因为只要克服过这部分操作后，随着手术进路的进一步深入，这个问题就变得不那么重要了。

咽鼓管和咽隐窝是内镜经鼻至齿状突入路的外侧边界（图3）。通常颈内动脉在咽鼓管的外侧，因此在咽鼓管内侧的黏膜操作不会损伤颈内动脉。然而，很重要的是，术前一定要行必要的检查，了解是否存在咽旁异常走形的颈内动脉，防止术中不经意的损伤（图1）。影像导航可以用来帮助判断枕大孔前缘中点、C1前弓、C2椎体和浅表咽部结构的相对关系。通过导航在手术开始这个节点，可以进一步评估一下病变底部的位置通过经鼻

　　　　　　　　　　　　　　　　　　　内镜颅底外科手术入路

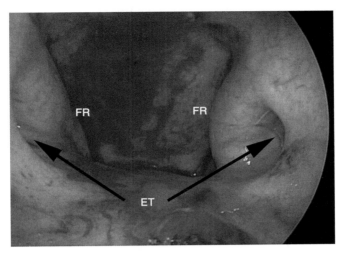

图3　手术开始时的鼻咽部内镜视野重要的解剖标志　ET＝咽鼓管,FR＝咽隐窝

入路能不能充分达到。术中可以使用单极在中线去除咽腔黏膜,根据需要从斜坡和C1前弓和C2上分离咽筋膜、前纵韧带以及头长肌和头直肌。同所有颈前入路一样,在外侧需要避免颈内动脉的损伤。通常黏膜瓣是没有必要的,这个手术区域在术后6~8周内可以重新黏膜化愈合。

C1前弓切断后可以采用高速磨钻来磨除(图4)。在经鼻手术入路中,在安全基础上,每一步的暴露争取达到最大的范围。底部和侧部黏膜和筋膜的切除要大于期待的范围,对于骨质切除,同样如此。在经验不足的情况下,内镜放大的视野常导致术者不敢充分开放进路。这自然造成开放通道呈锥形缩小的趋势,深部的手术区域最为狭窄,结果最后在深度上造成一个很小的不够充分的减压。影像导航可以帮助确认手术开始就充分显露术区、骨性结构的充分显露和移除。通过磨除上颌嵴(鼻中隔下端附着处)直到硬腭水平可以改善鼻腔后端术野的暴露。C1的前弓需要充分的切除直到显示C1弯曲至侧块的位置,这样就可以充分的显露齿状突(图5)。在退行性疾病中,在C1和齿状突之间有一些明显的血管翳,这些血管翳可以通过鼻窦咬钳,Kerrison咬骨钳甚至超声吸引器予以去除。

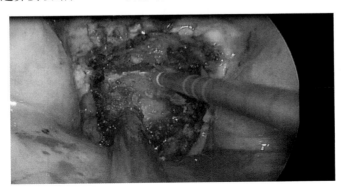

图4　内镜经鼻入路中用高速磨钻来去除C1前弓

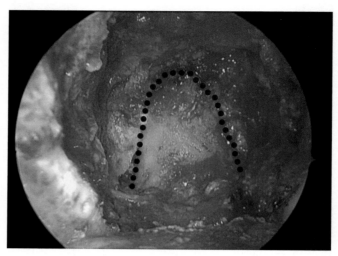

图5 广泛切除 C1 前弓后的内镜视野。点状线显示齿状突位置

齿状突显露后(图5),可以通过高速磨钻小心的将其磨除。需要注意的是首先不要去除齿状突的颈部,从而使其尖端与 C2 的体部游离。在齿状突自由浮动的情况下,它尖端附着的韧带很难切除。可以磨除骨质直到下面的韧带,在此过程中,小心硬脑膜的损伤(图6)。在退行性病变,齿状突和盖膜之间,存在很多的血管翳,在某些病例甚至取代了盖膜(图7),这些血管翳可以通过咬骨钳清除。如果只是一个单纯的骨性压迫或者明显的血管翳去除后,盖膜完整并且传导硬脑膜的脉动,一般不要切开硬膜并保持盖膜的完整,减压程度就足够了(图8)。如果感觉局部减压不够的话,就需要切开盖膜来确保硬脑膜的充分减压。

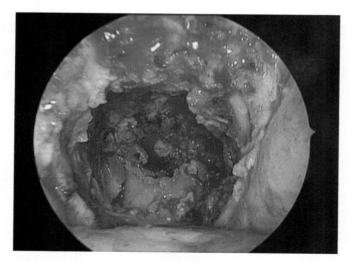

图6 磨除齿状突尖端,暴露出附着的韧带和盖膜后的内镜下所见

内镜颅底外科手术入路

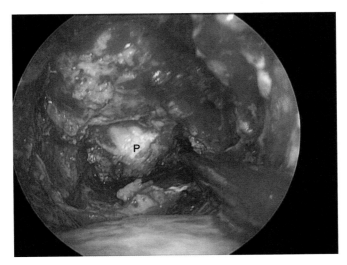

图7 内镜下见涉及到盖膜的血管翳（P）

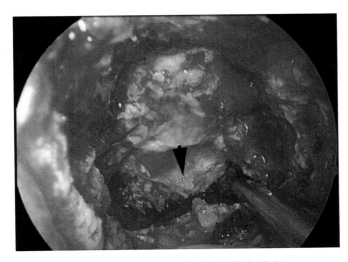

图8 内镜下见减压后的盖膜（箭头所示）

在术野暴露后的步骤中,齿状突和血管翳切除跟经口入路没有什么不同,经鼻入路可能只是需要略微不同的器械,经过不同的轨迹到达术区。由于内镜手术中不使用牵开器,所以黏膜和筋膜的切除是必需的。吸引器的头部可以在磨钻磨除的过程中提供一定的牵拉。由于手术区域较深,加长的吸引器和磨钻非常关键。

如果没有硬脑膜的缺损,齿状突切除后的局部缺损修补是很简单的,纤维蛋白胶体能够加速再黏膜化和愈合的过程(图9)。如果存在硬膜的缺损,修补就相对困难的多。带蒂的鼻中隔黏膜瓣很难直接覆盖到缺损的深度。鼻甲黏膜瓣[24]能够提供该区域的血管性黏膜覆盖,但是下鼻甲黏膜瓣非常不好取、操作困难。考虑到缺损的深度和形状,采用腹部脂肪单独移植或填充缺损后再外敷黏膜瓣是一个非常好的选择。在无血供组织修补的情况(例如单纯的脂肪填塞)下,术后的脑脊液漏会高一些[25,26]。硅橡胶夹板应缝合到鼻中隔并留在原位2~3周,以防止局部的粘连。

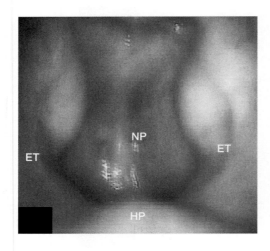

图9 内镜下见术后门诊复查时已经愈合的鼻咽部。创面的愈合是正常再黏膜化的结果,没有经过重建。(NP = 鼻咽部;ET = 咽鼓管;HP = 硬腭)

头颈部固定

无论是否行前路减压,由于疾病导致的不稳定性,大多数患有颅颈退行性疾病的患者都需要后路固定。事实上,许多颅颈退行性疾病不需要前路减压,仅仅需要后固定或者加用后减压。在那些确实需要前路减压(由于骨性压迫束缚,出现严重的神经症状或后路减压失败)的患者,我们通常先进行内镜扩大经鼻进路前路减压。这样可能在操作中增加一定的安全度或减少一部分仪器设备的使用,也可能帮助判断是否需要额外的后减压,或某部分骨性结构是否可以留下有助于融合。如果时间允许,后固定可以在当天完成,或者在患者运用头环背心制动的情况下,后固定手术安排到第二天。

在小心选择的硬膜内病例中,术中保存好寰枢韧带复合体和枕髁关节可以保持头颈部的稳定性,我们已经取得了成功经验。在选择进路时,这些都应该被考虑进去,特别是在肿物向后下方侵袭明显的情况下。

术后护理

经鼻扩大进路手术的术后护理,就像手术本身一样,最好是在神经外科医生和耳鼻喉科医生的密切配合下完成。术后即刻,生理盐水喷雾可保持鼻腔黏膜湿润。另外,羟甲唑啉喷雾可以在术后第一周用来缓解鼻腔黏膜充血肿胀。除非在鼻内镜监视下,应该尽量避免经鼻腔操作处置(下鼻饲管等)。如果有硬膜缺损,应该避免正压面罩通气(CPAP/BiPAP),这样可以导致张力性颅内积气。同理,诱发性肺量测定、吸管和擤鼻涕等都应该避免。

硅橡胶鼻中隔夹板可以在 2~3 周后取出。术后 2 周、6 周应该在内镜监视下轻柔去除术区痂皮。是否有脑脊液鼻漏和愈合情况也可以同时进行观察(图9)。

并发症和结果

在 2004 年 5 月到 2008 年 11 月间我们研究所通过经鼻扩大进路处理齿状突及其周围疾病 24 例。其中大部分(19 例)是与退行性(骨源性或类风湿性)关节炎。

患者平均年龄68岁(11~96),其中女性13例,男性11例。并发症和结果见表1。没有发生神经系统并发症并且没有患者在术后病情加重。2例术中行硬膜切开以脂肪修补后没有发生后遗症。这两例患者术后都接受了腰大池引流。

有1例患者死亡。该病例是接受前方减压并有融合计划的96岁女性患者。她没有术中并发症并且恢复良好。不幸的是,术后11天她死于不明原因。3例患者因肺炎引起的呼吸衰竭行气管切开,没有患者因手术原因行气管切开。没有患者发生吞咽困难加重,没有永久性的上腭功能不全并发症。

表1 经鼻扩大进路治疗齿状突相关疾病的并发症和结果

病人号	病理诊断	性别	年龄	关节融合	并发症	处置
1	关节炎性血管翳	女	73	是	呼吸衰竭	特护疗养院
2	斜坡脑膜瘤	女	47	否*	无	回家
3	关节炎性血管翳	男	62	是	肺炎,呼吸衰竭	回家
4	关节炎性血管翳	女	77	是	无	康复
5	关节炎性血管翳	女	74	是	无	康复
6	关节炎性血管翳	女	96	否	死亡	死亡
7	关节炎性血管翳	女	74	是	无	特护疗养院
8	关节炎性血管翳	女	69	是	无	回家
9	软骨肉瘤	女	59	以前融合	无	回家
10	乳腺癌转移	女	50	是	无	康复
11	关节炎性血管翳	男	77	是	肺炎	康复
12	关节炎性血管翳	男	79	是**	无	康复
13	关节炎性血管翳	男	74	是**	肺炎	康复
14	关节炎性血管翳	男	87	是	无	康复
15	关节炎性血管翳	女	57	是	无	康复
16	关节炎性血管翳	男	84	是	深静脉血栓	康复
17	关节炎性血管翳	男	85	是	无	康复
18	关节炎性血管翳	男	76	是	硬脊膜切开	康复
19	关节炎性血管翳	女	60	是	无	康复
20	关节炎性血管翳	男	53	是	无	回家
21	先天性颅底凹陷	男	11	是	硬脊膜切开	康复
22	先天性颅底凹陷	女	11	是	肺水肿	回家
23	关节炎性血管翳	男	75	是	肺炎	回家
24	关节炎性血管翳	女	71	是	无	回家

* 有限的韧带切除-患者症状改善,基于影像学的复查显示头颈部稳定。

** 既往融合固定,经鼻扩大进路手术后再次融合

结果—病例学习

病例1

75岁男性,出现明显的进行性走路困难。同时伴吞咽困难,只能进半流食。体格检

查发现生理反射亢进,Hoffman's 征和 Babinski's 征阳性,以及步态不稳。他的手部肌肉萎缩,咽反射降低。

　　该患者经一位吞咽专家行喉镜检查没有发现声带功能障碍。术前 MRI 显示颈椎关节强硬,和 C1-2 关节滑囊囊肿造成的明显脊髓压迫(图 10)。颈部活动受限。经鼻扩大进路接受齿状突切除,和颈后减压及固定手术。患者术后发生了吸入性肺炎引起的发热,用抗生素得以控制。末次术后复查时吞咽功能、上肢肌力和步态都得到明显改善(图 11)。

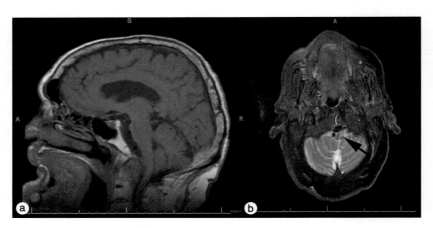

图 10　术前矢状位(a)和轴位(b)MRI 显示由寰枢滑囊囊肿引起的颈髓压迫。在轴位 MRI(箭头所示)上可见脊髓左侧的 T2 信号改变

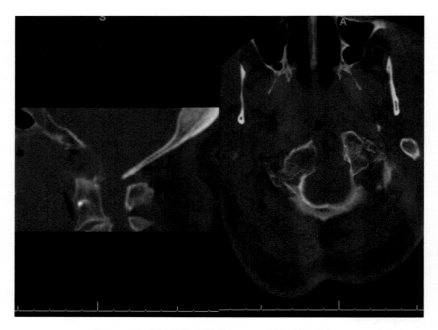

图 11　术后矢状位和轴位 CT 显示颅颈交界减压

病例 2

　　11 岁女孩,出现进行性脊柱侧弯。MRI 和 CT 显示和颅底扁平相关的脊髓空洞症、明

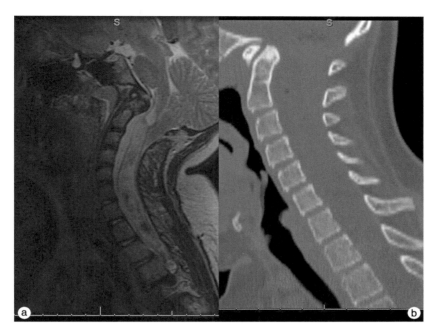

图 12　术前中线矢状位 T2 加权 MRI(a) 和 CT(b) 显示严重的颅底凹陷,颅底扁平症,Chiari 畸形(小脑扁桃体下疝畸形)和脊髓空洞症

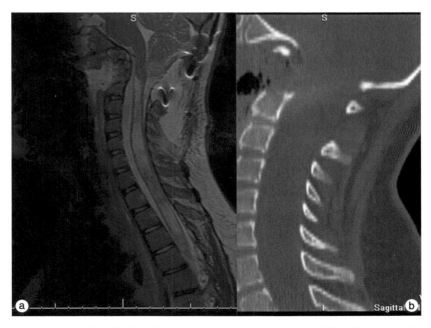

图 13　术后中线矢状位 T2 加权 MRI(a) 和 CT(b) 显示颅颈联合的良好减压和脊髓空洞症的改善

显的颅底内陷和 Chiari Ⅰ畸形(图 12)。过伸过屈位 X 线片提示颅颈关节无活动。反复尝试均未成功。患者在经鼻扩大进路切除下斜坡、齿状突,继而行后枕骨下的颅骨切除,C1 椎板切除和颈枕融合手术。她由于肺水肿术后保持气管插管 1 天,其他方面均恢复良好。术后影像学检查显示颅颈联合得到良好减压(图 13)而且患者得到临床恢复。

结论

经鼻扩大进路至齿状突能够达到良好的减压或切除效果,并且并发症发生率低。进路后方受硬腭支点和后鼻孔的限制。向侧面切除软组织受限于咽旁段颈内动脉,切除骨性结构受限于舌下神经,硬膜内受限于椎动脉和后组颅神经。该方法优于经口进路的地方在于它可以避免口腔黏膜切口和随之而来的相关问题。

参考文献

1 Crockard HA: The transoral approach to the base of the brain and upper cervical cord. Ann R Coll Surg Engl 1985;67:321–325.

2 Crockard HA, et al: Transoral decompression and posterior fusion for rheumatoid atlanto-axial subluxation. J Bone Joint Surg Br 1986;68:350–356.

3 Greenberg AD, Scoville WB, Davey LM: Transoral decompression of atlanto-axial dislocation due to odontoid hypoplasia: report of two cases. J Neurosurg 1968;28:266–269.

4 Donald PJ, Bernstein L: Transpalatal excision of the odontoid process. Otolaryngology 1978;86:ORL-729–731.

5 Apuzzo ML, Weiss MH, Heiden JS: Transoral exposure of the atlantoaxial region. Neurosurgery 1978;3:201–207.

6 Menezes AH, VanGilder JC: Transoral-transpharyngeal approach to the anterior craniocervical junction: ten-year experience with 72 patients. J Neurosurg 1988;69:895–903.

7 Yang SY, Gao YZ: Clinical results of the transoral operation for lesions of the craniovertebral junction and its abnormalities. Surg Neurol 1999;51:16–20.

8 Menezes AH: Surgical approaches: postoperative care and complications 'transoral-transpalato-pharyngeal approach to the craniocervical junction'. Childs Nerv Syst 2008;24:1187–1193.

9 Vishteh AG, et al: Bilateral sagittal split mandibular osteotomies as an adjunct to the transoral approach to the anterior craniovertebral junction (technical note). J Neurosurg 1999;90(2 suppl):267–270.

10 Cantarella G, Mazzola RF, Benincasa A: A possible sequela of transoral approach to the upper cervical spine. velopharyngeal incompetence. J Neurosurg Sci 1998;42:51–55.

11 Landeiro JA, et al: Transoral approach to the craniovertebral junction. Arq Neuropsiquiatr 2007;65:1166–1171.

12 Jho HD, Carrau RL: Endoscopy assisted transsphenoidal surgery for pituitary adenoma (technical note). Acta Neurochir (Wien) 1996;138:1416–1425.

13 Kassam A, et al: Expanded endonasal approach: the rostrocaudal axis. I. Crista galli to the sella turcica. Neurosurg Focus 2005;19:E3.

14 Kassam A, et al: Expanded endonasal approach: the rostrocaudal axis. II. Posterior clinoids to the foramen magnum. Neurosurg Focus 2005;19:E4.

15 Alfieri A, Jho HD, Tschabitscher M: Endoscopic endonasal approach to the ventral cranio-cervical junction: anatomical study. Acta Neurochir (Wien) 2002;144:219–225; discussion 225.

16 Kassam AB, et al: The expanded endonasal approach: a fully endoscopic transnasal approach and resection of the odontoid process: technical case report. Neurosurgery 2005;57(1 suppl):E213.

17 Laufer I, et al: Endonasal endoscopic resection of the odontoid process in a nonachondroplastic dwarf with juvenile rheumatoid arthritis: feasibility of the approach and utility of the intraoperative Iso-C three-dimensional navigation (case report). J Neurosurg Spine 2008;8:376–380.

18 Magrini S, et al: Endoscopic endonasal odontoidectomy in a patient affected by Down syndrome: technical case report. Neurosurgery 2008;63:E373–E374.

19 Messina A, et al: Pure endoscopic endonasal odontoidectomy: anatomical study. Neurosurg Rev 2007;30:189–194.

20 Nayak JV, et al: Experience with the expanded endonasal approach for resection of the odontoid process in rheumatoid disease. Am J Rhinol 2007;21:601–606.

21 Cavallo LM, et al: The extended endoscopic endonasal approach to the clivus and cranio-vertebral junction: anatomical study. Childs Nerv Syst 2007;23:665–671.

22 de Almeida JR, et al: Defining the nasopalatine line: the limit for endonasal surgery of the spine. Laryngoscope 2009;119:239–244.

23 Hull MW, Chow AW: Indigenous microflora and innate immunity of the head and neck. Infect Dis Clin North Am 2007;21:265–282, v.

24 Fortes FS, et al: The posterior pedicle inferior turbinate flap: a new vascularized flap for skull base reconstruction. Laryngoscope 2007;117:1329–1332.

25 Hadad G, et al: A novel reconstructive technique after endoscopic expanded endonasal approaches: vascular pedicle nasoseptal flap. Laryngoscope 2006;116:1882–1886.

26 Kassam AB, et al: Endoscopic reconstruction of the cranial base using a pedicled nasoseptal flap. Neurosurgery 2008;63(1 suppl 1):ONS44–S52, discussion ONS52–53.

第十三章 内镜下前颅底缺损的重建

Adam M. Zanation[a] · Ricardo L. Carrau[b] · Carl H. Snyderman[c,d] ·
Amin B. Kassam[e] · Paul A. Gardner[d] · Daniel M. Prevedello[f] ·
Arlan H. Mintz[d]

[a]Department of Otolaryngology, Head and Neck Surgery, University of North Carolina,
Chapel Hill, N. C. , [b]Department of Otolaryngology, Head and Neck Surgery, The Ohio
State University Medical Center, Columbus, Ohio, Departments of [c]Otolaryngology,
Head and Neck Surgery and [d]Neurological Surgery, University of Pittsburgh Medical
Center, Pittsburgh, Pa. , [e]Department of Neurological Surgery, University of
Ottawa, Ottawa, Ont. , Canada; [f]Department of Neurological Surgery, The
Ohio State University Medical Center, Columbus, Ohio, USA

译者:首都医科大学附属北京天坛医院　李储忠

摘要

　　过去十年中,神经内镜技术及相关设备的巨大进步推动了内镜经鼻腔入路(EEA)治疗颅底疾病的快速发展。本章将描述多种颅底重建的方法及其演变过程,主要包括多层复合技术、游离组织移植技术和目前广泛使用的带蒂鼻中隔黏膜瓣技术,还有一些方法如带蒂下鼻甲黏膜瓣和颞顶筋膜瓣等。同时还会讨论获取黏膜瓣的具体方法和应用范围,以及脑脊液漏的危险因素。综合使用上述方法,脑脊液漏的发生率将低于5%。

　　过去十年中,理念的更新以及内镜技术、设备的进步使完全内镜下扩大经鼻入路(EEA)治疗颅底硬膜下病变获得快速发展。本章将描述我们颅底重建方法的发展过程,从最开始的游离组织重建技术到现在的带血管蒂瓣膜技术,同时也会讨论目前内镜下颅底重建技术的结果及其局限性。内镜下扩大经鼻入路进行颅底重建的目标和传统入路颅底重建是一致的,包括完全分隔颅内空间、消除死腔和保护神经血管结构以及视觉功能等[1]。内镜经鼻入路中多层复合重建颅底和传统开颅手术中颅底重建的原则是一致的,都是为了重建组织屏障分隔颅内外结构。基于上述颅底重建的原则,结合带血管蒂瓣膜的使用,使我们术后脑脊液漏的发生率低于5%,低于文献报道的开放颅底手术后脑脊液漏的发生率。

游离组织移植技术进行颅底重建

　　在使用鼻中隔黏膜瓣作为首选颅底重建技术之前,我们在内镜扩大经鼻入路术后通常采用游离组织移植技术进行颅底重建。该技术源自鼻窦手术后和创伤后脑脊液漏修补的手术经验[2]，逐步应用于修补较大的硬膜缺损和术中伴有高流量脑脊液漏的颅底缺损。内镜下颅底重建的关键是多层次的完全覆盖硬膜缺损。

第一，在硬膜下（脑和硬脑膜之间）放置胶原蛋白基质（collagenmatrix，多数人工硬膜采用的材料，译者注）（Duragen，Integra Life Sciences），这有助于消除硬膜下死腔，并且它质地柔软，在重要神经血管结构周围可以安全操作。硬膜下移植物应该超过硬膜的边缘，最好在各个方向上都能扩展 5~10mm。然后在硬膜外侧（硬膜和颅底间）放置脱细胞真皮基质（acellular dermis，广泛用于整形或烧伤外科的一种真皮替代物，译者注）（Alloderm）或者筋膜。在缺损较大，颅底骨质不足以支撑移植物时，可以把脱细胞真皮基质或筋膜放在颅底骨质外（缺损的鼻侧）。重建时应该去除缺损边缘的黏膜，有利于移植物的血管再生并防止粘液囊肿形成。另外，还可以使用镍钛合金 U 型夹（Medtronic U-Clips，Memphis，Tenn.，USA）将移植物固定在硬膜上，U 型夹操作复杂，只能固定移植物，并不能达到水密性缝合的效果。

尽管脱细胞真皮基质用于颅底修补属于超出使用说明书的应用，但它具有操作简单、易取得（无需切取患者组织）、自体组织易长入并诱导快速上皮化等优点。与之相比，筋膜移植物是自体移植物，不容易感染，愈合更快。重建过程的关键是每一层移植物都要在各个方向上超过缺损边缘，同时，移植物在植入前都应该在生理盐水中浸泡。尽管薄的移植物在鼻腔内操作时有些困难，但往往更为有效。

放置好两层移植物后，脱细胞真皮基质或筋膜移植物的边缘用氧化纤维素（可吸收止血纱布的材料）固定，再用生物胶或化学胶喷涂封闭边缘，最后用小块可吸收的明胶海绵进一步固定移植物。这几层可吸收材料具有以下三个作用：第一，固定移植物并防止鼻腔内空气流动对它们的影响；第二，这些材料可以填充颅底凹凸不平的腔隙，分散移植物的压力；第三，术后 3~5 天拔除鼻腔填塞的不可吸收材料时，这些可吸收材料可以继续固定移植物。最后我们使用 12 号的 Foley 导尿管的球囊或 10cm 长的膨胀海绵固定移植物，并能预防术后早期脑组织疝出。应该在内镜下放置导尿管并使之适度膨胀，过度膨胀可能会压迫颅内结构。如果术中已暴露视神经或视交叉，最好使用膨胀海绵，因为球囊可能会压迫这些脆弱的结构。我们通常在术后 3~5 天取出膨胀海绵或球囊等鼻腔填塞材料。

如果颅底缺损不大，可以从切掉的中鼻甲上剥离黏膜，以代替脱细胞真皮基质。游离黏膜虽然是首选，但缺点是大小有限，只能覆盖在颅底骨质表面。最后，应用腹壁游离脂肪填充、消除死腔，尤其是斜坡凹陷或者经鼻脊柱入路中的鼻咽部缺损。切取腹壁脂肪会遗留切口瘢痕并有潜在的腹腔感染、血肿或血清肿形成的风险。

游离组织多层复合重建术后脑脊液漏的发生率高达 20%~30%，所有术后漏的患者都应在内镜下进一步修补重建，部分患者需行腰大池脑脊液引流 3~5 天（下文将进一步描述）。对于因移植物迁移或黏膜瓣边缘脑脊液瘘口形成的患者，绝大多数可以内镜下再次修补成功。我们早期 400 例内镜扩大经鼻入路的患者，只有 1 例顽固性脑脊液漏患者不得不行开颅手术修补颅底，这例鼻窦恶性肿瘤的病人曾接受肿瘤放化疗，颅底残余血供不足以维持移植物再生的需要。最初 400 例内镜扩大经鼻入路的患者脑膜炎发病率低于 3%，与开放颅底手术相当。然而，20%~30%脑脊液漏发生率是不能接受的，选择带血管蒂的组织进行重建可以有效降低脑脊液漏的发生率。

带血管蒂黏膜瓣进行颅底重建

鼻中隔黏膜瓣（Hadad-Bassagastegay Flap-HBF）

近年来,我们更愿意使用带血管蒂的黏膜瓣进行颅底重建。最常用的技术是鼻中隔粘骨膜的带血管蒂黏膜瓣,粘骨膜的血管蒂源自是鼻中隔动脉,它是鼻中隔后动脉的分支,后者颌内动脉的终末分支(Hadad-Bassagasteguy flap[HBF])[3]。

首先用 0.05% 羟甲唑啉浸泡的棉条收缩鼻腔,再用 0.5% ~1% 利多卡因与 1/100 000 ~1/200 000 肾上腺素混合溶液浸润鼻中隔黏膜。将上鼻甲和中鼻甲向外侧骨折推开有利于观察整个鼻中隔,从嗅沟一直到鼻底。内镜扩大经鼻入路手术中为了便于双手操作,我们通常切除一侧中鼻甲,常规选择右侧。此外,中鼻甲的切除有利于观察同侧的 HBF 血管蒂和分离黏膜瓣。黏膜瓣的侧别(左侧或者右侧)取决于以下几个因素:第一,如果处理侧方病变需暴露侧隐窝或翼上颌裂,该侧黏膜瓣的血供会受很大影响,此时可以选择对侧黏膜瓣。同样,对于侵犯到蝶嘴或者鼻中隔粘骨膜的病例也应使用对侧黏膜瓣。如果病变位于中线部位,不需向侧方过多暴露的话,尖锐的或较大的鼻中隔骨刺(分离黏膜瓣的过程中有造成穿孔的风险)也会影响黏膜瓣侧别的选择。最后,对于右利手的外科医生来说,应常规应选择右侧,特别是在切除右侧中鼻甲的情况下。可以根据预期颅底缺损的大小和形状来设计黏膜瓣的大小,但最好还是稍大一些,因为有时候需要对黏膜瓣进行适当的修剪。制作黏膜瓣时,首先在鼻中隔矢状面上做两个平行的切口,一个位于上颌嵴上方,另一个在鼻中隔最上方下 1 ~2cm(保留嗅觉上皮)(图1,2a,b),然后在下鼻甲头端前方再做一个垂直的切口与上述两个切口汇合(图2c)。这些切口可以根据某些特定区域的重建要求进行修正。在鼻中隔的后部,上方切口可以向侧方扩大,斜行向下在蝶窦

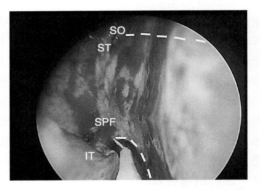

图1 带蒂鼻中隔黏膜瓣切口。IT:下鼻甲;ST:上鼻甲;SO:蝶窦开口;SPF:蝶腭孔上方的黏膜

开口水平穿过蝶嘴(图1),下方切口可以越过鼻中隔游离后缘向侧方扩展,直至蝶窦底壁下方的后鼻孔。分离黏膜时,首先用 Cottle 剥离子或小的吸引剥离子从前方开始分离(图2d,e),这样可以使黏膜瓣在从鼻中隔上分离之前保持完整,因为黏膜瓣从鼻中隔分离下来后,就不能维持它的紧张度,操作就比较困难了。鼻中隔的切口可以用剪刀或其他尖锐的器械完成,从蝶窦前壁分离黏膜瓣时注意保护中隔后神经血管束。最后将黏膜瓣放置于鼻咽部或上颌窦处,以备颅底重建时使用。可以对黏膜瓣的长度和高度进行适当的调整,完整的同侧粘骨膜瓣可以覆盖大部分的前颅底缺损,包括从额窦后壁和眶尖到蝶鞍。通过切取包含鼻底部的粘骨膜可以扩展加宽鼻中隔黏膜瓣。鼻中隔黏膜瓣的影像解剖学研究表明它能够覆盖绝大多数的前颅底缺损(图4)[4]。从概念上来说双侧黏膜瓣是可行

的,但考虑到对鼻中隔软骨的损伤情况,双侧黏膜瓣极少被使用。术中去除侧方骨质直到翼管时,一定要小心操作以免使血管蒂受到损伤。

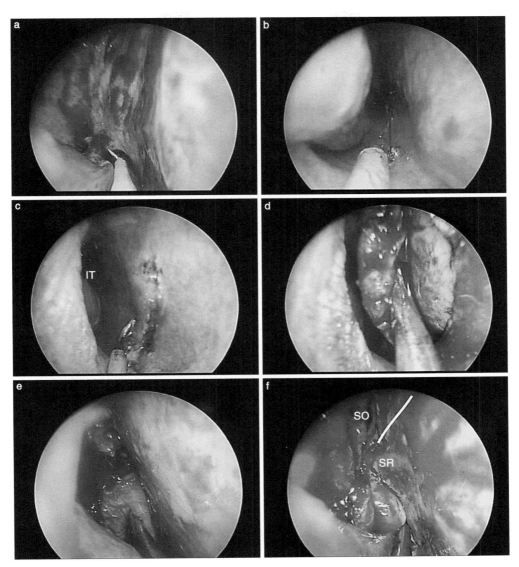

图 2 内镜下切取鼻中隔黏膜瓣(Haddad-Bassagastegay 黏膜瓣)。**a** 从后鼻孔开始切开。**b** 下方切口延伸至鼻底。**c** 位于下鼻甲前方的垂直切口连接上下切口。**d** 开始分离鼻中隔前部黏膜瓣。**e** 继续从鼻中隔软骨上分离黏膜瓣。**f** 最后沿蝶嘴上方血管蒂区域分离后方黏膜瓣。白色的线代表上方切口,延续至蝶窦开口下方

病变切除后(图 3a),随即进行多层颅底修补(图 3)。首先如前文所述放置内层胶原基质(Duragen,Integra Life Sciences)(图 3b),然后将 HB 黏膜瓣放在颅底骨质缺损的边缘(图 3c),放置黏膜瓣前要去除缺损周围的黏膜以防止不愈合或粘液囊肿形成。胶原基质及黏膜瓣放好后,用氧化纤维素固定黏膜瓣周边(图 3d),再喷涂 Duraseal 胶(Confluent Surgical Inc.,Waltham,Mass.,USA)(图 3e)。用非粘连材料如可吸收明胶海绵或胶原膜

隔开移植物与鼻腔填塞物至关重要,可以有效防止拔除填塞物时引起移植物移位(图3f)。此外,在放置鼻腔填塞物时可出现内外层移植物的移位,术者必须警惕并应在内镜直视下放置鼻腔填塞,如前文所述可以选择球囊或膨胀海绵。两层移植物间或黏膜瓣下不要用胶,否则会阻碍组织直接接触导致愈合不良,鼻腔填塞放置 3 ~ 5 天后拔除。

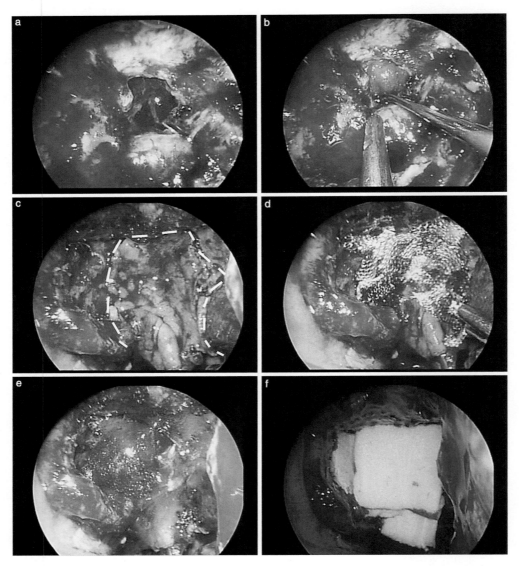

图 3　内镜下放置鼻中隔黏膜瓣(Haddad-Bassagastegay 黏膜瓣)。**a** 鞍上池上方经蝶鞍和鞍结节入路的颅底缺损。**b** 放置胶原基质移植物。**c** 放置在缺损周围骨质上的鼻中隔黏膜瓣。**d** 固定黏膜瓣边缘的可吸收氧化纤维素。**e** 喷涂 Duraseal 胶。**f** 放置可吸收明胶海绵,避免拔除鼻腔填塞时导致修补材料移位

　　EEA 术中采用鼻中隔黏膜瓣修补颅底后,我们的术后脑脊液漏发生率下降到 5% 以下,与传统开放手术相当。HB 黏膜瓣重建颅底的优点还包括不需在患者其他部位再做切口,它的主要缺点是手术前就要预计到可能需要修补,因为常规 EEA 术中在行蝶窦及鼻

内镜颅底外科手术入路

中隔后部切除时会破坏黏膜瓣的血管蒂。此外,再次手术时,黏膜瓣已被使用过或血管蒂已经被破坏。因此,下文将述及其他两种可供选择带蒂黏膜瓣。再次手术的病例中,可以把 HB 黏膜瓣从缺损中分离出来再次使用。颅内切口与鼻中隔黏膜瓣组织完成重建并完全愈合通常需要 6~12 周(图 4,5)。

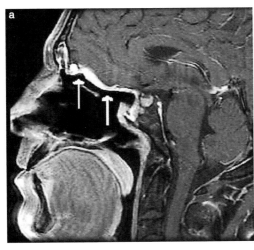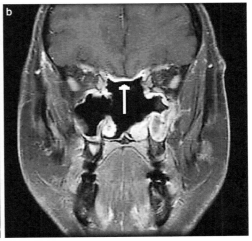

图 4　经筛板入路病变切除术后 MRI 矢状位(**a**)和冠状位(**b**)T1 增强像。箭头所指为明显增强的 HB 黏膜瓣

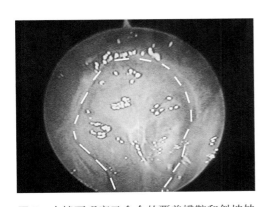

图 5　内镜下观察已愈合的覆盖蝶鞍和斜坡缺损的黏膜瓣

后部带蒂下鼻甲黏膜瓣

以前曾接受鼻中隔切除术或广泛蝶窦开放术的病人,HB 黏膜瓣血供已受影响,需要考虑其他选择如游离组织重建,或鼻腔内其他类型及鼻外其他部位的带血管蒂的瓣膜。后部带蒂下鼻甲黏膜瓣(PPITF)的血管蒂来自下鼻甲动脉,是鼻后外侧动脉(PLNA)的终末支,后者源于蝶腭动脉(SPA)[5]。理解 PLNA 的解剖行程(第五章综述过)对于设计和制作 PPITF 至关重要。PLNA 垂直向下或前下越过腭骨垂直板发出分支供应中鼻甲,动脉下段在下鼻甲侧方附着处的上面进入下鼻甲,距离后部尖端约 1.0~1.5cm[6]。研究发现 50% 的人该动脉走行于骨质内,14% 位于软组织内,混合型占 36%)[7]。PLNA 在穿出骨质及软组织之前平均走行距离为 1.2cm,最终发出 2~6 个分支[7]。

我们通常在 EEA 手术后,在颅底缺损同侧制作后部带蒂下鼻甲黏膜瓣(PPITF),以尽可能缩短血管蒂到颅底缺损的距离。首先收缩鼻腔黏膜,并在下鼻甲前部注射 1/100 000 肾上腺素的和 1% 利多卡因的混合溶液。然后将下鼻甲轻轻内移以更好暴露整个下鼻甲内侧面。因为 PPITF 的面积小于 HB 黏膜瓣,因此需要切取整个下鼻甲黏膜以保证充分覆盖缺损(图 6a),如需更大的黏膜瓣则需要扩大切口以包括鼻甲的侧方粘骨膜甚至是中鼻道。因为黏膜瓣的血供基于血管蒂的完整性,因此最好先确认从蝶腭孔穿出的蝶腭动脉(SPA),沿蝶腭动脉远端走行确认鼻后外侧动脉(PLNA)。切取黏膜时首先沿下鼻甲矢状面做两个平行切口,上方切口在下鼻甲上方,下方切口沿鼻甲尾端游离缘走行(图6a),然后垂直切开下鼻甲前部头端,连接上述两个平行切口(图6b)。然后,从下鼻甲前部剥离粘骨膜。去除下鼻甲骨质的多少取决于所需粘骨膜的大小。操作时必须小心避免损伤在鼻甲侧方附着处上表面进入的血管蒂,大约位于距离后部顶端1.0～1.5cm处。此外,保护LNA很重要,它越过腭骨上升支垂直向下走行。LNA可能走行于上颌窦后壁的前方,因此向后部扩大上颌窦开放时需考虑LNA的保护。黏膜瓣制作完毕后,小心展开覆盖在颅底缺损处(图6c),可置于硬膜或裸露颅底骨质的上方,或脂肪移植物上方,关键是要去除位于缺损边缘和黏膜瓣之间的无血管组织,使黏膜瓣直接接触缺损边缘。黏膜瓣上方同样使用生物胶和可吸收明胶海绵固定,再用膨胀海绵或12-Fr球囊导尿管固定、支撑PPITF,可以使用硅胶鼻腔夹板10～21天,以保护裸露的鼻腔侧壁。解剖学研究表明下鼻甲带蒂黏膜瓣表面积大约为4.97cm²(2.8cm长,1.7cm宽)[8],使用双侧黏膜瓣可以覆盖更大面积的缺损。与HB黏膜瓣相比,PPITF的缺点在于长度短,并且使用时需要旋转血管蒂。它最适用于蝶鞍或鞍旁后部及中斜坡的缺损,而不能用于前颅底的重建。PPITF的另一个缺点是术后下鼻甲骨质结痂,骨质表面黏膜化需要3～4周的时间[5](图6d)。

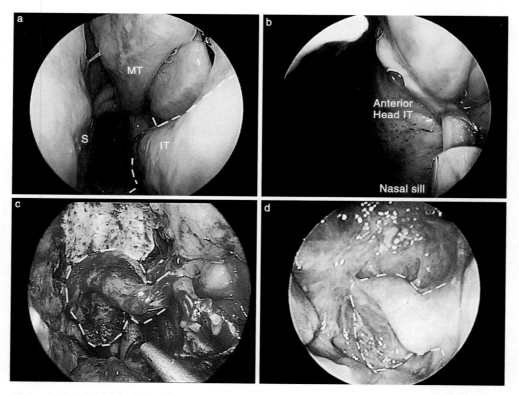

图6 内镜下观察后部带蒂下鼻甲黏膜瓣。**a** 下鼻甲矢状面的两个平行切口,上方切口位于下鼻甲上方,下方切口沿下鼻甲尾端游离缘走行。IT:下鼻甲;MT:中鼻甲;S:鼻中隔。**b** 下鼻甲头端前方的垂直切口连接前两个切口。**c** 放置在斜坡缺损处的带蒂下鼻甲黏膜瓣。**d** 愈合后的带蒂下鼻甲黏膜瓣

颞顶筋膜瓣

颞顶筋膜瓣(TPFF)广泛用于各种头颈部手术后的重建,其解剖已被详细研究。本节主要讲述 TPFF 在内镜颅底重建手术中的应用[9],它主要用于无鼻腔内黏膜瓣可选情况下的颅底重建。颞顶筋膜是连接于皮下组织纤维隔上的强力筋膜层,血供来源于颞浅动脉(STA),该动脉为颈外动脉的终末支。它穿过下颌后的腮腺,越过颧弓后根部,在颧弓水平进入颞肌筋膜。在颧弓处血管平均直径为 2.73mm,STA 与耳屏的平均距离为16.68mm[10]。大多数患者 STA 在颧弓处分为前部的额支和后部的顶支(61%~88%),但分叉点可位于颧弓上方(4%~26%)或下方(7%~12%)[10,11]。在 STA 深部伴行 1~2 支静脉[10]。面神经额支穿过颧弓上表面时恰在 TPF 下面[12]。TPF 从耳前区域开始向顶部呈扇形扩展,顶部厚度 2~3mm,面积约 17cm×14cm[13]。

EEA 手术完成后,判断颅底缺损大小,制作 TPFF 并转入鼻腔。我们通常采用缺损同侧的颞顶筋膜瓣,如该区域以前有手术切口,可改用另外一侧。

制作黏膜瓣前要先行前、后筛窦和大的上颌窦开放术,在蝶腭孔水平夹闭 SPA 和鼻后动脉,逆行解剖 SPA,去除上颌窦后壁,暴露翼腭窝(PPF),切除部分上颌窦侧壁以扩大与颞下窝(ITF)的交通。辨认源于颌内动脉(IMA)并垂直向下走行的腭降动脉,并将其从腭大管中游离出来,动脉游离后就可以向下和侧方移动翼腭窝(PPF)上部的内容物以暴露翼板。为保留翼腭神经节,需要切断翼管神经以便移动神经节。然后用高速磨钻磨除翼板前方部分,为 TPFF 移位提供足够的空间。现在我们可以自如的进入颞下窝,并在翼上颌裂内移动颌内动脉(IMA)。

采用常规技术切取同侧的 TPFF,取半冠状切口,切开至毛囊水平,切开时一定要避免损伤皮下组织中的 STA,从皮下组织中切取 TPF 并仔细分离,暴露 TPF 的面积够用时,从侧缘切开筋膜,从顶部和颞深筋膜向下游离一直到血管蒂。垂直切开颞深筋膜浅层,将其从肌肉表面分开,随后沿该层向下将骨膜从颧弓表面分离,从而在颞深筋膜浅层下方形成一个宽的通道,足以在无挤压的情况下容纳血管蒂。为顺利将 TPFF 转移至鼻腔,需行外眦切开术暴露并从眶外侧壁、翼上颌裂分离颞肌。上述操作完成后将创建一个沟通颞部、颞下窝和内镜经翼突入路鼻腔内术区的通道。继而在内镜下经鼻将导丝引入软组织隧道,并用经皮气管切开的扩张器扩张。通道扩张充分后去除扩张器,将筋膜瓣连在导丝外端,从鼻孔拔出导丝时将筋膜瓣从鼻腔拉出。筋膜瓣在通道中的活动要靠外部引导操纵,过程中必须避免皮瓣的旋转,导致筋膜瓣血供受损。头部术区放置引流后,切口用尼龙线连续缝合。颅底重建时首先在硬膜下放置胶原基质移植物,修整颅底缺损的边缘,将TPFF 置于缺损上方。黏膜瓣放好后用生物胶封闭,再用可吸收明胶海绵覆盖,最后鼻腔内填塞膨胀海绵固定筋膜瓣。通常在术后 3~5 天后去除鼻腔填塞物。

TPFF 的优点包括面积大、带血管蒂,以及鼻腔、颅底疾病辅助放疗时血管蒂不会遭受辐射,而且其柔韧度和厚度也足以满足重建需要。缺点包括需要外部切开手术、切口瘢痕形成、脱发、面神经额支损伤等风险,并需要沟通 EEA 手术区域和颞下窝。

患者脑脊液漏的高危因素

1. 患者身体素质:高体重指数与颅内压高有关。

2. 病理性质：尤其是颅咽管瘤和其他累及蛛网膜下腔的病变。
3. 术区部位：蛛网膜下腔和脑室开放。
4. 颅底缺损的部位和大小：前颅底缺损比斜坡缺损发生脑脊液漏的可能性更大。
5. 扩展至鞍外的 ACTH 肿瘤患者：可能组织愈合不佳。
6. 既往病史：因之前的手术或放化疗影响，无法用带血管蒂组织进行颅底重建。

腰大池脑脊液引流

　　术后不常规使用腰大池引流，如果患者术后发生脑脊液漏，直接内镜下手术探查并修补脑脊液漏，如果此次术中确定是脑脊液高流量瘘口，则考虑行腰大池引流术。脑脊液引流一般持续 3～5 天，平均 10ml/h，尽量避免因患者体位变化导致的脑脊液过度引流。在内镜下探查、修补和腰大池引流术后，仍有极少数患者发生持续的脑脊液漏，此时测量脑脊液压力，如果确诊合并高颅压性脑积水，则考虑行永久性的脑脊液分流手术。

结论

　　内镜颅底重建技术与内镜下切除病变的大小和复杂程度是同步发展的。多层复合重建的原则和带血管蒂瓣膜的常规使用已经使扩大经鼻手术术后脑脊液漏发生率降低到不足 5%。未来的发展将使我们更好的认识和管理合并术后脑脊液漏高危因素的患者，尤其是那些曾接受放疗和再次手术的病人。

参考文献

1　Neligan PC, Mulholland S, Irish J, Gullane PJ, et al: Flap selection in cranial base reconstruction. Plast Reconstr Surg 1996;98:1159–1166.

2　Hegazy HM, Carrau RL, Snyderman CH, et al: Transnasal endoscopic repair of cerebrospinal fluid rhinorrhea: a meta-analysis. Laryngoscope 2000;110:1166–1172.

3　Hadad G, Bassagasteguy L, Carrau RL, Mataza J, Kassam A, Snyderman CH, Mintz A: A novel reconstructive technique after endoscopic expanded endonasal approaches: vascular pedicle nasoseptal flap. Laryngoscope 2006;116:1882–1886.

4　Pinheiro-Neto CD, Prevedello DM, Carrau RL, Snyderman CH, Mintz A, Gardner P, Kassam A: Improving the design of the pedicled nasoseptal flap for skull base reconstruction: a radioanatomic study. Laryngoscope 2007;117:1560–1569.

5　Fortes FS, Carrau RL, Snyderman CH, Prevedello D, Vescan A, Mintz A, Gardner P, Kassam A: The posterior pedicle inferior turbinate flap: a new vascularized flap for skull base reconstruction. Laryngoscope 2007;117:1329–1332.

6　Padgham N, Vaughan-Jones R: Cadaver studies of the anatomy of arterial supply to the inferior turbinate. J Royal Soc Med 1991;84:728–730.

7　Hadar T, Ophir D, Yaniv E, Berger G: Inferior turbinate arterial bloody supply: histologic analysis and clinical implications. J Otolaryngol 2005;34:46–50.

8　Murakami CS, Kriet D, Ierokomos A: Nasal reconstruction using the inferior turbinate mucosal flap. Arch Facial Plast Surg 1999;1:97–100.

9　Fortes FS, Carrau RL, Snyderman CH, Kassam A, Prevedello D, Vescan A, Mintz A, Gardner P: Transpterygoid transposition of a temporoparietal fascia flap: a new method for skull base reconstruction after endoscopic expanded endonasal approaches. Laryngoscope 2007;117:970–976.

10　Moore KL, Dalley AF: Clinically ORIENTED ANATOMY, ed 5. Baltimore, Lippincott Williams & Wilkins, 2006, pp 788–798.

11　Pinar YA, Govsa F: Anatomy of the superficial temporal artery and its branches: its importance for surgery. Surg Radiol Anat 2006;28:248–253.

12　Casoli V, Dauphin N, Taki C, et al: Anatomy and blood supply of the subgaleal flap. Clin Anat 2004;17:392–399.

13　David SK, Cheney SL: An anatomic study of the temporoparietal fascial flap. Arch Otolaryngol Head Neck Surg 1995;121:1153–1156.

内镜颅底外科手术入路

第十四章　经鼻颅底外科并发症的处理

Carl H. Snyderman[a,b] · Harshita Pant[c] · Paul A. Gardner[b] · Ricardo
L. Carrau[d] · Daniel M. Prevedello[e] · Amin B. Kassam[f]
Departments of [a]Otolaryngology and [b]Neurological Surgery, University of Pittsburgh,
Pittsburgh, Pa. , USA; [c]Department of Medicine, University of Adelaide, Adelaide,
S. A. , Australia; Departments of [d]Otolaryngology and [e]NeurologicalSurgery,
Ohio State University, Columbus, Ohio, USA; [f]Division of Neurosurgery,
University of Ottawa, Ottawa, Ont. , Canada

译者:中日友好医院　程靖宁

摘要

　　内镜经鼻颅底外科与传统颅底入路手术具有相同的风险。熟练掌握内镜颅底解剖基础、严格遵从外科手术原则和训练有素的专业团队是避免出现严重并发症的要素。手术并发症以严重程度、部位、器官系统、组织类型和出现的时间顺序来分类。修复重建技术的进步已使脑脊液漏的发生率降到 5% 以下。严重的并发症,如血管损伤,已经非常罕见,并且可以通过内镜技术处理。鼻腔内的并发症是可以接受的。

<blockquote>
你无法阻止悲伤的鸟儿飞过你的头顶,但却可以阻止鸟儿在你头上筑巢。

(中国谚语)
</blockquote>

　　并发症的预防和处理是外科实践不可分割的部分。任何外科操作都难以避免出现并发症。尽管经鼻颅底手术比传统开放手术的创伤小,但一样存在风险,甚至会发生灾难性并发症。不经过严格的训练,势必会增加神经和血管损伤的风险。

　　创新的外科手术会经历几个阶段。第一阶段评估手术的可行性,引入和优化新技术。一旦手术的可行性被证实,则将严格地验证其安全性。当一项新的外科技术被引进时,因为采取了全新的操作流程,通常会引起并发症发生率的升高。随着经验的增加,并发症的发生率会降至较低水平。不同外科入路或技术引起的并发症性质上是不同的,所以不能直接比较并发症的发生率。当并发症控制在可接受范围之内后,最终目标是评估其结果(复发、生存率、生活质量等等)。

　　已有大量文献详细的描述了内镜经鼻手术,可以充分地暴露颅底腹侧,从而切除颅内、外病变,这充分证实了内镜颅底手术的可行性[1-12]。

　　我们自己的 1300 例以上内镜经鼻颅底手术经验表明:复杂手术可以创伤很小、严重并发症甚少。在一些病例,技术的进步使术后并发症显著减少(CSF,脑脊液漏)[13]。

并发症的分类

　　颅底外科围手术期并发症没有一个统一的分类。手术并发症按照程度(严重的和轻微的)、部位(颅内[神经外科的]和颅外[耳鼻咽喉科的])、器官系统或组织分型(系统的、血管的、神经的、感染性的等等)、时间(术中和术后)等来进行分类。在这章,我们将通过不同的分类来讨论手术并发症及其处理。

从耳鼻喉科医生的视角看,经鼻入路手术的潜在并发症主要包括:鼻通气道损伤(粘连),鼻功能损伤(慢性鼻炎、鼻窦炎、粘液囊肿、鼻中隔穿孔等等),颅神经损伤(三叉神经感觉减退或丧失,失嗅等等),鼻出血(颈外动脉的分支)。尽管这些并发症多数看起来并不严重,但是会影响患者的生活质量。神经外科的并发症通常会更严重,包括感染(脑膜炎、脑脓肿),脑脊液漏,颅神经损伤(感觉和运动神经,视力丧失),垂体功能低下,脑损伤和血管损伤(梗塞、出血)。全身并发症也可能发生,包括单纯的浅静脉炎,到严重的并发症,如肺栓塞、心肌梗死和死亡。

并发症的预防

并发症的预防首先要具备深厚的经鼻颅底解剖知识。颅底是一个布满神经和血管结构的"黑匣子",属于手术操作的高风险区域。由于重要的解剖关系和毗邻关系,蝶窦成为了经鼻手术的核心和很多操作的起始点。最重要的解剖结构是颈内动脉(ICA)。在经鼻颅底外科,颈内动脉的解剖分为:咽旁段(颅外段)、岩骨段(水平段)、斜坡旁段(垂直段)、鞍旁段(海绵窦段)和床突上段。每一段都有解剖标志(骨板)。术者应熟知一些解剖变异和其可能的风险,尤其是蝶窦内,如甲介型蝶窦,多分隔,蝶上筛房。

预防并发症的另一个基本要素是严格的训练。我们倡导的经鼻颅底外科医师训练计划是一个循序渐进的过程[见 Snyderman and Mintz 编写的相应章节]。基于对解剖的熟悉程度、技术难度、神经和血管损伤的潜在风险、硬膜内切除的范围和病理类型等多种因素,训练分为五个级别。必须熟练掌握每个级别的操作后,才能进入下一级的训练。这个分级训练是为所有经鼻手术外科医生设计的,不论他们来自什么专业。

围手术期预防感染使用第三代或第四代头孢类抗生素,从手术一开始就立即使用,持续使用到鼻腔的填塞物去除后。考虑到消毒剂潜在的毒性,鼻腔内不须进行消毒准备。未治愈的鼻窦炎是绝对的经鼻颅底手术禁忌证,因为硬膜开放后会带来极高的脑膜炎风险。如存在脑或血管损伤的可能,需进行行术中皮层和脑干功能的神经电生理监测。当操作接近颅神经时(海绵窦、中颅窝、颈静脉孔、枕髁),还需要进行颅神经的电生理监测。术中影像导航用于鉴定解剖标志和确定切除范围(肿瘤边界)。术中 CT 扫描可以更新导航影像信息和及时发现并发症,如新发的颅内出血。

术中并发症

颅底外科最大的进步就是团队协作的概念。团队协作可有效预防和处理术中并发症。内镜颅底外科手术是真正的多学科合作,其中任一专业都不能独立完成手术目标。协同手术的好处包括:提高可视性(尤其在遇到危险时)、提高效率、协商问题解决方案(协同领航(co-pilot))和调动个体积极性。

精准的外科技术是避免灾难性并发症(如血管损伤)的要素。双手操作允许外科医生使用标准的显微外科技术。肿瘤并非直接牵出来,而是先去除肿瘤的中心部分,肿瘤减容后再瘤外仔细分离,充分暴露毗邻的血管和神经组织。减少术中出血可以采取联合策略:结扎责任血管(筛动脉)、使用双极电凝、使用金刚砂钻头磨骨、使用止血材料和反复的热水冲洗。

大面积硬膜缺损的内镜下修复重建曾经是经鼻颅底外科最大的挑战之一〔见本卷Zanation 等的章节〕。鼻中隔黏膜瓣的推广应用极大地降低了术后脑脊液漏的发生率,其可以给大的缺损(颅面切除)提供带血管组织覆盖。如果因为先前的手术或者肿瘤侵犯导致鼻中隔黏膜瓣不能使用,可以选择颅骨骨膜瓣或颞筋膜瓣。重建失败的因素是多方面的,包括:高流量的脑脊液(切开了蛛网膜池或三脑室)、高脑脊液压(脑积水)、不恰当的重建材料、皮瓣的制作和放置不到位、修复组织的破损。修复重建最重要的就是可以预防脑脊液漏,进而预防颅内感染和全身系统并发症。

最可怕的术中并发症是血管损伤。常见海绵窦的静脉出血,可以使用止血材料和相关技术进行有效控制。如果基底静脉丛的静脉出血比较汹涌,需要进行分期的经斜坡手术。第一期手术,去除覆盖的骨质,充分暴露硬膜。在硬膜表面用双极电凝烧灼,或者在静脉丛压迫止血材料,使基底静脉丛形成血栓。一旦出血得到控制,手术将告一段落。第二期手术在 1 ~ 2 天后进行,这时打开硬膜出血会很少。动脉出血分为小血管出血和大血管出血。小的穿支血管(1mm 直径)可能是脑干或视交叉的重要血供,损伤后要避免填塞止血或广泛的烧灼,可用特制的尖头双极电凝选择性的烧灼血管止血。如果无效,可行持续的热水(40℃)冲洗几分钟,通常会有效。如果还是无效,可以使用 Cottonoid(译者注:强生公司的一种含有止血物 Cottonoid 的脑棉)轻柔的贴覆,一般更换几次 Cottonoid 后就可以控制出血。

垂体瘤手术中,颈内动脉鞍旁段在视神经颈动脉交角向内走行,从而其内侧易受损伤。其他的颈内动脉容易受损伤的危险因素包括:既往手术史或放疗史、解剖变异、肿瘤包绕或颈内动脉移位。如果损伤了颈内动脉,治疗的主要目标是保证脑部的血流灌注,在局部控制住出血后,将患者转运至血管造影室,以决定损伤的处理方案。切忌通过降低血压来减少出血,因为这将会导致脑灌注不足,这与常规处理不同。在这种情况下,神经电生理监测非常重要,它可以反映脑灌注情况和确立血压阈值。可以立即选择的处理包括:双极电凝烧灼、填塞压迫、直接缝合、夹闭修复和血管结扎。如果在颈内动脉壁上只是很小的撕裂伤或撕脱伤,可以使用双极电凝仔细的进行封闭。如果损伤大,将出血直接吸走以保证视野清晰,同时将填塞物(Cottonoid)压迫在血管损伤侧,出血将得到暂时控制。如果止血有效且神经功能监测稳定,则进行加固填塞,以使患者安全转移至血管造影室进行最终处理。如果压迫不能控制出血,在转运前要进一步妥善处理。当血管被填塞物压扁以后,可以磨除更多的骨质,以更好地暴露损伤血管的近心端和远心端。尽管直接缝合修补是可行的,但其技术难度太大,不是一个理想的选择。在充分暴露血管的情况下,可尝试使用动脉瘤夹修复重建(如 Sundt-Keys 夹)。另外,可以使用加压填塞和动脉瘤夹夹闭的方法使受损血管闭塞。如果使用填塞,则填塞必须准确到位,既可控制出血,又可以预防血液顺着颅底缺损进入颅内。然后,患者转运至血管造影室进行血管造影评估和治疗。在海绵窦段颈内动脉内放置不影响血流的覆膜支架,从技术上实现比较困难,目前 FDA还没有批准。因此,使用线圈进行永久性栓塞通常是首选。同时要进行侧支循环血流的测定,以评估缺血性脑病的发作风险和进行血运重建(旁路搭桥)的必要性。

术后并发症

术后的急性并发症有颅内出血、血肿或颅内积气,术后几小时内头部 CT 检查可以发现。如果主要关心肿瘤的残留多少,则需要进行 MRI 检查。随着手术室内 CT 机的使用,我们开始尝试在患者离开手术室前进行评估。在一些病例,通过重新扫描影像导航,我们切除了残留的肿瘤。我们曾遇到过两例意外的并发症:一位老年女性患者出现硬膜下血肿,考虑由于脑脊液的丢失速度过快导致;另一位儿科患者在头架的固定头钉处出现硬膜外血肿。二者都因为及时发现,从而在没有离开手术室之前,就进行了及时处理,预后良好。

大多数术后并发症相对的比较轻,主要是经鼻径路的直接损伤:慢性鼻炎结痂、轻微鼻出血、暂时失嗅和鼻窦炎。一般在 3～4 个月内康复,鼻腔症状可以恢复到术前程度。经翼突入路意味着要牺牲翼管神经,将导致患者出现哭泣时患侧无泪的情况。尽管大多数人并不抱怨眼干症状,但是在老年人和三叉神经眼支(V1)功能减退的患者,这仍是一个隐患。腭降神经的损伤将导致腭部感觉减退。

尽管术区缺乏“消毒”,但是感染性并发症却非常罕见。尽管鼻道和鼻窦被认为是“清洁-污染区(clean-contaminated)”,但其菌落数量远非经口入路那么多。低感染率的其他因素包括:术中频繁的盐水冲洗、带血管蒂组织的修复重建和术后脑脊液漏的迅速治疗。术后 5～7 天内,鼻腔填塞物移除之前,脑脊液漏一般不会很明显。术后一旦出现清亮的水样鼻涕,需要进行鼻内镜检查和查分泌物 β-2-转铁蛋白。大多数患者要尽快返回手术室进行漏修补手术。采用其他筋膜或脂肪组织进行移植,或将鼻中隔黏膜瓣重新放置,通常就足以完成修复。鼻腔需要重新填塞,并进行 3～5 天的腰大池引流。

任何明显的术后鼻出血都要仔细的检查。鼻内镜检查可以发现出血来源。蝶腭动脉分支(在鼻中隔瓣蒂部的对侧)的出血会非常明显,最好的方法就是内镜下的电灼术或者蝶腭动脉结扎术。如果担心出血是手术或放射性坏死引起的颈内动脉损伤的征象,则需进行血管造影术。只要出现术中血管损伤,术后必须血管造影,因为存在迟发的假性动脉瘤和破裂的风险。假性动脉瘤可能出现在血管损伤后数周到数年。

并发症的发生率

我们回顾了匹兹堡大学医学中心(UPMC)从 1998 年 7 月到 2007 年 6 月间,完成的 800 例内镜经鼻手术相关的主要并发症。399 例男性患者(49.9%),401 例女性患者(50.1%),平均年龄 49 岁(3～96 岁区间)。最常见的两类肿瘤是垂体腺瘤(39.1%)和脑膜瘤(11.8%)。

术中并发症如血管和神经损伤非常罕见。我们遇到 7 例较重的血管损伤(0.9%)。一例颅咽管瘤切除的患者术中发生 P1 段及 PCA 血管的撕脱伤,二例颈内动脉损伤,一例眼动脉的撕脱伤。在转入血管外科进行进一步的治疗或栓塞血管之前,所有这三类损伤都在术中得到了控制。这 4 例患者没有再遭受新的不可逆损伤。大脑后交通动脉分支血管损伤的患者出现中风合并严重的失语,持续了将近一年得到康复。

另外 3 例患者由于血管并发症(0.4%)发生了永久性的神经功能障碍。其中一例患者,在切除嗅沟脑膜瘤的时候,遭受了额极动脉(A2)的撕脱伤,在术中得到了妥善控制。之后,患者因假性动脉瘤出现额叶出血,在牺牲了 A2 和 Huebner 回返动脉后控制,但患者遗留永久性的右侧轻偏瘫和认知障碍。另一例患者在接受侵犯脑干的斜坡脊索瘤切除术后,因为阵发性的高血压,出现迟发性的桥脑出血,导致永久性的四肢瘫痪。第三例患者行颞下窝脑膨出切除时发生上颌动脉损伤,导致急性硬膜下血肿,进行了联合开颅,导致了永久性的左上肢肌力下降(4/5)。

14 例患者术中遭受了神经损伤,其中 4 例(0.5%)永久性的神经功能障碍,6 例(0.8%)暂时性的神经功能障碍,4 例(0.5%)暂时性的轻偏瘫。

15 例患者出现术后迟发性的神经并发症(1.9%),其中 6 例(0.6%)是永久性的。这些患者术后即刻检查都是正常的,所有症状都是迟发的。4 例术前就有严重视力受损的患者术后出现新的视力进行下降,其中 3 例可以用围手术期视神经缺血来解释病因。另外 7 例患者出现迟发性的视力减退,一旦确定病因后,迅速得到康复。1 例患者出现前颅窝脑膨出(继发于逐渐加重的脑积水),进行脑室腹腔分流术后视力得到提高。4 例患者出现术后蝶鞍内血肿,但没有留下永久后遗症。这些患者是接受了复发的巨大垂体瘤手术,在残留的瘤体内发生了出血,在进行了二次手术清除血肿后视力得到了恢复。另 2 例患者因为鼻腔止血气囊的压迫出现视力减退,移除气囊后恢复。1 例鼻咽纤维血管瘤手术的患儿因为球后血肿出现眼球前突,进行眶减压术后恢复,没有永久后遗症。5 例患者术后出现癫痫发作(0.6%)。

所有的并发症里最常见的是术后脑脊液漏,发生率 15.9%。只有 1 例患者需要开颅修复,其余的都再次经鼻修复。在使用了带血管蒂的组织进行修复重建后,我们脑脊液漏的发病率明显下降(<6%)。经细菌培养证实,15 例患者出现颅内感染(1.9%),其中 13 例治愈,无后遗症,1 例死于脑膜炎合并持续癫痫,1 例因为表皮样瘤切除术后出现蝶鞍上脓肿,至今仍有严重的行动障碍。

最后,有 23 例患者(2.9%)出现严重的全身系统并发症,17 例治愈无后遗症,6 例死于并发症(0.7%)。一共 7 例病例死亡都在围手术期的 30 天内,6 例死于全身系统疾病,1 例死于感染(总体死亡率 0.9%)。

这 800 例经鼻手术病例包含多种病理类型。有趣的是,严重并发症如血管损伤,并非都是早期的病例。我们分析是因为早期手术非常谨慎,而后期虽然团队经验在增长,止血和修复重建技术也有提高,但病例的复杂程度也在逐渐增加。

结论

任何一项新的外科技术都可能显著增加并发症的发生率,这可以通过加强预警和优化学习曲线来补偿,尤其对于复杂的外科手术比如内镜经鼻颅底手术。对于结构复杂的神经血管相关的一些肿瘤,经鼻颅底手术的并发症与传统入路手术相当。然而,其他潜在并发症的差别很大:经鼻手术为鼻腔、鼻窦并发症,传统开颅为头皮、面部、颅骨和创伤并发症。外展神经由于其由内往外走行,在经鼻前、中入路时,损伤的风险要高;而面神经由于错综复杂的向外侧走行路径,在外侧、岩尖入路时损伤风险要更高。

通过细致和客观地评价经鼻颅底手术并发症,催生了很多关键技术(如鼻中隔黏膜瓣)和关键设备(如手枪握式显微器械和动脉瘤夹)。毫无疑问,不断地进行批判性的回顾,是在处理颅底疾病时最终选择哪种入路的关键。

参考文献

1 Alfieri A, Jho HD, Tschabitscher M: Endoscopic endonasal approach to the ventral cranio-cervical junction: anatomical study. Acta Neurochir (Wien) 2002;144:219–225.

2 Cook SW, Smith Z, Kelly DF: Endonasal transsphenoidal removal of tuberculum sellae meningiomas: technical note. Neurosurgery 2004;55:239–246.

3 Carrau R, Kassam A, Snyderman C, Duvvuri U, Mintz A, Gardner P: Endoscopic transnasal anterior skull base resection for the management of sinonasal malignancies. Operative Tech Otolaryngol 2006;17:102–110.

4 Frank G, Sciarretta V, Calbucci F, Farneti G, Mazzatenta D, Pasquini E: The endoscopic transnasal transsphenoidal approach for the treatment of cranial base chordomas and chondrosarcomas. Neurosurgery 2006;59:ONS50–57.

5 Kassam A, Snyderman C, Carrau R, Gardner P, Hirsch B, Mintz A: Endoscopic, expanded endonasal approach to the jugular foramen. Operative Tech Neurosurg 2005;8:35–41.

6 Kassam A, Snyderman CH, Carrau RL, Gardner P, Mintz A: Endoneurosurgical hemostasis techniques: lessons learned from 400 cases. Neurosurg Focus 2005;19:E7.

7 Kassam A, Snyderman CH, Mintz A, Gardner P, Carrau RL: Expanded endonasal approach: the rostrocaudal axis. I. Crista galli to the sella turcica. Neurosurg Focus 2005;19:E3.

8 Kassam A, Snyderman CH, Mintz A, Gardner P, Carrau RL: Expanded endonasal approach: the rostrocaudal axis. II. Posterior clinoids to the foramen magnum. Neurosurg Focus 2005;19:E4.

9 Kassam AB, Gardner P, Snyderman C, Mintz A, Carrau R: Expanded endonasal approach: fully endoscopic, completely transnasal approach to the middle third of the clivus, petrous bone, middle cranial fossa, and infratemporal fossa. Neurosurg Focus 2005;19:E6.

10 Kassam AB, Mintz AH, Gardner PA, Horowitz MB, Carrau RL, Snyderman CH: The expanded endonasal approach for an endoscopic transnasal clipping and aneurysmorrhaphy of a large vertebral artery aneurysm: technical case report. Neurosurgery 2006;59:ONSE162–165.

11 Kassam AB, Prevedello DM, Thomas A, et al: Endoscopic, endonasal pituitary transposition for transdorsum sellae approach to the interpeduncular cistern. Neurosurgery 2008;62(suppl 1):57–72.

12 Kassam AB, Snyderman C, Gardner P, Carrau R, Spiro R: The expanded endonasal approach: a fully endoscopic transnasal approach and resection of the odontoid process: technical case report. Neurosurgery 2005;57:E213.

13 Kassam AB, Prevedello DM, Thomas A, Gardner P, Mintz A, Snyderman C, Carrau R: Endoscopic endonasal pituitary transposition for a transdorsum sellae approach to the interpeduncular cistern. Neurosurgery 2008;62(3 suppl 1):57–72.

14 Kassam AB, Thomas A, Carrau RL, Snyderman CH, Vescan A, Prevedello D, Mintz A, Gardner P: Endoscopic reconstruction of the cranial base using a pedicled nasoseptal flap. Neurosurgery 2008; 63(suppl 1):ONS44–52.

第十五章　桥小脑角的内镜入路

Daniel R. Pieper[a]・Dennis Bojrab[b]

[a]Michigan Head and Spine Institute, [b]Michigan Ear Institute, Novi, Mich., USA

译者:浙江大学医学院附属第二医院　吴群

摘要

　　随着现代内镜手术的引入,如今颅底手术也被纳入内镜应用的范畴。然而,颅底内镜的应用仍局限于经鼻入路手术,在桥小脑角(cerebellopontine angle,CPA)手术中,内镜更多是作为显微镜的辅助,而非主要的视觉手段。这一局限性主要是由于双手操作时内镜无法固定、光源存在过热以及缺少相关的器械等。本文中作者将介绍如何克服上述内镜之不足、利用内镜作为唯一可视化途径开展手术的经验,以及这一入路的适应证及禁忌证。我们总结了最初的 37 例患者的资料,以及包括微血管减压、神经切断术、肿瘤切除术等 CPA 区常见疾病的手术方式。尽管有学习曲线存在,我们的经验仍然提示内镜应用于 CPA 区手术可改善术中视野的显露,因而可以增强术中对神经血管结构的保护。本组患者术后神经功能缺失减少,手术及住院时间也有缩短。

　　1879 年 Max Nitze 完成了世界上首例内镜手术。他通过头端一组镜片的光线反射使术区得到更好的放大和照明效果,这一独特的发明激起了人们对术中可视化及放大效果的研究热情[1]。早在 1917 年,Doyen 应用内镜完成一例三叉神经切除术,这是内镜应用于 CPA 区手术的最早记录[2]。然而,当时的镜头及光源极大地阻碍了内镜的使用。20 世纪 60 年代,随着手术显微镜的广泛应用,它具备的稳定光源和可以有效放大术野,可以更好展现颅底起伏不平的立体构造等优点,令内镜黯然失色。

　　显微手术技术的发展又弥补了术中显微镜有盲区等缺点,如轻轻牵拉小脑,扩大开颅骨窗,可以使显微镜的光源由术野之外经过线性的光路照射到深部病灶(图 1)。

　　即使内镜技术的发展能解决深部照明和成像清晰度的问题,但其应用仍局限在脑室内和经鼻入路手术。直至 20 世纪 90 年代,内镜才被作为 CPA 手术中提高术区可见度的辅助设备。虽然有限,但仍有越来越多的作者介绍他们应用内镜辅助 CPA 开颅手术的经验[3-11]。迄今为止,内镜在显微手术中发挥的作用有限,这主要是因为显微镜的位置相对固定,无需帮助即可保持固定的姿势,这使得术者可以双手进行灵活操作。Shahanian 和其同事[12,13]报道了世界上首例完全内镜下经 CPA 入路微血管减压(microvascular decompression MVD)治疗三叉神经痛和面肌痉挛的经验。自 2005 年起,我们扩展了内镜 CPA 治疗的病种,不仅有 MVD,还有神经切断术,囊肿的开窗术,及脑外肿瘤的切除,这些手术中都没有使用显微镜。

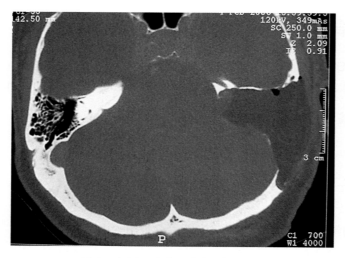

图1 左侧经迷路入路术后轴位 CT

单纯内镜 CPA 手术的优势包括:减少对组织的操作/牵拉,同时增加了 CPA 结构的可视度(图2)。内镜手术避免了牵开器的使用,由此减少了因牵拉小脑而对静脉系统造成的损伤(图3)。内镜比显微镜提供了更大的观察视角,比如 CPA 区,通过 14mm 的孔径,可对从上至小脑幕切迹水平、下到颈髓上段的区域内的颅神经一览无余(图4)。这一方式使患者极大受益,缩短了手术时间,减少了术后疼痛及小脑症状,减轻了颅神经损伤,缩短住院和康复时间。

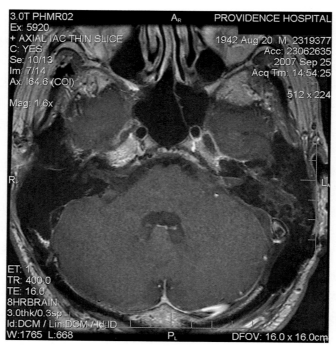

图2 左侧听神经瘤内镜下切除术后 24hMRI 增强扫描。值得注意的是小脑和 CPA 区结构都未见明显术后改变

内镜颅底外科手术入路

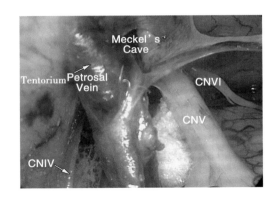

图3 内镜下右侧三叉神经痛 MVD 术后岩静脉得以保留

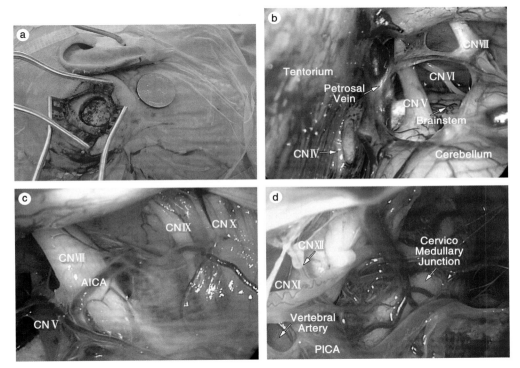

图4 内镜左侧 CPA 入路。**a.** 耳后切口及 14mm 骨窗；**b.** 内镜下 CPA 视图，可见在蛛网膜切迹下方的第Ⅳ颅神经，岩静脉和第Ⅴ、Ⅵ、Ⅶ/Ⅷ颅神经脑干侧；**c.** 内镜下 CPA 视图，可见第Ⅶ/Ⅷ、Ⅸ/Ⅹ颅神经；**d.** 内镜下 CPA 靠近枕骨大孔区的视图，可见第Ⅻ颅神经、第Ⅺ颅神经起始段、颈神经根、椎动脉发出 PICA 以及颈髓交界

适应证

我们应用 CPA 内镜技术施行Ⅴ，Ⅶ和Ⅷ颅神经的微血管减压，目前并未发现内镜行 CPA 微血管减压或颅神经切断术的禁忌证。这一技术也已被应用于切除 CPA 脑外的病变，如岩部脑膜瘤、表皮样囊肿、颅神经肿瘤等。由于内镜手术具有无需牵拉、更好的成像质量和理想的深部照明等优势，故术后出现颅神经麻痹、特别是前庭神经肿瘤切除术后听

力丧失的风险明显降低。

　　虽然内镜有很多优点,但其在 CPA 区手术的应用仍受限于解剖空间局限。CPA 内镜手术的相对禁忌主要包括由于肿瘤占位效应导致的脚间池、桥前池消失及颅内压升高(图5)。对于延髓池部位的手术需充分暴露术区,我们建议还是首选开颅显微手术。因为盲目的穿行于延髓池区易导致不必要的病情加重甚至是致命结果。

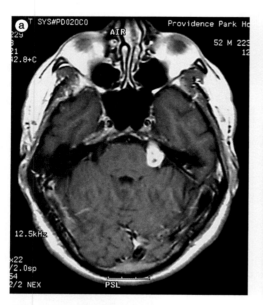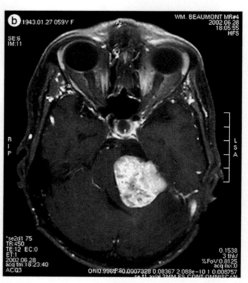

图5　**a.** 三叉神经鞘瘤术前 MRI。桥前池通畅,肿瘤占位效应很小。内镜下肿瘤被切除。**b.** 左侧 CPA 听神经瘤术前 MRI。肿瘤体积大,脑干和第四脑室受压。此肿瘤经过开颅手术切除,而不适合做内镜手术。因为肿瘤已引起后颅窝压力显著增高,无法安全地置入内镜

　　内镜在 CPA 区手术的应用还有另外一些不足,因为在 2D 的显示器中无法正确评估手术入路的深度。而 CPA 区比颅底其他部位的手术更易遇到此问题,因为手持器械无论是送入或从术腔取出都很容易碰到重要的神经结构,如小脑、脑干、后循环的动静脉及颅神经等。

设备

　　与经鼻入路时可允许两位外科医师同时在病人头部的同侧/对侧进行四手操作相比,CPA 入路枕下部空间暴露很有限,使得双人同时操作显得尤其困难。此外,CPA 手术的准确性要求外科医师同时利用双手操作,这使得操作者很难在分离病灶的同时稳住内镜。最后一点也是迄今为止最主要的问题,即内镜一直被用作是CPA 手术中的辅助照明工具,也就是说,大部分的内镜固定在镜架上,镜架关节多,较为笨拙,不易调节。利用镜架可完成大部分的经鼻、经脑室入路手术,因为术中一旦术区暴露好后,镜子的深度、角度就相对固定。尤其是在切除 CPA 肿瘤的过程中,术者需要根据手术范围及深度适时调节镜子角度。然而,我们通过使用多

140　　　　　　　　　　　　　　　　　　　　　　　　　　内镜颅底外科手术入路

关节的气动臂很好的解决了这个问题。调节气动臂就像调节显微镜一样，可以通过轻触某一个按钮即可灵活解锁，根据需要多角度调节，调至理想的位置来完成手术（图6）。

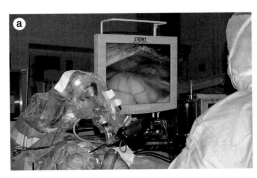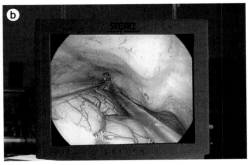

图6　**a.** 气动臂固定内镜，从而实现双手显微操作。**b.** 内镜下 CPA 入路术野

　　光源的热损伤是内镜手术另一个值得关注的问题。氙光源的引入逐步改善了术区的照明，特别是 CPA 区。但不幸的是照明的改善是以增加产热，特别是对靠近镜头部分的 CPA 区神经结构热辐射增加为代价的，这种热效应在显微镜照明时可忽略不计，因为镜头距离术腔较远。于是我们通过给镜头盖一层很薄的套子、及间断滴灌降温等措施来降低了镜头端温度导致的热辐射损伤。

　　显微手术中各种器械是在镜下视觉通路上进行操作，与之不同的是，内镜手术中外科医师必须学会平行于内镜进行各种操作。这使得尖锐器械的应用变得很困难。此外，脑室内、或内镜经鼻入路中，医生可根据需要在入口处将内镜旋转一定角度。而在 CPA 手术中，小脑、岩骨及小脑幕切迹等结构不仅限制了入口及内镜操作的通道，而且也对内镜操作提出更高要求，必须有不同于显微操作的成套器械，即除了枪状的各种器械外（图7），还需要直杆型器械，有的甚至融合了实时神经电生理监测探头（图8）。

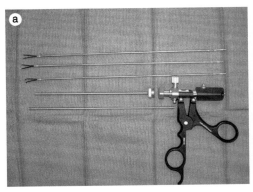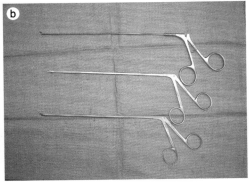

图7　**a.** 内镜 CPA 手术用的可旋转枪状双极电凝系统及其附件。**b.** 内镜专用枪状剪刀套装，包括直头、成角头及可旋转剪刀

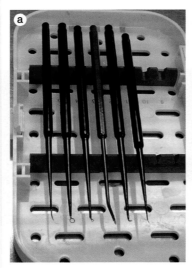
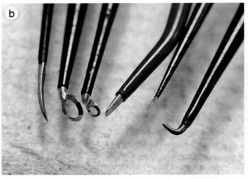

图 8 **a.** 内镜 CPA 手术中使用的可监测型直杆剥离子。**b.** 可监测型内镜剥离子尖端的近观照

手术过程

安装

内镜显示器必须放置于术者视野直线可达的位置图（图 6A）。洗手护士多与主刀在同侧,电子设备通常置于患者的脚端,神经电生理设备则与之反向放置,以避免电子信号的干扰。气动臂被直接固定在术者对侧的床上,并且要保证其上下方向活动自如。患者的头部必须制动以免在操作过程中位移。强调这一点是因为我们术中进行面神经监测时不能常规使用肌松剂。内镜一旦置入后颅窝,位置与脑干非常靠近,因此任何头部无征兆的移动都有可能使内镜不慎扎入脑干。患者头部通常水平方向抬高 30°,麻醉开始时无禁忌的情况下先给患者 $1 \sim 2g/kg$ 体重的甘露醇,然后是 20mg 呋塞米,$PaCO_2$ 降至 28mmHg。

按需放置监测电极。我们常使用面神经监测及脑干诱发电位监测（BAER）。有些情况下,我们还会用到气管内插管探头,体感诱发电位（somatosensory evoked potentials, SSEP）第 XI、XII 对颅神经电极等。切开前,先确认横窦-乙状窦连接部位（TS）。横窦多位于上项线下,体表投影在颧骨根部与枕外隆突连线上。乙状窦在乳突沟侧后方平行走行。上项线与乳突沟后部的连接即为 TS 的大致位置。

入路

尽管病灶的解剖或病种（微血管减压 vs 肿瘤）有所不同,CPA 区手术的入路基本一致。在 TS 区作一条长 $2.5 \sim 3.0cm$ 的斜行切口,沿 TS 边缘作长约 14mm 骨瓣（图 9),

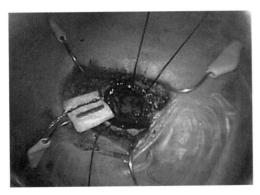

图9 内镜 CPA 入路术中打开硬脑膜。13mm 长的棉片置于术野以作标识

再平行于 TS 走行斜行剪开硬脑膜。如果要到达脚间池,可沿小脑幕置入 4mm 直径的硬质 0° 内镜,或者沿小脑的腹侧面可到达桥前池。确认岩静脉,对其松解或烧灼/切断,即可到达脑池。Ⅶ/Ⅷ颅神经复合体在桥前池的蛛网膜前方。一旦脑脊液释放,小脑回缩,足以看清脑干腹侧面及各颅神经根发出的位置。0° 镜多用于 CPA 内切除肿瘤,且有助于减少对神经血管结构的损伤。30° 镜多用于观察腹侧面颅神经根发出的部位以及内听道

(internal auditory canal,IAC)。

微血管减压(图10)

在微血管减压前,需 360° 观察神经根发出的情况以免遗漏责任血管。首先,需充分游离责任血管,这样减压操作时可保证充分的活动度,在置入补片时减少不必要的血管损伤。如果在血管游离的过程中遇到出血的情况,此时内镜不能撤出,因为这样不仅不利于术腔的观察,而且也使得内镜再次置入难度加大。在进行下一步操作前必须连续冲洗、看清出血点,通过双极电凝或轻轻压迫来控制出血。在面神经 MVD 手术中,关颅前推荐通过前刺激、后刺激阈值来评估神经是否完好无损。直接对面神经行阈值 0.05mA 的电刺激可以获得良好的面神经反应。

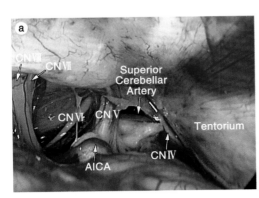
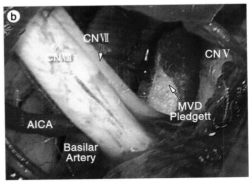

图10 **a.** 经 CPA 入路第 Ⅴ 颅神经 MVD 术后的内镜观。第Ⅶ/Ⅷ复合体位于左边,背景中的第Ⅵ颅神经进入 Dorello 管,两片脱脂棉置于第 Ⅴ 颅神经根部发出的地方,使血管与腹侧的小脑上动脉及背侧的小脑后上动脉分离以减压。**b.** 内镜下 MVD 治疗半侧面瘫后第Ⅶ/Ⅷ复合体的内镜观

前庭神经切断术(图11)

通过高清显示器和高分辨率内镜,可获得优于手术显微镜的高清影像。因此,内镜可以识别前庭和耳蜗神经。面神经及其中间神经需在神经切断前辨认清楚以避免损伤。神经切断的过程中,持续 BAER 监测以评估耳蜗神经功能。

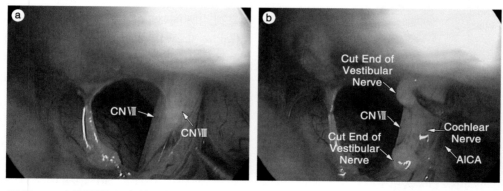

图 11 **a.** 右侧第Ⅶ/Ⅷ颅神经复合体的内镜观。第Ⅶ颅神经的腹侧面可见。切断前需仔细分离前庭神经和耳蜗神经以免误伤。**b.** 前庭神经被切断,同时右侧的耳蜗神经、腹侧的面神经都得到了保护

肿瘤切除术(图12)

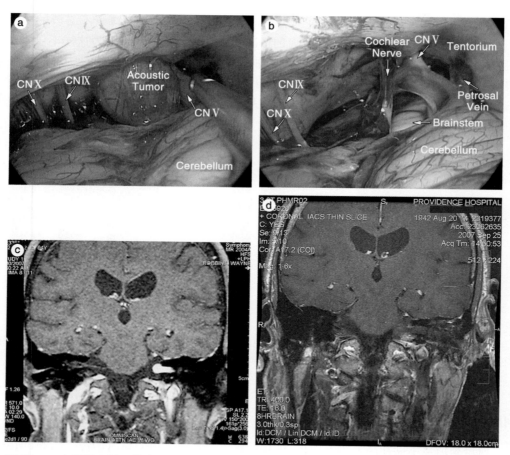

图 12 **a.** 左侧前庭神经鞘瘤的内镜观。第Ⅸ/Ⅹ颅神经在左侧。第Ⅶ颅神经位于肿瘤的上极。**b.** 内镜下切除。**c.** 术前增强 MRI 轴位 T1 像示肿瘤沿 IAC 蔓延生长。**d.** 术后增强 MRI 轴位 T1 像示肿瘤完全切除

144   内镜颅底外科手术入路

内镜体积小且操作灵活,外科医生利用内镜可以到达从小脑幕切迹到枕骨大孔的整个 CPA 区。内镜可以更清楚的观察沿肿瘤包膜生长的神经结构。在需要保留听力的情况下能更早辨识耳蜗神经以进行保护。切肿瘤前明确瘤体腹侧的面神经,可将面神经损伤减到最小。最后,利用 30°内镜可提高 IAC 区的可见度,且仅需磨除 IAC 很少的骨质。这与经典显微手术乙状窦后入路相比优势明显。此外,内镜 CPA 手术无需使用牵开器,因此几乎不会对脑组织、颅神经造成牵拉。

这一入路最大劣势还是缺少内镜操作的器械。因无法与内镜并列操作,切肿瘤的器械(如 CUSA)在内镜手术中应用受限。同样很多磨钻设备也遇到类似的问题。然而随着内镜应用的逐步发展,毋庸置疑这些困难都将被逐一化解。

结果

在我的工作中,我同时开展经鼻和经 CPA 的内镜手术。其中 CPA 内镜的学习曲线更为艰难。此外,术者在积累一定的内镜手术经验后才能自如地在内镜下进行 CPA 区的操作。我们最初的经验仅限于 MVD。这种自限性主要由于下述原因导致:

1. 经内镜 CPA 手术的熟悉程度:起初我们使用牵拉系统。使用牵拉装置源于传统的观点,以及假想的安全立足点,这样在向术腔放入和撤出内镜时可避免触碰小脑。后来我们意识到牵开器不仅使得术者操作不便,更占据了仅有的狭小空间。自从外源性的牵拉器不再应用于手术后,我们对 CPA 区、以及相关基底池病灶的手术水平大大提高。

2. 缺少设备:完全从“刺刀型”器械转变到可旋转的枪状器械过程非常困难。缺少现成的设备,器械公司对研发内镜专用设备的兴趣也不高,而事实上内镜要顺利开展,整个手术器械盒里面的装备都亟待改善。

3. 缺少有效的电凝,也是内镜 CPA 最困难的方面。虽然现在各方对内镜的热情正在升温,且研发各种必备设施的兴趣也在增长,但是这些与内镜图像技术的发展相比,仍然严重滞后。

在内镜概念引入我们颅底手术的最初 2 年,我们共进行了 37 例内镜 CPA 手术。同时期我们开展了 223 例的开颅 CPA 手术。有 20 例三叉神经痛的患者接受了内镜 MVD 手术治疗,其中 18 例术后无需药物即可获得完全的改善,2 例预后良好,但仍需小剂量的药物辅助。6 例半侧面肌痉挛患者进行 MVD 手术,5 例完全恢复。3 例患者行前庭神经切断术或减压术,所有患者术前眩晕都得到了根治。在此期间我们还做了 8 例肿瘤切除术,但是直到后期我们才逐步展开此类手术。肿瘤包括:脑膜瘤(3 例),表皮样囊肿(2 例),听神经瘤(3 例)及三叉神经鞘瘤(1 例)。37 例中除 1 例外,其他患者的听力都得到了有效的保留(97%)。一例患者术中因没有明确的 BAER 监测波形而最终听力丧失,且术中可见肿瘤与耳蜗神经边界不清,一例行面神经 MVD 手术患者,术后出现轻度、一过性高频感觉神经性耳聋,术后 6 个月恢复。

总体来说手术时间和住院时间明显缩短。最初,手术时间因陡峭的学习曲线及缺少得心应手的手术器械等而延长。现在,MVD 和神经切断的手术时间一般在 70 分钟左右。颅神经肿瘤的手术时长通常在 90 ~ 110 分钟左右,住院时间缩短至 1 ~ 2 天,当然不包括Ⅶ/Ⅷ颅神经复合体,后者的住院时间一般 2 ~ 3 天。这个差别主要源于术后是否出现眩晕。并发症很少见，一例出现浅表伤口感染，一例术后脑脊液漏但无需手术治疗。

结论

内镜的最新发展增加了内镜在颅底手术中的应用。更好的图像质量，更有效的照明设施，以及一些新设备的引入使得内镜可以应用于 CPA 手术。尽管学习的过程较为曲折，一定程度上阻碍了它的广泛应用，但在我们看来，手术的诸多优势已经远超了我们的顾虑。基于个人超过 1500 例开颅 CPA 手术经验，我意识到尽管最初我很犹豫，且 2005 年前对内镜并不熟悉，但无论从手术的暴露优势，临床预后的改善到住院时间的缩短都极大的鼓励我更多的应用内镜来开展手术。

参考文献

1 Mouton, WG, Bessell JR, Maddern, GJ: Looking back to the advent of modern endoscopy: 150th birthday of Maximilian Nitze. World J Surg 1998;22: 1256–1258.

2 Doyen E: Surgical Therapeutics and Operative Techniques. London, Balliere, Tindall & Cox, 1917, vol I, pp 599–602.

3 Goksu N, Bayaz L, Kemalog Y: Endoscopy of the posterior fossa and dissection of acoustic neuroma. J Neurosurg 1999;91:776–780.

4 Jarrahy R, Berci G, Shahinian HK: Endoscopic-assisted microvascular decompression of the trigeminal nerve. Otolaryngol Head Neck Surg 2000;123:218–223.

5 King WA, Wackym PA, Sen C, Meyer GA, Shiau J, Deutsch H: Adjunctive use of endoscopy during posterior fossa surgery to treat cranial neuropathies. Neurosurgery 2001;49:108–116.

6 Magnan J, Chays A, Lepetre C, Pencroffi E, Locatelli P: Surgical perspectives of endoscopy of the cerebellopontine angle. Am J Otol 1994;15:366–370.

7 Miyazaki H, Deveze A, Magnan J: Neuro-otologic surgery through minimally invasive retrosigmoid approach: endoscope assisted microvascular decompression, vestibular neurotomy, and tumor removal. Laryngoscope 2005;115:1612–1617.

8 Rak R, Sekhar L, Stimac D, Hechl P: Endoscope-assisted microsurgery for microvascular compression syndromes. Neurosurgery 2004;54:876–883.

9 Teo C, Nakaji P, Mobbs RJ: Endoscope-assisted microvascular decompression for trigeminal neuralgia: technical case report. Neurosurgery 2006;59(suppl 2):ONSE489–490.

10 Wackym PA, King WA, Barker FG, Poe DS: Endoscope-assisted vestibular neurectomy. Laryngoscope 1998;108:1787–1793.

11 Wackym PA, King WA, Poe DS, Meyer GA, Ojemann RG, Barker FG, Walsh PR, Staecker H: Adjunctive use of endoscopy during acoustic neuroma surgery. Laryngoscope 1999;109:1193–1201.

12 Eby JB, Cha ST, Shahinian HK: Fully endoscopic vascular decompression of the facial nerve for hemifacial spasm. Skull Base 2001;11:189–197.

13 Jarrahy R, Eby JB, Cha ST, Shahinian HK: Fully endoscopic vascular decompression of the trigeminal nerve. Minim Invas Neurosurg 2002;45:32–35.

第十六章　内镜辅助颅底外科

Manoel A. de Paiva Neto[a,c] · Joshua R. Dusick[b] ·
Nasrin Fatemi[a] · Daniel F. Kelly[a]

[a]Brain Tumor Center, John Wayne Cancer Institute at Saint John's Health
Center, Santa Monica, Calif. , and [b]Division of Neurosurgery, University of
California at Los Angeles David Geffen School of Medicine and UCLA
Department of Neurosurgery, Los Angeles, Calif. , USA; [c]Disciplina de
Neurocirurgia, Universidade Federal de Sao Paulo, SP, Brazil

译者:南方医科大学南方医院　彭玉平
暨南大学第二临床医学院,深圳市人民医院　杜波

摘要

　　显微镜下直接经鼻蝶入路至鞍区的手术始于 20 多年以前。在过去十年中,这一微创技术已发展成为针对垂体腺瘤和许多其他鞍旁肿瘤的有效颅底入路。经鼻手术的扩展主要得益于精密仪器的发展和内镜的大量使用。利用内镜提供的放大全景视野,我们可以看到显微镜无法观察到的颅底区域。我们内镜的使用正与日俱增,特别是用于经鼻蝶手术。在自 1998 年以来的总计 900 例经鼻显微入路手术中,内镜辅助的手术占 20%,并且在最近的 100 例手术中,其占比高达 66%。在 129 例鞍旁病变的扩大经鼻手术中,内镜的使用率分别占全部病例和最近 25 例病例的 63% 和 84%。在 97 例肿瘤(包括 22 例垂体腺瘤、18 例脑膜瘤、17 例颅咽管瘤、14 例斜坡脊索瘤和 26 例其他病灶)的 109 次扩大经鼻蝶手术中,使用内镜辅助的比例为 64%。在使用内镜辅助的手术中,全或次全(>90%)肿瘤切除的病人比例为 70%;而这一比例在无内镜辅助的手术中只有 41%(P=0.003);与肿瘤次全切除程度密切相关的其他因素(P<0.01)还包括:既往手术史、术前放疗和海绵窦侵袭。根据我们和他人的经验,大家已经越来越清晰地认识到:内镜是最大程度安全地经鼻切除鞍旁肿瘤的重要手段。因此,本篇将介绍内镜辅助下的经鼻颅底手术,以及它的优势、临床应用和潜在的缺陷。

　　一个世纪以前,Schloffer、Cushing 和 Hirsch 首次描述了经蝶入路手术[1]。据 Hardy 所述[2],在 20 世纪 70 年代早期的显微手术时代,随着手术显微镜和选择性腺体切除术的出现,经蝶入路手术也开始形成。在二十世纪七八十年代,经蝶入路手术的安全性和疗效得到进一步提升[3-6]。随后的改变主要在于减少唇下入路所造成的病人不适[7,8],其中最著名的就是直接经鼻入路。经鼻入路分别由 Griffith 和 Veerapan 在 1987 年[9] 及 Cooke 和 Jones 在 1994 年[10] 描述。经鼻入路之所以能演变为治疗鞍旁病变的通用颅底入路主要得

益于使用了更好的器械和手术导航,其中最重要的是使用了内镜[11-17]。内镜提供的放大视野推进了蝶旁肿瘤的切除。而手术显微镜提供的管状视野是做不到这一点的[18]。10年前,我们开始使用内镜辅助,并越来越发现它能用于切除许多垂体腺及其他鞍旁肿瘤,如拉克氏囊肿、脑膜瘤、颅咽管瘤、脊索瘤、蝶窦瘤和胆脂瘤[17,19-22]。因此,我们在这里详细介绍内镜辅助经鼻颅底手术,讨论如何避免手术并发症的发生,并总结了该手术所治疗的疾病类型和病人的手术结果。

外科技术

病人准备

正如下文和我们最近发表的论文所述,鞍旁肿瘤经鼻蝶入路手术是在 Griffith 和 Veerapen[9] 所描述方法的基础上进行了一定程度的改进[17,19,20,22]。术前使用抗生素(特别是头孢唑啉),并持续 24 小时。对于术前肾上腺功能正常的病人,围手术期间不使用糖皮质激素。对于肾上腺功能不全或临界性肾上腺功能不全的病人,需要静脉注射 100mg 氢化可的松。

病人体位和手术间设置

全麻后,气管导管固定于病人左侧口角,麻醉设备置于病人的左侧。放置动脉导管和 Foley 导管。病人呈仰卧位。如 Laws 所述[23],病人头部自然地倚靠在马蹄形头托上,头部朝向约与左肩呈 30°夹角。对于大多数鞍区病灶,病人头部朝向相对于地面呈水平位(0°)。对于有明显鞍上延伸的肿瘤,将病人颈部后仰 10~15°;对于斜坡或鞍下病灶,将病人颈部屈曲 10~15°。鼻孔和鼻周区域用碘伏消毒。不局部使用或注射黏膜消肿剂。如果有必要,可在病人右下腹部取脂肪做移植物。

手术导航

我们推荐所有扩大经鼻蝶入路手术都使用手术导航来进行路线引导。虽然 C 形臂荧光透视法能在矢状面提供简单、有效、可靠的路线引导,但是由于基于术前 MRI 或 CT 影像的无框架立体定向手术导航能提供更多有用信息。我们尤其推荐将这一手术导航技术应用于接受扩大入路至蝶骨平台、海绵窦或斜坡区手术的病人,以及有明显解剖标志变异的病人。

内镜设备及其放置

将内镜视频显示器置于病人头部左上方,以便站在病人右侧的手术医生和他/她的助手能够比较舒适地观看视频。备齐带 0°、30°和 45°镜头的硬性 4mm 广角内镜(长 18cm)。可使用内镜支架,用插入装置将内镜固定在手术台头侧靠最左边的位置。

手术器械

鉴于经鼻操作空间狭窄,所有的器械外形都应尽可能小、并带成角的手柄,将视觉障碍最小化和器械的操作性能最大化。科特尔解剖刀、微型解剖刀、环形刮匙和微型手术刀均带手柄,而微型剪刀和取瘤钳均呈单杆、枪状结构,以减少视野遮挡。要尽可能选取直径最小且带弯头的高速磨钻和超声吸引器。在打开硬脑膜之前,推荐使用微型多普勒探头来定位颈内动脉海绵窦段[24]。如图1所强调的,用于颅底暴露和肿瘤切除的经鼻内镜要短,最好是60mm长,横截面呈长底边朝上或朝下的梯形(生产商 Mizuho America 公司),以便最大程度地暴露鞍上或鞍下区域,增加内镜的使用效率[25]。

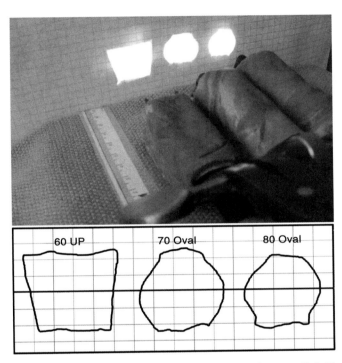

图1　a 用于模拟经鼻蝶入路至鞍旁区的黏土模型。3 种窥器(60mm 长、横截面为长底边朝上的梯形,70mm 长、横截面为椭圆形,80mm 长、横截面为椭圆形)的近端距离目标表面100mm,其远端是内径为16mm 的开口。将一个手电筒放在每个窥器的入口处。用手画出目标上的光照区域。b 相比 70 和80mm 长的梯形窥器,60mm 长的长底边朝上的梯形窥器(60UP)的照射总面积分别增加了31% 和76%。并且照射领域上半部分的面积分别增加了41% 和81%。本图经 Fatemi 等人的许可转载[25]

初始入路和蝶窦开放术

如之前所述,使用手术显微镜和手持式窥器进行初始入路[17,19,22]。虽然对于一些颅底肿瘤来说双鼻孔入路是必要的,但初始入路的鼻孔选择还是应根据术前 MRI 影像所定位的肿瘤部位来确定。对于偏向鞍区一侧的肿瘤,对侧鼻孔能提供从中线至对侧鞍旁区的最佳暴露。这条规则也适用于绝大多数有鼻中隔偏曲的病人。鉴于外科医生站在病人右侧,如肿瘤相对来说处于中线位置,则应选用右鼻孔,以便为医生提供更舒适的手术位置。虽然过去偶尔使用宽松的鼻翼切口来容纳经鼻窥器,但由于更小更细窥器的使用,在超过550例的手术中我们已经不再做这种切口了。

　　手持窥器沿着中鼻甲进入鼻孔,避免损伤前鼻中隔、中鼻中隔和鼻甲骨。用窥器叶片轻轻地将中鼻甲推向外侧,进一步深入鼻腔,暴露蝶骨嘴和后鼻中隔的接合处。然后用双极电凝器在垂直方向烧灼后鼻中隔黏膜,用科特尔剥离子在垂直方向开一个2cm长的黏膜切口。提起黏膜并向侧面转移,以暴露蝶嵴(船头)和同侧骨性蝶窦开口。骨性蝶窦开口通常位于蝶嵴中部的侧上方,即2点钟或10点钟方向。用内镜头端将鼻中隔后部推离中线位置,以暴露蝶嵴和对侧的骨性蝶窦开口。一旦暴露蝶嵴和骨性蝶窦开口,用自动经鼻窥器取代手持窥器。窥器远端的叶片应跨蝶嵴,内镜的近鼻端应与鼻孔等高。为充分发挥短内镜的优势,需要切除鼻中隔后部的1~2cm区域并暴露一侧的部分骨质和软组织。

　　接下来,用蝶窦咬骨钳和Kerrison咬骨钳或高速磨钻行蝶窦切开术。如下文所述,骨质去除程度取决于肿瘤位置;然而,在一般情况下,蝶骨和黏膜的切除范围应超越双侧蝶窦开口的外侧边缘,充分显露鞍结节和鞍底。为便于器械操作,去除的骨质应上至筛窦顶壁,向下与蝶窦底齐平。考虑到蝶腭动脉走行于后下鼻黏膜大约8点钟和4点钟位置,最好用内镜将这一黏膜推向一侧,或者在切除黏膜之前先进行烧灼,以免用Kerrison咬骨钳或垂体咬钳切除时损伤该动脉。

暴露鞍旁的蝶骨平台、鞍上、海绵窦和斜坡病灶

　　需要根据病灶的情况和手术目的,来确定蝶窦切开的最佳角度和方向以及鞍区和鞍旁骨质的去除程度。如前所述,为抵达鞍上、鞍下和海绵窦的病灶,已进行了几项重要的改进[19-22]。任何情况下,行蝶窦切开术之后,都应识别蝶鞍和蝶窦内的骨性分隔,并辨认它们的位置是否与术前MRI影像结果一致。尤其要注意:在冠状面上,这些分隔在蝶窦后壁上与颈内动脉、垂体腺和垂体肿瘤的位置关系;在矢状面上,这些分隔与蝶骨平台或鞍区的位置关系。咬除骨性分隔的末端时要小心,尤其对跨越颈内动脉的骨性分隔,应避免过度扭转骨片。用Kerrison咬骨钳或高速金刚砂磨钻去除两侧海绵窦之间及从下方的鞍底至上方的鞍结节之间的骨质。

颈内动脉定位

　　硬脑膜切开之前,应明确颈内动脉海绵窦段。虽然经常能直接看到该动脉,但我们还是推荐使用手术导航和/或微型多普勒探头进行进一步确认(带NRP-10H卡口探头的10-MHz ES-100X MiniDop®仪,生产商Koven,产地St. Louis,Mo. ,USA或20-MHz外科手术多普勒仪,生产商Mizuho America,产地Beverly,Mass. ,USA)。探头最初放置在垂直于硬脑膜的骨质开口边缘[24]。通常随着探头角度向侧面倾斜,在对准骨缘的下方时所探测到的颈内动脉血流会越来越响。上下倾斜超声探头进一步确认颈内动脉的位置,它通常位于蝶鞍旁上中部。在进入蛛网膜下腔之前,颈内动脉通常移行于鞍结节上方。如果没有探测到明显的多普勒血流,则可进一步去除侧面的一些骨质以鞍区最大化的暴露。如果之后还未听到血流信号声音,则需要考虑探头是否出了技术故障,探头技术故障也是会偶尔发生的。

鞍上区和蝶骨平台病变

　　对于鞍结节脑膜瘤、颅咽管瘤和鞍上型拉克氏囊肿等病例,术中将磨除鞍结节和蝶骨

平台后方的一部分。经鼻切除的理想对象是最大直径在 30~35mm 以下且没有向一侧远处延伸的鞍结节脑膜瘤和延伸到视交叉池的颅咽管瘤。用一个长 60mm、角度朝上的经鼻梯形窥器作为工作通道来使鞍上区的暴露最大化(图 1)。用一个带 2mm 或 3mm 高速磨钻(生产商 Micromax；产地 Anspach，Palm Beach Gardens，Fla.，USA)来磨除鞍结节和蝶骨平台后部。在视神经管平面，为避免视神经损伤，骨质开口不能太大，因为在这一平面开口宽度是有限制的，通常开口只允许 14~18mm 的大小(图 2)。在紧靠视神经管的下方，宽度限制性结构是颈内动脉海绵窦段及其颅内初始部分，它与视神经管的平均距离为 14~17mm[26,27]。根据肿瘤的性质和确切位置，硬脑膜的初始切口可位于鞍区，或者再延伸并通过鞍隔，亦或者只位于鞍隔上方。用直的微型刀作硬脑膜的初始切口，然后在有需要的情况下用直角微型钩刀或弯曲的微型剪刀将切口扩大，这些微型器械能使刀片的切削力远离鞍区和海绵窦结构[24]。当硬脑膜切口延伸并通过鞍隔时，使用 Surgifoam(生产商 Ethicon 公司、Johnson & Johnson 公司，产地 Piscataway，N. J.，USA)或 Gelfoam 和双极电凝器来控制海绵窦出血。初始切口完成后，用成角的微型剪刀将硬脑膜从其下方的肿瘤和垂体中分离出来(图 3)。如有必要，用直角微型钩刀或弯曲的微型剪刀将硬脑膜切口向上、向下或向侧面扩大。在侧面，硬脑膜开口一般延伸到距海绵窦内侧壁 1~2mm 处。如果遇到海绵窦静脉的低压出血，用 Surgifoam 或 Gelfoam(生产商 Pfizer 公司，产地 New York，N. Y.，USA)来控制会比较容易。

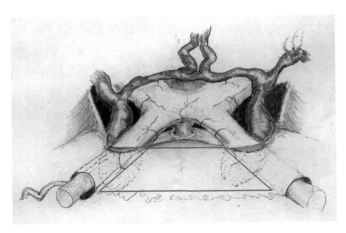

图 2　前上方位的视野显示：鞍结节和蝶骨平台后方所在平面，视神经管和颈内动脉海绵窦段的毗邻解剖关系

　　如图 3 所示，由于多数鞍上区病灶多有些纤维化、胶原化或部分钙化，这时需要用弯的微型剪刀和直的微型剪刀沿蛛网膜平面进行锐性剥离。对于垂体功能完整的病人来说，保留垂体激素功能通常是可以的，如那些鞍上型拉克氏囊肿和鞍结节脑膜瘤病人。但对于颅咽管瘤病人来说，保留激素功能是比较困难的，特别是肿瘤包绕垂体柄的情况。肿瘤大部分切除后，使用锐性剥离和轻柔牵拉将肿瘤包膜从蛛网膜粘连中分离。应保留紧密附着在下丘脑漏斗、视觉组织或穿支血管上的残存肿瘤，以避免造成新的神经或垂体功能方面的损伤。

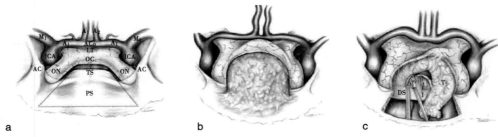

图 3 从前颅窝的有利位置图解扩大入路。沿蝶骨平台后部和鞍结节去除骨质和硬脑膜的程度（**a**）。一个典型的鞍结节脑膜瘤沿近端蝶骨平台向外扩张，并造成视交叉的抬高（**b**）。经颅切除脑膜瘤，显示有必要使用锐性剥离和抓钳来帮助剥离肿瘤和视觉组织之间的蛛网膜界面（**c**）。注意：视神经管是骨质和硬脑膜切开的宽度限制性结构。A_1＝大脑前动脉 A1 段；A_2＝大脑前动脉 A2 段；AC＝前床突；DS＝鞍隔；I＝下丘脑漏斗；ICA＝颈内动脉；LT＝终板；M_1＝大脑中动脉第一段；OC＝视交叉；ON＝视神经；PS＝蝶骨平台；T＝肿瘤；TS＝鞍结节；虚线＝扩大入路时骨质切除面积。本图经 Dusick 等人的许可转载[19]

斜坡病变

大多数斜坡脊索瘤的中心位于颈内动脉海绵窦段的内侧，通常可以用经鼻蝶入路方式有效地切除。正如我们研究所述，为切除鞍下和海绵窦区的脊索瘤，可使用一个 60mm 长的经鼻梯形窥器作为工作通道，用咬骨钳或高速磨钻在蝶窦的底部行宽的蝶骨切开[22]。由于斜坡脊索瘤经常使颈内动脉岩骨段、破裂孔段和海绵窦段移位，因此要在肿瘤切除之前和切除过程中，用微型多普勒探头和手术导航来帮助定位这些血管。脊索瘤侵袭性高，完整切除肿瘤的可能性很小；但可以在鞍区、鞍下区和海绵窦区的内侧进行有效的肿瘤分块切除。对于向硬脑膜下生长的脊索瘤病例，应在显微镜和内镜辅助下切开硬脑膜以最大限度的切除肿瘤[22]。

海绵窦病变

对广泛侵袭性海绵窦肿瘤进行切除时（如切除斜坡脊索瘤或侵袭性腺瘤），可以从对侧鼻孔达到这些病灶，或在切除中鼻甲后从同侧鼻孔到达病灶。通过切除中鼻甲，侧窥器叶片移动更宽广，可以切除更多蝶骨，从而暴露同侧颈内动脉海绵窦段的侧面。对于广泛累及双侧海绵窦的肿瘤，可以采用双鼻孔入路。

对有明显海绵窦侵袭或潜在海绵窦侵袭的肿瘤，需要观察海绵窦内侧壁时，可以通过对侧鼻孔入路实现。在某些情况下，MRI 影像显示的海绵窦侵袭，但在用内镜直接观察时，看到的可能只是肿瘤对海绵窦壁的压迫[28]。但是，在许多情况下，鞍区肿瘤被去除后，可以看到海绵窦内侧壁缺损。海绵窦内侧的肿瘤通常可以被切除，或者至少可以使用轻柔吸引和边缘光滑的环状刮匙来切除。鉴于有可能损伤颈内动脉海绵窦段及其外侧的外展神经，应避免沿着颈内动脉或其外侧粗暴地刮、挖和抓取肿瘤。

内镜辅助最大化切除肿瘤

先在显微镜下尽可能地切除肿瘤,再用0°、30°和45°角的内镜进一步评估显微镜盲区的残余肿瘤和关键神经血管的位置。在大多数情况下,内镜会发现更多的残存肿瘤。这些残留肿瘤的切除通常可以在内镜下直接通过角度吸引器、取瘤钳或环形刮匙切除,或在显微镜下用弯成一定角度的环形刮匙切除。内镜手术最好用三手操作来实现,即助手持镜,主刀医生用吸引器和环形刮匙或肿瘤抓钳操作。当然也可以使用内镜固定臂进行替代,但相比助手持镜,其可操作性和灵活性会小很多。为进一步提高内镜的可操作性和避免鼻腔内器械的拥挤,可以去除鼻窥镜,改用双鼻孔入路[11-14]。

颅底重建和脑脊液漏修补

根据文献报道[29],应该根据脑脊液漏及骨质和硬脑膜缺损程度来决定颅底重建和脑脊液漏修复的方法。如图4所示,经蝶骨平台切除鞍上颅咽管瘤或鞍结节脑膜瘤的大多数病人,通常会有3级缺损。多层修复包括鞍上和鞍内填塞腹部脂肪移植物、一层明胶海绵、一层钛网或Medpor板(曼氏板)支撑。将钛网和曼氏板放置在鞍内的硬脑膜外位置,并将支撑物扩展到蝶骨平台后部缺损的前缘。将脂肪放在蝶骨平台和鞍区缺损的上方,并随后铺上另一层明胶海绵;用生物胶将这一结构固定(图5)。3级斜坡缺损也可进行类似的多层修复。需要注意的是,这个修复方法所使用的生物胶本身不单是为了阻隔脑脊液的流出,而且也能防止结构材料(脂肪和明胶海绵)脱离鞍区[30]。为了进一步评估这一修复术的可靠性,放置生物胶之前,需要请麻醉师用Valsalva法来提高病人的颅内压;如有脑脊液在修复处周围流出或者支撑物有移位,应该对所做修复进行修正。这些3级缺损通常见于扩大经蝶或斜坡入路,术后常放置一个腰大池引流管来引流脑脊液(8~10ml/h,48h)。

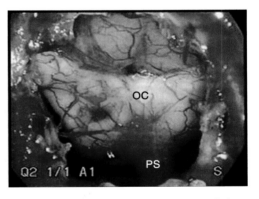

图4 术中,完全切除一个小鞍结节脑膜瘤后的内镜45°角视野。显示硬脑膜缺损、视交叉(OC)和垂体柄(PS)

术毕

鞍区重建完成后,应移除经鼻窥器,用手持窥器来检查鼻腔。用流体明胶或双极电凝器处理鼻中隔、下鼻甲和中鼻甲的黏膜静脉渗血。有效的鼻腔止血能减少病人在手术后几个小时内吞咽的血液量,并将有助于减轻病人的恶心和呕吐症状。为减少上颌窦黏液囊肿发生的风险,术后要将入路一侧鼻孔的人为骨折中鼻甲复位。最后,将鼻中隔向中线复位。不填塞鼻腔。为减少术后脑脊液漏、鼻出血或鞍内出血的发生几率,应避免在拔除气管导管过程中过度呛咳,并且在术后早期要仔细监测和控制血压。

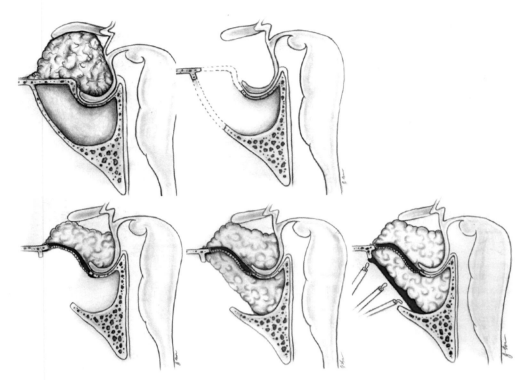

图5　3级修复:图解鞍结节脑膜瘤(a)。肿瘤切除后和修复前(b)。鞍内和鞍上放置脂肪,随后在脂肪上铺上一层明胶海绵(红色)(c)。在鞍内和硬脑膜外空间放置钛网支撑物,向下将其挤进鞍区的骨缘,向上将其挤进蝶骨平台后方的骨质缺损(d)。在蝶窦内,将另外一些脂肪铺在钛网上,并随后铺上另一层明胶海绵,最后涂上组织胶(e)。本图经 Esposito 等人的许可转载[29]

术后护理

颅咽管瘤、脑膜瘤和所有进行3级脊液漏修补术并放置了腰大池引流的病人需入重症监护室治疗。对行3级脑脊液漏修补的病人,在打开腰大池引流管和进入重症监护室之前,首先应进行头部 CT 或 MRI 影像检查来评估术后颅内积气、颅底修补和肿瘤残余的情况。术后第一晚,给病人用加湿面罩吸氧,并根据需要准备消肿剂。术后一周,根据病人情况可以使用鼻腔盐水喷雾。通常在术后第一天上午拔除 Foley 导管,并鼓励病人走动。由内分泌医师对所有鞍区病变患者进行随访。根据病人的尿量和尿比重监测有无尿崩症发生。术后第1天和第2天,对没有注射糖皮质激素的病人通过对上午血清皮质醇和促肾上腺皮质激素水平的监测来评估肾上腺功能。

如同既往研究[29],所有接受经鼻手术的病人均要接受"倾斜试验",以检查隐匿的脑脊液鼻漏。这一测试在术后第2天或停用腰大池引流的当天(通常是术后第三天上午)进行。大多数无腰大池引流管的病人可在术后第2天出院回家,而有腰大池引流管的病人可在术后第4天出院回家。

术后第4天或第5天检查所有病人的血清钠水平,以评估是否有延迟性低钠血症。术后2~3周内进行第一次术后随访。术后随访持续3个月,大部分病人应进行垂体激素水平的检测评估。在术后第三个月时进行首次 MRI 随访。

个人经验

内镜辅助经鼻手术

病人群体

自 1998 年 7 月以来,共有 829 例病人接受了资深专家 D. F. K. 进行的 900 次肿瘤切除或原发性脑脊液漏修补手术。其中,16% 的病人之前在其他单位接受过经颅或经蝶骨手术。病人所患疾病 75% 为垂体腺瘤,7% 为拉克氏囊肿,3% 为颅咽管瘤,3% 为鞍结节脑膜瘤,2% 为斜坡脊索瘤,10% 为其他肿瘤或原发性脑脊液漏。1998 年,内镜被首先使用并应用于 182 个病例,包括 63% 的扩大入路病例和 13% 的非扩大入路病例($P <$ 0.001)。内镜的使用正与日俱增,在最近的 100 例手术中,使用内镜的比例高达 66%。而在最近的 25 例扩大经鼻蝶手术中,使用内镜的就有 21 例(84%)。

扩大入路病例和内镜

在过去 8 年间,我们已经进行了 129 次扩大经鼻蝶入路手术,包括肿瘤切除(n = 109)、肿瘤活检(n = 12)、囊肿减压(n = 5)和脑脊液漏修补(n = 3)。97 例肿瘤病人进行了109 次扩大切除手术(12 例因残留或复发肿瘤而进行过二次手术)包括垂体腺瘤 22 例、脑膜瘤 18 例、颅咽管瘤 17 例、斜坡脊索瘤 14 例,鞍上区拉克氏囊肿 7 例和其他肿瘤 19 例(表 1);这些病例中使用内镜的有 70 例(64%),其中 70% 的接受内镜辅助手术的肿瘤病人达到了全或次全(>90%)切除。相比之下,这一比例在未使用内镜辅助的病人中只有41%($P = 0.003$)(表 2)。除此之外,与次全切除显著相关的因素还包括:病人手术史、海绵窦侵袭和术前放疗(均为 $P < 0.01$)。

表 1　扩大经鼻蝶入路肿瘤切除案例

疾病(n=97)		疾病(n=97)	
垂体腺瘤	22	蝶窦肿瘤	4
脑膜瘤	18	神经鞘瘤	4
颅咽管瘤	17	淋巴瘤	2
脊索瘤	14	脑膨出	2
Rathke 囊肿	7	转移性乳腺癌	1
胆脂瘤(Epidermoid)	5	孤立性纤维瘤	1

表 2　107 例手术中不同疾病的全/次全(>90%) 肿瘤切除与内镜使用的关系

疾病	n[*]	内镜辅助	只用显微镜	p 值[†]
腺瘤	25	13/19(68%)	0/6(0%)	0.005
颅咽管瘤	20	11/17(65%)	2/3(66%)	1

疾病	n*	内镜辅助	只用显微镜	p 值†
脊索瘤	20	5/6(83%)	10/14(71%)	1
脑膜瘤	18	10/13(77%)	0/5(0%)	0.006
其他	26	10/13(77%)	4/11(36%)	0.23
总计	109	49/70(70%)	16/39(41%)	0.003

* 手术例数

† Fisher 精确检验, Pearsonχ^2 检验

扩大入路病例的并发症

表 3 列出了 129 例扩大经鼻蝶手术的总体手术并发症。这一系列手术的唯一死亡病例是一个 57 岁患自发性脑脊液漏的男性患者。他的脑脊液漏从左颅中窝的脑膨出部位一直延伸到蝶窦外侧。该病人术前已有心肺疾病和甲基苯丙胺滥用史。我们使用内镜辅助顺利完成了脑脊液漏修补术。然而,术后他出现呼吸窘迫,术后第九天他疑似死于肺栓塞。

表3　129 例扩大经鼻手术的并发症

并发症	n(%)
死亡	1(0.8)
颈内动脉损伤	2(1.6)
新的永久性神经损伤	2(1.6)
术后血肿	1(0.8)
术后脑脊液漏	7(5.4)
细菌性脑膜炎	2(1.6)
过大脂肪移植物的二次手术	2(1.6)
迟发性鼻出血,需要栓塞治疗	2(1.6)

两例有海绵窦病灶的病人术中发生颈内动脉损伤。一例是患有海绵窦神经鞘瘤(如之前所述)的病人,术中可能在颈内动脉海绵窦段造成了一个小穿刺伤,出血被顺利止住,术后脑血管造影正常[24]。另外一例病人患有蝶窦肿瘤。他的右颈内动脉颞骨段在肿瘤切除过程中被损伤,出血通过止血纱、脂肪移植物和轻度压迫控制。术后即刻造影显示病人右侧颈内动脉闭塞但有良好的侧支循环,病人无新的神经损伤。基于这些特殊情况,回顾分析发现当时的多普勒探头明显出现了故障。因为,我们刚好在颈动脉损伤前使用过多普勒探头对病人颈内动脉损伤区进行过探测,并没有听到动脉脉搏。

仅有的两例永久性神经损伤。一个 66 岁男性在经鼻蝶入路肿瘤切除后第 8 天发生迟发性单眼视力丧失。这个病人患蝶骨海绵窦脑膜瘤,之前接受过经颅手术和放疗,并且受损眼睛在之前就存在眼肌麻痹。另一例神经损伤是轻度视野缺损加重,发生于一个鞍结节脑膜瘤切除术后的 72 岁女性。这个病人术前就存在双颞侧偏盲。

共有 7 例(5.4%)术后脑脊液漏。在所治疗的 5 大病症中,术后脑脊液漏的发生率在脑膜瘤病例中最高(4/20;20%),其次是腺瘤病例(2/25;8%)和颅咽管瘤(1/25;4%);患拉克氏囊肿和脊索瘤及其他疾病的病人无术后脑脊液漏发生。最近 56 例手术中没有发生术后脑脊液漏。在这一系列手术的早期,2 名病人在修复 3 级脑脊液漏后,由于脂肪移植物过大导致视力障碍,进行了第二次手术。

有两个病人出现了蝶腭动脉破裂引起的迟发性鼻出血,需要栓塞上颌动脉止血。

典型病例

巨大侵袭性腺瘤

一个 54 岁男性行常规视觉检查时被诊断出双颞侧偏盲。他的 MRI 影像显示出一个(60×30×31)mm³ 的鞍上区囊性占位。这一囊性占位将神经交叉抬高并将垂体柄向后推移。激素水平检测显示肾上腺功能不全,泌乳素水平正常。他接受了内镜辅助的经右鼻孔次全切除术,仅左侧海绵窦内残留小块肿瘤。他的 3 级脑脊液漏被顺利修补。术后视力恢复正常,并且垂体功能减退消失。术后第 24 个月,MRI 影像显示左侧海绵窦残余肿瘤稳定(图 6)。

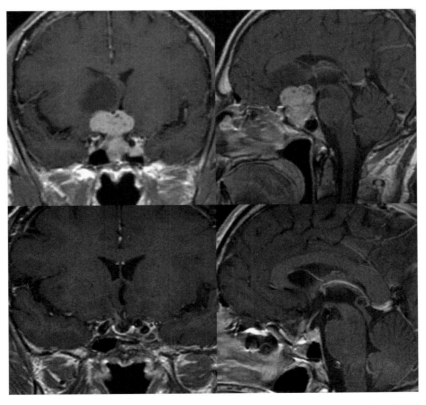

图 6　囊实性巨大垂体腺瘤术前(上排)和经鼻切除术后第 24 个月(下排)时的增强 T1 加权 MRI 图像

鞍结节脑膜瘤

一个73岁的双颞侧偏盲女性出现了进行性视力丧失。她的垂体MRI影像显示出一个(24×26×13)mm³鞍结节脑膜瘤。这一肿瘤引起了严重的神经交叉压迫症状,并伴有垂体柄的后移。她接受了内镜辅助的经右鼻孔入路肿瘤切除术,术中进行了3级脑脊液漏的修补。她在复苏室剧烈呕吐时导致钛网支架急性移位,随后被顺利修正。术后第24个月,MRI影像显示无肿瘤残留或复发,并且视觉仍然正常(图7)。

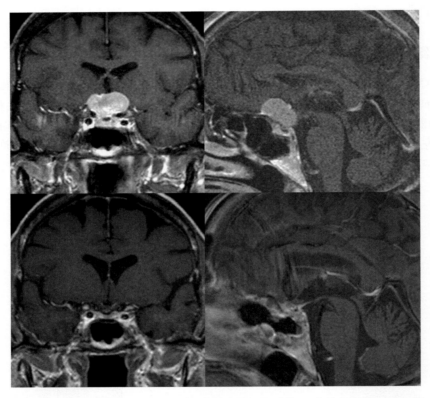

图7 鞍结节脑膜瘤术前(上排)和经鼻蝶入路切除后第24个月(下排)时的增强 T_1加权MRI图像

脊索瘤

一个49岁男性病人出现了复视和外展神经麻痹。他的MRI影像显示斜坡处有一个35mm×30mm的不均匀强化肿物,并侵袭到左右两边的海绵窦。通过手术导航和内镜辅助经鼻蝶入路手术,实现了肿瘤次全切除;术后MRI影像显示残余肿瘤仅限于右侧海绵窦内,术后进行了立体定向放疗,在术后27个月时病情稳定(图8)。

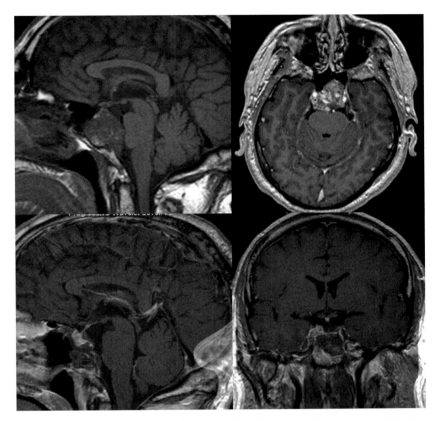

图8 斜坡脊索瘤术前（上排）和扩大经鼻蝶入路切除术后第27个月（下排）时的增强 T_1 加权 MRI 图像。注意：术前扫描显示右侧海绵窦受侵袭，术后扫描显示该部分肿瘤残留

结论

显微镜和内镜辅助的经鼻蝶入路手术为切除多数鞍旁肿瘤提供了有效的微创方法。相比之下，垂体腺瘤和拉克氏囊肿等鞍区病变的手术要简单一些。只有在操作这些简单手术获得足够的经验后，才能通过颅底入路去切除更具挑战性的肿瘤，如鞍结节脑膜瘤、斜坡脊索瘤和颅咽管瘤。这一方法的成功也部分取决于是否拥有必要的仪器设备，如手术导航、外形小巧的手术器械、短鼻窥器和高分辨率内镜等。

参考文献

1 McDonald TJ, Laws ER: Historical aspects of the management of pituitary disorders with emphasis on transsphenoidal surgery; in Laws E, Randall R, Kern E (eds): Management of Pituitary Adenomas and Related Lesions: With Emphasis on Transsphenoidal Microsurgery. New York, Appleton-Century-Crofts, 1982, pp 1–13.

2 Hardy J: Transphenoidal microsurgery of the normal and pathological pituitary. Clin Neurosurg 1969;16:185–217.

3 Ebersold MJ, Quast LM, Laws ER Jr, Scheithauer B, Randall RV: Long-term results in transsphenoidal removal of nonfunctioning pituitary adenomas. J Neurosurg 1986;64:713–719.

4 Fahlbusch R, Buchfelder M, Muller OA: Trans-sphenoidal surgery for Cushing's disease. J R Soc Med 1986;79:262–269.

5 Kern EB, Pearson BW, McDonald TJ, Laws ER Jr: The transseptal approach to lesions of the pituitary and parasellar regions. Laryngoscope 1979;89:1–34.

6 Wilson CB, Dempsey LC: Transsphenoidal micro-surgical removal of 250 pituitary adenomas. J Neurosurg 1978;48:13–22.

7 Laws ER: Transsphenoidal approach to pituitary tumors; in Schmidek H, Sweet W (eds): Operative Neurosurgical Techniques: Indications, Methods, and Results, ed 3. Philadelphia, Saunders, 1995, vol 1, pp 283–292.

8 Liu JK, Das K, Weiss MH, Laws ER Jr, Couldwell WT: The history and evolution of transsphenoidal surgery. J Neurosurg 2001;95:1083–1096.

9 Griffith HB, Veerapen R: A direct transnasal approach to the sphenoid sinus: technical note. J Neurosurg 1987;66:140–142.

10 Cooke RS, Jones RA: Experience with the direct transnasal transsphenoidal approach to the pituitary fossa. Br J Neurosurg 1994;8:193–196.

11 Cappabianca P, Cavallo LM, de Divitiis E: Endoscopic endonasal transsphenoidal surgery. Neurosurgery 2004;55:933–940; discussion 940–931.

12 Kassam A, Snyderman CH, Mintz A, Gardner P, Carrau RL: Expanded endonasal approach: the rostrocaudal axis. I. Crista galli to the sella turcica. Neurosurg Focus 2005;19:E3.

13 Kassam A, Thomas AJ, Snyderman C, Carrau R, Gardner P, Mintz A, Kanaan H, Horowitz M, Pollack IF: Fully endoscopic expanded endonasal approach treating skull base lesions in pediatric patients. J Neurosurg 106:75–86, 2007

14 Kassam A, Gardner P, Snyderman C, Carrau RL, Mintz AH, Prevedello DM: Expanded endonasal approach, a fully endoscopic transnasal approach for the resection of midline suprasellar craniophar-yngiomas: a new classification based on the infundibulum. J Neurosurg 2208;108:715–728.

15 Jagannathan J, Prevedello DM, Ayer VS, Dumont AS, Jane JA Jr, Laws ER: Computer-assisted frame-less stereotaxy in transsphenoidal surgery at a single institution: review of 176 cases. Neurosurg Focus 2006;20:E9.

16 Prevedello DM, Doglietto F, Jane JA Jr, Jagannathan J, Han J, Laws ER Jr: History of endoscopic skull base surgery: its evolution and current reality. J Neurosurg 2007;107:206–213.

17 Zada G, Kelly DF, Cohan P, Wang C, Swerdloff R: Endonasal transsphenoidal approach for pituitary adenomas and other sellar lesions: an assessment of efficacy, safety, and patient impressions. J Neurosurg. 2003;98:350–358.

18 Catapano D, Sloffer C, Frank G, Pasquini E, D'Angelo V, Lanzino G: Comparision between the microscope and endoscope in the direct endonasal extended transsphenoidal approach: anatomical study. J Neurosurg 2006;104:419–425.

19 Dusick JR, Esposito F, Kelly DF, Cohan P, DeSalles A, Becker DP, Martin NA: The extended direct endonasal transsphenoidal approach for nonade-nomatous suprasellar tumors. J Neurosurg 2005;102:832–841.

20 Esposito F, Becker DP, Villablanca JP, Kelly DF: Endonasal transsphenoidal transclival removal of prepontine epidermoid tumors: technical note. Neurosurgery 2005;56:E443; discussion E443.

21 Esposito F, Kelly DF, Vinters HV, DeSalles AA, Sercarz J, Gorgulhos AA: Primary sphenoid sinus neoplasms: a report of four cases with common clinical presentation treated with transsphenoidal surgery and adjuvant therapies. J Neurooncol 2006;76:299–306.

22 Fatemi N, Dusick JR, Gorgulho AA, Mattozo CA, Moftakhar P, De Salles AA, Kelly DF: Endonasal microscopic removal of clival chordomas. Surg Neurol 2008;69:331–338.

23 Laws ER: Transsphenoidal approach to pituitary tumors; in Schmidek H, Sweet W (eds): Operative Neurosurgical Techniques: Indications, Methods, and Results, ed 3. Philadelphia, Saunders, 1995, vol 1, pp 283–292.

24 Dusick JR, Esposito F, Malkasian D, Kelly DF: Avoidance of carotid artery injuries in trans-sphenoidal surgery with the Doppler probe and micro-hook blades. Neurosurgery 2007;60:322–328; discussion 328–329.

25 Fatemi N, Dusick JR, Malkasian D, Emerson J, McArthur DL, Schad W, Kelly DF: Instrumentation assessment: short trapezoidal speculums for supra-sellar and infrasellar exposure in endonasal transs-phenoidal surgery. Neurosurgery 2008;62(suppl 2): ONS325–329.

26 Fujii K, Chambers SM, Rhoton AL Jr: Neurovascular relationships of the sphenoid sinus: a microsurgical study. J Neurosurg 1979;50:31–39.

27 Renn WH, Rhoton AL Jr: Microsurgical anatomy of the sellar region. J Neurosurg 1975;43:288–298.

28 Yoneoka Y, Watanabe N, Matsuzawa H, Tsumanuma I, Ueki S, Nakada T, Fujii Y: Preoperative depiction of cavernous sinus invasion by pituitary macroade-noma using three-dimensional anisotropy contrast periodically rotated overlapping parallel lines with enhanced reconstruction imaging on a 3-tesla sys-tem. J Neurosurg 2008;108:37–41.

29 Esposito F, Dusick JR, Fatemi N, Kelly DF: Graded repair of cranial base defects and cerebrospinal fluid leaks in transsphenoidal surgery. Neurosurgery 2007;60:295–303; discussion 303–294.

30 Dusick JR, Mattozo CA, Esposito F, Kelly DF: BioGlue for prevention of postoperative cerebrospi-nal fluid leaks in transsphenoidal surgery: a case series. Surg Neurol 2006;66:371–376.

内镜颅底外科手术入路

第十七章　经鼻颅底外科的学习曲线：系统化的培训

Carl H. Snyderman[a]·Harshita Pant[b]·Amin B. Kassam[c]·Ricardo L. Carrau[d]·Daniel M. Prevedello[e]·Paul A. Gardner[f]

Departments of [a]Otolaryngology and [f]Neurosurgery,University of Pittsburgh,Pittsburgh,Pa. ,USA;[b]Department of Medicine,University of Adelaide,Adelaide,S. A. ,Australia;[c]Division of Neurosurgery,University of Ottawa,Ottawa,Ont. ,Canada;Departments of [d]Otolaryngology and [e]NeurologicalSurgery,Ohio State University,Columbus,Ohio,USA

译者:首都医科大学三博脑科医院　宋明

摘要

　　为避免不必要的致残与死亡,对内镜经鼻颅底外科手术来说,开展相应的培训是至关重要的。据报道,颅底外科医生的培训科目不断增加,涵盖了复杂颅底解剖、手术技术难点、神经和血管损伤的潜在风险、硬膜下操作范围以及病变的病理类型。内镜颅底外科有多种培训途径,培训项目最重要的特点是形成团队手术技术。

　　每一次外科实践的微小进步,都反映了医学界的共同努力。偶尔,作为技术创新的成果,较大的进步可引起实践与观念的快速转变——一种模式的转变。这种快速转变带来了未知风险与不可预测的并发症,直到新模式建立。新技术的先行者和早期试用者经历了不断累积的痛苦,可为后继者提供有益的借鉴,使后者不必重复原有的错误,并避免新的失误。

　　在过去的二十年内,由于 Hopkins 柱状透镜的发明,外科手术最大进步之一是内镜手术的引入与发展。内镜手术技术就象"病毒"一样,从一个学科传播到另一个学科,使内镜技术整合到外科手术的"基因组"。我们已经见证了内镜外科手术在泌尿外科、普通外科、耳鼻喉科的发展。在这些学科中,新的内镜技术还在不断推陈出新。如今,内镜技术已经扩展到了神经外科领域,并向颅底外科发展。

　　经鼻颅底外科手术中存在许多挑战,使得经鼻颅底外科的学习曲线需要较长时间[2]。传统颅底外科医生不习惯从鼻腔视角来辨认颅底解剖结构,而且几乎没有鼻窦外科医生冒险进入颅底区。在内镜方面,大多数颅底外科医生和神经外科医生经验有限,缺乏足够的内镜器械和技能。经鼻颅底外科手术中,存在神经和血管损伤的巨大风险,外科医生必须具备有效的止血技能。还需要掌握颅底重建技术,在学习早期,术后脑脊液漏发生几率可能较高。其他的挑战包括:组建一个可以长久合作的外科医生团队,建立必要的团队手术技术,有足够的病例来发展和维持外科经验,获得足够的器械与设备。

颅底手术入路模式

参照蝶窦定位,在矢状面和冠状面可将经鼻入路至颅底腹侧的手术分为不同的手术模式[3-5]。蝶窦位于这些手术入路的十字路口,因蝶窦位于中央位置,与一些重要的解剖结构,如视神经和颈内动脉关系密切,是许多手术入路的起点。在矢状面,手术入路模式涵盖了从额窦至第二颈椎的范围。在冠状面,参照前、中、后颅窝,手术入路模式按前、中、后 3 个冠状面进行分类。前冠状面向外通过眶顶,包括经内直肌和下直肌之间的眶内侧入路。中冠状面从海绵窦和斜坡旁的颈内动脉向外至中颅窝底,以及岩骨颈内动脉(颈内动脉岩上段)上方。后冠状面从枕骨大孔向外至枕骨髁,再至颈静脉孔和咽旁间隙。可将不同的手术入路模式结合起来,根据病变的病理特性采用联合入路或对手术入路改良,每个手术入路模式都需要不同层次的临床经验。

培训途径

外科医生可通过不同培训成长为颅底外科医生,每种培训都各有优点和不足[6]。在耳鼻喉科历史上,颅底外科是头颈肿瘤手术的延伸,外科医生获得助学金资助而接受额外的颅底外科培训。他们具备颅底解剖知识和精良设备,可采用皮瓣修补较大的硬膜缺损,与头颈外科医师分享着肿瘤诊治原则和理念。然而,他们通常缺乏内镜手术经验,在医疗工作中也没有常规使用内镜。与此相反,鼻科医生熟练灵巧地使用内镜,但对颅底解剖缺乏全面透彻了解;若需要通过开颅手术显露颅底并进行重建,他们缺乏相应的专业技能。尽管大多数外伤性和自发性脑脊液漏都采用内镜手术治疗,但是缺乏在内镜下对于术后大面积硬膜缺损进行重建的经验。

神经外科医生有多种途径学习颅底手术,可通过获得传统的助学金而参加颅底外科、垂体外科,或血管外科培训。目前内镜手术经验还限于脑室外科和垂体手术,许多神经外科医生已经成功地过渡到内镜垂体手术。凭借手术量大,垂体手术为开展内镜手术提供了最佳机会,但在进行鼻内鞍外手术时,垂体外科医生可能难以驾轻就熟。在处理鼻内手术的潜在的血管并发症时,脑血管外科的经验,是处理内镜经鼻手术中潜在的血管并发症的关键,而且有助于医生为采用颅底手术入路跨越至岩骨段颈内动脉外侧做好准备。最后,一旦经鼻入路手术无法满足需求,前颅底和侧颅底的开放手术经验为我们提供了备选方案。

培训途径单一限制了患者和医生的选择。外科医生不太可能讨论和施行不采用的手术入路。术前知情同意应对所有治疗方案进行商讨,包括各种不同手术入路,每种手术的风险和获益。迄今,同其他手术入路相比,关于经鼻入路的优越性的争论仍持续不断,但在大多数医疗机构,经鼻入路正在成为一种切实可行的治疗选择。更值得注意的是,具备在必要时转为开颅手术、处理肿瘤边缘、处理出血、处理并发症和应对颅底重建的能力。

尽管这些技术可以掌握在同一机构不同团队的外科医生手中,但在紧急情况下,内镜经鼻外科医生应有独立将内镜手术转为开颅手术的能力。最后,多种培训途径可提供不同的手术理念。重要的是,内镜的使用不应改变肿瘤处理原则,内镜手术疗效也不应较开颅手术逊色。

获得手术技术

在职业生涯中,外科医生需要不断获得新的手术技术。不寻求额外培训的外科医生将很快被淘汰。通过住院医师培训,利用模型学习解剖或到手术技术培训站(实验室)训练,观察并协助技术娴熟的外科医生完成新手术,在监督下完成手术,最终独立完成手术操作,逐渐掌握新技术。内镜经鼻手术不断普及,并将成为住院医师和助学金资助医师的常规培训内容。手术模拟器的发明,将有助于外科医生在职业生涯的任一阶段学习经鼻入路解剖,并练习手术技术。

回顾内镜在其他学科的发展,可提供有益的借鉴。随着内镜胆囊切除术的推广,早期胆管损伤的数量急剧上升[7]。但是,随着外科医生逐渐熟练手术操作,胆管损伤的数量逐步下降到与开腹手术相当的水平。多项研究提出可能预测内镜操作是否熟练的因素包括:传统手术技术的熟练程度;在其他手术操作中使用内镜的经验;内镜操作的时间和内镜手术例数(腹腔镜胆囊切除术)[7]。唯一的重要因素是完成某一特殊手术的例数。人们曾试图预测需完成多少手术操作才能变得熟练。对于腹腔镜胃底折叠术,估计需要约25~30次操作;腹腔镜胆囊切除术,约15~20次操作。一项关于内镜垂体切除术的早期研究,45例手术中没有发生并发症[8],从而得出"没有学习曲线"的结论。然而,该研究未能将病例的复杂性,手术切除范围和神经外科医生的经验考虑在内。

培训等级

我们经鼻颅底手术经验显示有一个长时间的学习曲线,并受多种因素影响。我们仔细研究了从1998年到2006年最早的700例手术经验,囊括了多种病理类型(图1),需采用多个内镜手术模式与不同手术入路(图2)。尽管绝大多数手术是经蝶入路垂体瘤切除术,但是大多数垂体瘤是鞍外生长的垂体大腺瘤,需采用其他模式的手术入路。根据我们的经验,我们设计了一个可以反映我们学习水平的培训项目表(表1),并结合了不同级别培训项目的手术量和手术模式[2]。这些级别涵盖以下多种因素:解剖知识,技术难点,神经和血管损伤的潜在风险,硬膜下操作范围及病变病理类型。在进入下一级别培训之前,应掌握建议的各级别的操作。这些级别的划分适用于所有经鼻颅底外科医师,无论他们原来从事何种专业。

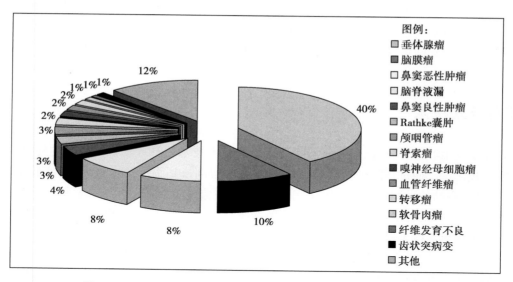

图 1 显示 700 例内镜经鼻手术颅底病变中不同病理类型所占比例

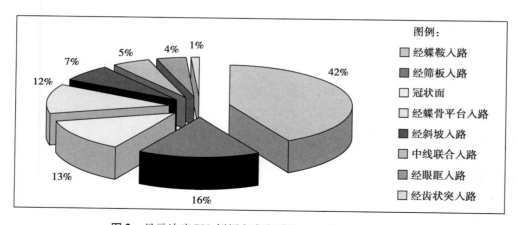

图 2 显示治疗 700 例颅底病变采取的各种内镜经鼻入路

表 1 经鼻颅底外科培训分级

Ⅰ 级	鼻窦手术		经蝶骨平台入路
Ⅱ 级	高级鼻窦手术		经筛板入路
	脑脊液漏		Ⅰ 型颅咽管瘤
	鞍内-鞍区,垂体		颅底硬膜下手术
Ⅲ 级	鞍外-鞍区,垂体		B. 局部硬膜下无皮质
	视神经减压		Ⅱ/Ⅲ 型颅咽管瘤
	眶内手术		经斜坡入路,硬膜下
	颅底硬膜外手术	Ⅴ 级	冠状面,颈动脉分离
Ⅳ 级	颅底硬膜下手术		脑血管手术
	A. 局部硬膜下有部分皮质		

Ⅰ级

1. Ⅰ级手术是所有经鼻手术的起点,反映了所有耳鼻喉科培训医师都应达到的专业水平。2. 该级别包括能够独立完成全部蝶筛切除以及蝶腭动脉结扎术处理鼻出血。3. 神经外科医生通过初级课程接触到基本的鼻窦手术技术,从而逐步熟悉鼻窦解剖和相关手术器械。

Ⅱ级

1. Ⅱ级手术可归类为高级鼻窦手术技术,包括经翼突入路显露蝶窦外侧隐窝,眼眶内侧减压术和内镜经鼻额窦切开术(Draf 3手术,改良经鼻Lothrop手术或经额窦钻孔开放术)。2. 这些技术是进行基本颅底手术的先决条件,3. 修补自发性脑脊液漏合并蝶窦外侧脑膜膨出时,必须显露蝶窦外侧隐窝,同时蝶窦外侧隐窝的显露也是沿着岩骨段颈内动脉走行的冠状面手术模式的起点。4. 眼眶内侧减压是在前冠状面经眶入路的基础,也是暴露筛前动脉和筛后动脉以利结扎以及视神经减压术的基础。5. 在切除前颅底肿瘤(嗅神经母细胞瘤,嗅沟脑膜瘤)时,为了显露肿瘤前界,需在内镜下开放额窦,并需要经"颅面"入路切除。

冠状面模式

1. Ⅱ级手术还包括内镜下脑脊液漏修补术和内镜下切除向鞍外侵袭小的垂体腺瘤。2. 尽管耳鼻喉科医生可以独立修补小的脑脊液漏,神经外科医生可以完成垂体手术而不需帮助,但这些都是两科合作,培养颅底团队技术,获得内镜观察和器械操作经验的宝贵机会。3. 内镜下修补脑脊液漏,为修补硬脑膜缺损提供了必要的经验,内镜下垂体手术为掌握止血技术提供了机会。4. 手术团队能够轻松的完成这些手术是开展更复杂的颅底手术的基础。

Ⅲ级

1. Ⅲ级手术的特点为颅底硬膜外手术。2. 此级别包括更加复杂的垂体手术,切除向鞍外侵袭至鞍上、内侧海绵窦以及上斜坡的肿瘤。3. 在治疗良性或恶性肿瘤及外伤性骨折时,必须进行视神经管减压。4. 在矢状面,硬膜外经斜坡入路常用切除脊索瘤和脑膜瘤,也用来处理鼻窦恶性肿瘤。5. 经鼻入路至上颈椎,切除齿状突,常用于治疗退行性疾病(类风湿/骨性关节炎),因这类病变的血管翳常累及上颈椎并伴有颅底凹陷。6. 在冠状面,经眶入路可以到达眶顶和视神经内下方的视锥内病变。7. 沿斜坡旁颈动脉内侧向深方显露岩尖,可用于治疗岩尖膨胀性病变,如胆固醇肉芽肿。

对于许多手术团队来说,这是一个可以停下来的好地方,如果垂体手术是临床工作重点,则更是如此。为了安全地进行更复杂的手术和硬膜下操作,在低级别经鼻颅底手术中,各专业都信守承诺,保持经常性合作。应有足够的病例数量,使手术团队能够保持技术娴熟。医疗机构也应有一个类似的承诺,确保获得足够的资源,如设备、手术时间和支持人员。如果缺乏开放颅底手术培训,不建议进行硬膜下操作。

Ⅳ级

Ⅳ级手术是大多数外科医生将施行的最复杂的手术。此类手术以硬膜下操作和有限的血管分离为特征。根据肿瘤边缘与脑血管之间是否有少量脑组织分隔，又进一步分为Ⅳa和Ⅳb级。1. 在矢状面，Ⅳa级包括大多数经筛板和经蝶骨平台硬膜下入路，硬膜下切除鼻窦恶性肿瘤，类似经"颅面"入路，Ⅰ型颅咽管瘤也归为这一组[9]。Ⅳb级包括经斜坡硬膜下入路和Ⅱ/Ⅲ型颅咽管瘤。采用经齿状突入路可切除枕骨大孔区硬膜下肿瘤。

Ⅴ级

Ⅴ级手术包括大多数冠状面的手术，包括需要显露斜坡旁颈内动脉时，采用内侧入路至岩尖，也包括稍偏外的经岩上入路和岩下入路至颅底。若需显露岩骨段颈内动脉，我们视之为Ⅴ级手术，因颈内动脉分离难度较大，风险较高。血供异常丰富的肿瘤（动静脉畸形，颈内动脉供血的巨大血管纤维瘤）或者血管性病变（动脉瘤）的手术为较罕见的Ⅴ级手术。

匹兹堡大学医学中心（UPMC）的学习曲线

图3重点显示了我们在过去十年的学习曲线。值得注意的是，早期病例较少，Ⅱ级手术以垂体手术（鞍内垂体腺瘤，脑脊液漏）为主。在最初的4~5年内，我们获得硬膜重建和止血经验，解决了器械缺乏问题，并掌握了复杂的经鼻颅底解剖[10]。直到此时，我们才开始尝试更具挑战性的第Ⅲ、Ⅳ级手术。随着病例的复杂程度增加，硬膜缺损范围增大，硬膜重建变得越来越有挑战性[11]。

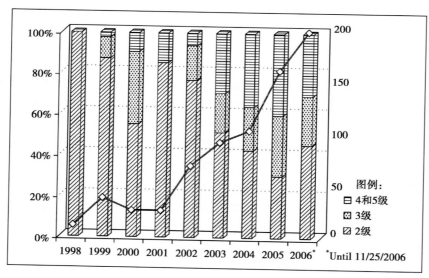

图3 显示1998至2006年间内镜经鼻手术治疗颅底病变的例数和手术复杂性（2~5级）

166   内镜颅底外科手术入路

早期困扰我们的是术后脑脊液漏发生率居高不下（40%）。几乎所有的脑脊液漏，再次行内镜手术修补均治愈。为了解决重建问题，重建技术经数年发展，修补方法包括多层筋膜重建，脂肪移植，移植硬膜缝合，经鼻球囊导管支撑，最终采用带血管蒂的鼻中隔黏膜瓣[Zanation et al. ,this vol.][12]。此外，对于术后发生脑脊液漏风险高的患者，围手术期进行腰大池引流。采用鼻中隔黏膜瓣[13]进行修补后，术后脑脊液漏的发生率从大约25%降到低于10%。目前，术中采用鼻中隔黏膜瓣进行重建的患者，术后脑脊液漏的发生率为4%[14]。

回顾最初的700例经鼻颅底手术，我们关注术后严重的并发症，如死亡、卒中、血管损伤和颅内感染的发生率，确定术后严重并发症增多是否为学习曲线的一部分。术后没有死亡病例。在围手术期4名患者均死于伴随疾病。大血管损伤的发生率为1%，其中2例为颈内动脉损伤，3例血管损伤造成永久性神经功能障碍。神经损伤的发生率为2.4%，其中1.9%是一过性的，0.6%是永久的。细菌培养阳性的脑膜炎仅为1.2%。经鼻颅底手术术后并发症的发生率与开放手术相当，说明经鼻颅底手术是安全可行的。严重并发症按年分布，提示在过去十年中，并发症维持在一个稳定水平。

早期并发症的发生率较低，凭借复杂性较低的病例，我们的手术经验缓慢增长。此后多年内，手术经验的增长弥补了病例复杂性增加。然而，本组数据表明：通过获取解剖知识、组建团队共同手术、并遵循内镜手术原则，在度过学习曲线期间，严重的并发症是可以避免的。

根据我们的经验，很难说明需要多少病例数才能达到手术技术熟练。在开展Ⅲ级手术前，我们建议至少完成30～50例Ⅱ级手术（脑脊液漏和垂体肿瘤）。手术模拟器和其他教学辅助工具的应用可能有助于缩短学习曲线。

结论

在外科医生学习专业技能过程中，通过系统培训的方法来获取经鼻颅底外科技术可降低不良后果的风险。一个培训项目应囊括颅底腹侧区的复杂内镜解剖、特殊手术器械配备、良好的内镜视野、止血和硬膜重建的挑战以及团队合作。基于解剖的熟悉程度、手术难点、神经和血管损伤的潜在风险、硬膜下操作范围及病理类型而开设的高级培训项目，可为学员循序渐进地发展和建立团队手术技巧提供框架。这种培训项目的潜在好处包括培训中心标准化，机构的监管和医生的资格认证，学科间合作强化，手术死亡率和致残率下降。

参考文献

1 Maroon JC: Skull base surgery: past, present, and future trends. Neurosurg Focus 2005;19:E1.

2 Snyderman C, Kassam A, Carrau R, Mintz A, Gardner P, Prevedello DM: Acquisition of surgical skills for endonasal skull base surgery: a training program. Laryngoscope 2007;117:699–705.

3 Kassam A, Snyderman CH, Mintz A, Gardner P, Carrau RL: Expanded endonasal approach: the rostrocaudal axis. I. Crista galli to the sella turcica.

Neurosurg Focus 2005;19:E3.

4 Kassam A, Snyderman CH, Mintz A, Gardner P, Carrau RL: Expanded endonasal approach: the rostrocaudal axis. II. Posterior clinoids to the foramen magnum. Neurosurg Focus 2005;19:E4.

5 Kassam AB, Gardner P, Snyderman C, Mintz A, Carrau R: Expanded endonasal approach: fully endoscopic, completely transnasal approach to the middle third of the clivus, petrous bone, middle cra-

nial fossa, and infratemporal fossa. Neurosurg Focus 2005;19:E6.

6 Snyderman C, Carrau R, Kassam A: Who is the skull base surgeon of the future? Skull Base 2007;17: 353–355.

7 Gibbs VC, Auerbach AD: Learning Curves for New Procedures – the Case of Laparoscopic Cholecystectomy: Making Health Care Safer: A Critical Analysis of Patient Safety Practices. Rockville, Agency for Healthcare Research and Quality, 2001.

8 Sonnenburg RE, White D, Ewend MG, Senior B: The learning curve in minimally invasive pituitary surgery. Am J Rhinol 2004;18:259–263.

9 Kassam AB, Gardner PA, Snyderman CH, Carrau RL, Mintz AH, Prevedello DM: Expanded endonasal approach, a fully endoscopic transnasal approach for the resection of midline suprasellar craniopharyngiomas: a new classification based upon the infundiulum. J Neurosurg 2008;108:715–728.

10 Kassam A, Snyderman CH, Carrau RL, Gardner P, Mintz A: Endoneurosurgical hemostasis techniques:

lessons learned from 400 cases. Neurosurg Focus 2005;19:E7.

11 Carrau R, Kassam A, Snyderman C, Duvvuri U, Mintz A, Gardner P: Endoscopic transnasal anterior skull base resection for the treatment of sinonasal malignancies. Operative Techniques in Otolaryngology 2006;17:102–110.

12 Kassam A, Carrau RL, Snyderman CH, Gardner P, Mintz A: Evolution of reconstructive techniques following endoscopic expanded endonasal approaches. Neurosurg Focus 2005;19:E8.

13 Hadad G, Bassagasteguy L, Carrau RL, et al: A novel reconstructive technique after endoscopic expanded endonasal approaches: vascular pedicle nasoseptal flap. Laryngoscope 2006;116:1882–1886.

14 Patel MR, Stadler ME, Snyderman CH, Carrau RL, Kassam AB, Germanwala AV, Gardner P, Zanation AM: How to choose? Endoscopic skull base reconstructive options and limitations. Skull Base 2010;20: 397–404.